医学专家聊健康热点（复旦大健康科普）丛书

国家出版基金项目
NATIONAL PUBLICATION FOUNDATION

总策划　复旦大学医学科普研究所

总主编　樊　嘉院士　董　健所长

U0954926

五官口腔专家

聊健康热点

周行涛　余优成
（主　编）

上海科学技术文献出版社
Shanghai Scientific and Technological Literature Press

图书在版编目（CIP）数据

五官口腔专家聊健康热点 / 周行涛，余优成主编．—上海：上海科学技术文献出版社，2024

（医学专家聊健康热点．复旦大健康科普丛书 / 樊嘉，董健主编）

ISBN 978-7-5439-9054-8

Ⅰ．①五… Ⅱ．①周…②余… Ⅲ．①五官科学—常见病—防治②口腔疾病—防治 Ⅳ．①R76 ②R78

中国国家版本馆 CIP 数据核字（2024）第 075576 号

书稿统筹：张 树
责任编辑：王 珺
封面设计：留白文化

五官口腔专家聊健康热点
WUGUAN KOUQIANG ZHUANJIA LIAO JIANKANG REDIAN
周行涛 余优成 主编
出版发行：上海科学技术文献出版社
地　　址：上海市淮海中路 1329 号 4 楼
邮政编码：200031
经　　销：全国新华书店
印　　刷：商务印书馆上海印刷有限公司
开　　本：720mm×1000mm 1/16
印　　张：23.5
字　　数：294 000
版　　次：2024 年 7 月第 1 版 2024 年 7 月第 1 次印刷
书　　号：ISBN 978-7-5439-9054-8
定　　价：95.00 元
http://www.sstlp.com

丛书编委员

本书编委会

主　编：周行涛　余优成

副主编：赵　婧　夏舒迟

编　者（按照姓氏笔画排序）：

丁国强	于志强	于金超	马睿琦	王　庆	王　丽	王云峰
王志良	王季芳	王胜资	王家佳	王雅娟	王瑞辰	王满英
亓卫东	尤　丹	尹彦波	石小玲	叶晓峰	包　立	冯子樱
朱雅颖	朱嘉兴	任　慧	刘　艺	刘文娟	刘宁华	刘梦旖
江英芳	汤玮晶	许　烨	孙广滨	孙冰清	孙兴怀	李　骥
李文妍	李华伟	李旭茂	肖宽林	吴净芳	吴海涛	邱晓頔
沈剑文	沈斯好	宋　亮	宋　瑜	宋　楠	宋洁琼	宋新貌
张　帆	张　旻	张　艳	张　菁	张少华	张伟利	张宇燕
张秀雯	张朝然	陈　乐	陈仲春	陈宇虹	陈佳露	林晓燕
周行涛	周艳萍	郑　克	郑丹萍	郑春泉	孟晓燕	赵　悦
赵　婧	胡凤玲	俞　莎	姜　茜	洪国威	洪佳旭	宣　懿
袁一飞	贾亦菲	顾　亮	顾蓓蓓	殷　悦	郭燕君	唐冬梅
黄　芳	黄　佳	黄晓峰	黄晶晶	黄新生	黄滔敏	黄皛梦
曹文竹	龚　岚	崔　勇	符书昊	彭柏人	蒋成芳	蒋能舞
韩智慧	程　磊	鲁小玲	童　华	曾小容	谢友舟	解　涵
臧朝平	黎长江	潘颖丹	魏丽君	瞿小妹		

总序

上海医学院创建于1927年，是中国人创办的第一所“国立”大学医学院，颜福庆出任首任院长。颜福庆院长是著名的公共卫生专家，还是中华医学会的创始人之一，他在《中华医学会宣言书》中指出，医学会的宗旨之一，就是“普及医学卫生”。上海医学院为中国医务界培养了一大批栋梁之材，1952年更名为上海第一医学院。1956年，国家评定了首批，也是唯一一批一级教授，上海第一医学院入选了16人，仅次于北京大学，在全国医学院校中也是绝无仅有。1985年医学院更名为上海医科大学。2000年，复旦大学与上海医科大学合并组建成复旦大学上海医学院。历史的变迁，没有阻断“上医”人“普及医学卫生”的理念和精神，各家附属医院身体力行，努力打造健康科普文化，形成了很多各具特色的科普品牌。

随着社会的发展，生活方式的改变，传统的医疗模式也逐渐向“防、治、养”模式转变。2016年，习近平主席在全国卫生与健康大会上强调“要倡导健康文明的生活方式，树立大卫生、大健康的观念，把以治病为中心转变为以人民健康为中心”。自此，大健康的概念在中国普及。所谓“大健康”，就是围绕人的衣食住行、生老病死，对生命实施全程、全面、全要素的呵护，是既追求个体生理、身体健康，也追求心理、精神等各方面健康的过程。“大健康”比

"健康"的范畴更加广泛，更加强调全局性和全周期性，需要大众与医学工作者一起参与到自身的健康管理中来。党的二十大报告提出"加强国家科普能力建设"，推进"健康中国"建设，"把人民健康放在优先发展的战略地位"，而"健康中国"建设离不开全民健康素养的提升。《人民日报》发文指出，医生应把健康教育与治病救人摆在同样重要的位置。健康科普的必要性不言而喻，新时期的医生应该是"一岗双责"，一边做医疗业务，同时也要做健康教育，将正确的防病治病理念和健康教育传播给社会公众。

为此，2018 年 12 月 26 日，国内首个医学科普研究所——复旦大学医学科普研究所在复旦大学附属中山医院成立。该研究所由国家科技进步二等奖获得者董健教授任所长，联合复旦大学各附属医院、基础医学院、公共卫生学院、新闻学院等搭建了我国医学科普的专业研究平台，整合医学、传媒等各界智慧与资源，进行医学科普创作、学术研究，并进行医学科普学术咨询和提交政策建议、制定相关行业规范，及时发布权威医学信息，打假网络医学健康"毒鸡汤"，改变网络上的医疗和健康信息鱼龙混杂让老百姓无所适从的状况，切实满足人民群众对医学健康知识的需求，这无疑是对"上医精神"的良好传承。

为了贯彻执行"大健康"理念和建设"健康中国"，由复旦大学医学科普研究所牵头发起，组织复旦大学上海医学院各大附属医院的专家按身体系统和"大专科"的分类编写了这套"医学专家聊健康热点（复旦大健康科普）丛书"，打破了以往按某一专科为核心的科普书籍编写模式。比如，将神经、心脏、胃肠消化、呼吸系统的科普内容整合，不再细分内外科，还增加了肿瘤防治、皮肤美容等时下大众关注的热门健康知识。本丛书共有 18 本分册，基本涵盖了衣食住行、生老病死等全生命周期健康科普知识，也关注心理和精神等方面的健康。每个分册的主编均为复旦大学各附属医院著名教授，都是各专业的领军人物，从而保证了内容的权威性和科学性。

丛书中每个小标题即是一个大众关心的医学话题或者小知识，这些内容精选于近年来在复旦大学医学科普研究所、各附属医院自媒体平台上发表的推文，标题和内容都经过反复斟酌讨论，力求简单易懂，兼具科学性和趣味性，希望能向大众传达全面、准确的健康科普知识，提高大众科学素养和健康水平，助力“健康中国”行动。

樊嘉

中国科学院院士

复旦大学附属中山医院院长

董健

复旦大学医学科普研究所所长

复旦大学附属中山医院骨科主任

前言

五官是人类感知外部世界的重要工具，它们构成了我们与周围环境互动的基础，为我们提供了宝贵的信息，帮助我们理解和适应世界。视觉是我们感知世界的主要途径之一，通过眼睛的复杂结构和功能，我们能够看到色彩、形状、距离和运动。视觉不仅帮助我们导航和识别物体，还对我们的情绪和认知有着深远影响；听觉和发声是我们社交互动和危险感知的重要工具，同时也让我们享受美妙的音乐；味觉则是我们对食物的感知和享受的基础，它让我们能够区分不同的味道，从而选择安全健康的饮食。

五官的重要性不仅仅在于它们为我们提供了感知能力，更在于与我们的身心健康密切相关。五官疾病会对个体的身心健康造成严重影响，甚至导致社交隔离和心理健康问题。因此，了解如何保护和维护五官的健康至关重要。《五官口腔专家聊健康热点》一书由各科专业领军人物和临床专家精心编写，围绕大众关心的五官口腔疾病类型、成因和防治要点，结合多年的临床经验和最新治疗技术，向广大读者奉献了一部最新的健康科普读物。本书专业、科学、权威，语言通俗易懂，插图生动有趣，致力于将复杂多样的疾病以形象简洁的方式呈现给读者。

在信息时代，人们越来越习惯在网上搜索各种疾病的成因、预防及医疗信息，但是网络信息往往千差万别，有时相互矛盾，让读者无所适从，甚至还可能被误导。本着严谨的科学态度，本书作者基于各自专业临床积累，从最常见的五官疾病和健康问题出发，覆盖所有年龄段的人群，没有高深难懂的术语，兼具科学性和趣味性，向大众传达“平时预防、疾病治疗及愈后养护”全过程的健康管理理念和科普知识。

本书由“眼耳鼻咽喉口腔”五个章节组成，每个章节又有各自细分科目，其中眼科章节由表及里介绍了眼表、眼眶、屈光、晶状体、青光眼及眼底等疾病；耳科章节覆盖了外耳疾病、耳鸣、中耳疾病、听力障碍、耳硬化症、耳石症、听神经瘤等疾病；鼻科章节着重介绍了鼻部炎症性疾病、鼻腔鼻窦肿瘤、鼻整形等疾病；咽喉章节讲解了气管、食管、声带、咽喉、扁桃体等常见疾病；口腔章节以常规保健为基础，同时介绍了牙周与黏膜、牙体牙髓疾病，以及口腔外科、口腔修复与正畸等内容。本书采用一问一答的写作方式，生动形象地介绍了各类常见疾病类型、预防要点和诊疗指南，便于读者从自身需求出发，按目录指引快速找到相应的内容，获得健康知识和医疗建议。

赠人玫瑰，手留余香。本书的编撰得到了诸多眼耳鼻喉及口腔科专家的大力支持，凝结着各位作者的智慧和心血。

通过阅读本书，希望读者能够更深入地了解五官的结构和功能，并学会如何有效地保护自己的五官健康。

让我们一起探索五官的神奇世界，为更健康、更美好的生活而努力！

周行涛

复旦大学附属眼耳鼻喉科医院院长，主任医师，教授，博导

余优成

复旦大学附属中山医院口腔科主任，教授，博导

2024 年 5 月

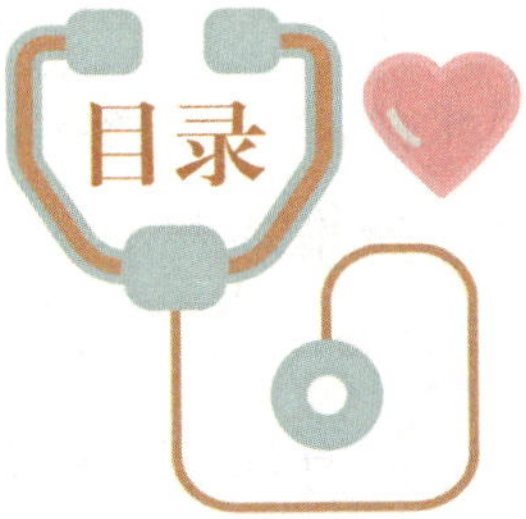
目录

耳科热点问题

鼻科热点问题

咽喉热点问题

口腔保健热点问题

口腔疾病热点问题

No. 1656812

处方笺

眼科

热点问题

医师：

临床名医的心血之作……

眼睑疾病

眼皮跳、眼睛眨，这是病吗？

中国民间有句俗语：“左眼跳财，右眼跳灾。”偶尔眼皮跳一跳，我们还可以用这句俗语调侃一下，但如果眼皮跳、眼睛眨出现长期、反复性发作，则会给我们的生活带来很多不便。从医学的角度，需要提醒你：这可能是一种病哦！

眼皮跳是一种病吗？

眼皮跳可以分为生理性和病理性两种。

生理性的眼皮跳多为一过性，短期内可自行缓解，往往由于疲劳或精神紧张等因素诱发。

病理性的眼皮跳临床上称之为“眼睑痉挛”。

眼睑痉挛是以眼轮匝肌过度活动导致患者眨眼次数增多（每分钟大于 27 次）、持续性不自主闭眼为特征的局部肌张力异常，严重时双眼紧闭，不能正常视物和行走，造成功能性盲。这在医学上属于“病”的范畴。

眼睑痉挛一般起病隐匿，早期不易被察觉，发病年龄多大于 50 岁，女性好发。多数患者有逐渐加重的趋势。随着病程深入，眼睑痉挛常表现为：

早期：眼皮不自主地抽动；眨眼次数增多。

中期：随着病情发展，逐渐出现双眼睑发沉、注视时阵发性睁眼困难的症状。

晚期：在这个阶段，患者往往无法阅读或看电视，不能单独上街或过马路，甚至出现功能性视觉盲。

部分患者随着病情的发展会出现面肌痉挛，往往单侧起病，并可逐渐发展为双侧，表现为嘴角及下颌的抽动。

眼睑痉挛对患者有何影响?

目前由于病因尚不明确，眼睑痉挛很难根治，长期发作会给患者身心带来极大的痛苦。由于长期眨眼以及抽搐极易使患者眼部出现疲劳，而长期痉挛牵拉眼睑皮肤会造成眼皮松弛，皱纹加深，影响外观，引起患者自卑的情绪，并进一步影响社交活动，导致患者的生活质量下降。

眼睑痉挛作为一种慢性进展性疾病，如果长期得不到治疗，会增加患者的精神压力，严重者可出现焦虑和抑郁等心理问题。

如何发现？何时就诊?

眼睑痉挛最为常见的症状是眼皮抽动、眨眼次数增多、注视时阵发性睁眼困难等，如果察觉自己有以上这些症状并持续较长时间而无缓解时，应该高度怀疑眼睑痉挛的可能，并且上述症状常在紧张、激动、疲劳和生气时加重。

如果发现自己有上述症状，应及时就医，早期诊断往往有利于疾病的治疗。当病情加重后，治疗的效果较差，且维持时间较短。

眼睑痉挛如何治疗?

1. 治疗方法

（1）一般处理：畏光患者佩戴护目镜，避免强光刺激。

（2）全身药物治疗：可服用硫必利、卡马西平、氯硝安定、安坦等降低神经兴奋的药物，但由于全身用药，副作用相对较大，长期服用应当谨慎。

（3）肉毒毒素注射：肉毒毒素可使90%以上患者的眼睑痉挛症状得到明显改善。

（4）手术及其他：对于部分肉毒毒素治疗无效者，可考虑眼轮匝肌切除术、经颅磁刺激和脑深部电刺激等治疗方式。

2. 肉毒毒素治疗优缺点

（1）优点：见效快，治疗效果好；与手术相比更简便易行、损伤较小。

（2）缺点：需周期性反复治疗；易导致局部系列副反应，如上睑下垂、复视和暴露性角膜炎等。

特别医嘱

（1）眼睑痉挛的患者大多数伴发干眼，干眼的存在加重了患者的眼部不适症状，在治疗眼睑痉挛的同时，需要关注患者的干眼问题，补充人工泪液滋润眼睛也非常必要。

（2）眼睑痉挛会继发产生一些眼睑问题，比较常见的是眼皮松弛。眼皮松弛一方面可能会造成眼皮下垂而遮挡视力，另一方面会影响患者的外观。因此在病情控制稳定的情况下，眼睑痉挛伴发眼皮松弛的患者还可以考虑进行拉皮手术，将多余的眼皮去除，这不仅能够解决视力遮挡的问题，也能够改善患者的外观，提升自信度，从而改善患者的生活质量。

（龚岚）

是什么让她彻夜难眠?

沈阿姨已经 1 个月没能睡上个安稳觉了。

眼皮上长虫?

这一个月以来，每到深夜，徘徊不去的瘙痒感始终紧紧地黏附在沈阿姨的眼皮上，她难受极了，无论怎么抓挠也缓解不了。有时她甚至觉得似乎有“虫子”在眼皮上爬来爬去。

沈阿姨曾对着镜子找了半天，奈何年纪大了，她始终也看不清睫毛上的“白点点”和周围睑缘的“红点点”究竟是什么。

沈奶奶向医生求助，医生说：“你眼皮上真的长虫啦！”

“密集恐惧症”的噩梦

那究竟是什么虫子让沈阿姨彻夜难眠呢?

答案很简单，阴虱。这简简单单的两个字造成的视觉冲击，刮起了一场“密集恐惧症”的飓风。

初步检查后，诊室的每一位医生都惊呆了：沈阿姨的两只眼睛上下 4 个眼睑的睫毛和睑缘皮肤上，密密麻麻粘满了成串的虫卵和埋头吸血的成虫！有些虫子甚至还舞动着有力的足爪在睫毛的茂密“森林”中爬行。

眼科人美心善的医生小姐姐顾不上吃午饭，历时半小时在显微镜下大战虫虫三百回合，终于清除了沈阿姨双眼上密密麻麻的阴虱和虫卵……

近年来随着我国居民卫生条件的极大改善，阴虱似乎已经远离了多数人的日常生活。下面，就让我们来聊一聊“阴虱”这个话题。

1. 阴虱长什么样？

阴虱扁平、灰白色，有3对肥粗的足。因为成虫体形宽似螃蟹，所以在英文中被称为 crab louse，即螃蟹虱。

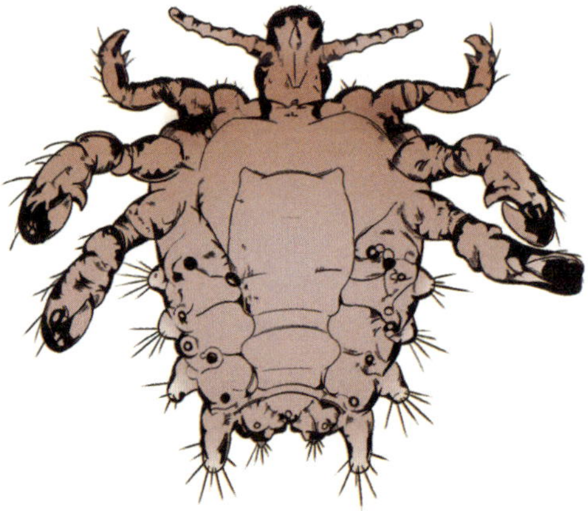

图 1　阴虱

阴虱的中文名揭示了它的主要活动范围：阴部。阴虱常见于阴毛，也可于人体绝大多数毛发上生存，包括：睫毛、眉毛、头发、胡须及腋毛。阴虱的虫卵长圆，壳透明，一端有小盖，白色或灰白色。

沈阿姨对着镜子看到的“白点点”便是睫毛上附着的虫卵，而“红点点”则来自阴虱进食后的排泄物（图 2）。阴虱从虫卵发育到若虫（图 3），而后至成虫（图 4）约 2 周，若虫及成虫均能吸血。有时感染的虫体数量少且隐蔽，这些红黑色点状的排泄物就是阴虱感染的有力提示。

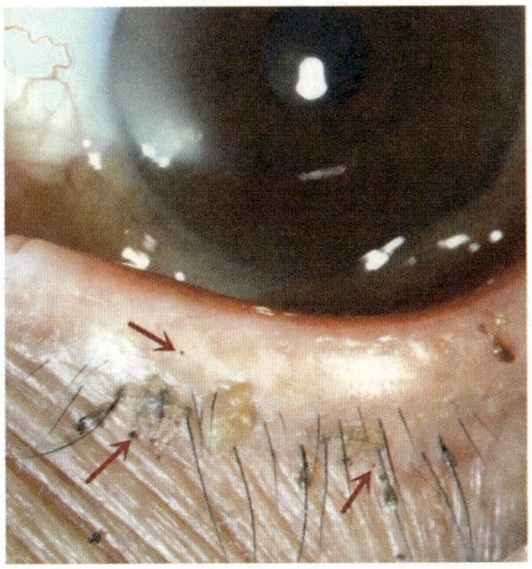

图 2　红色箭头处为排泄物

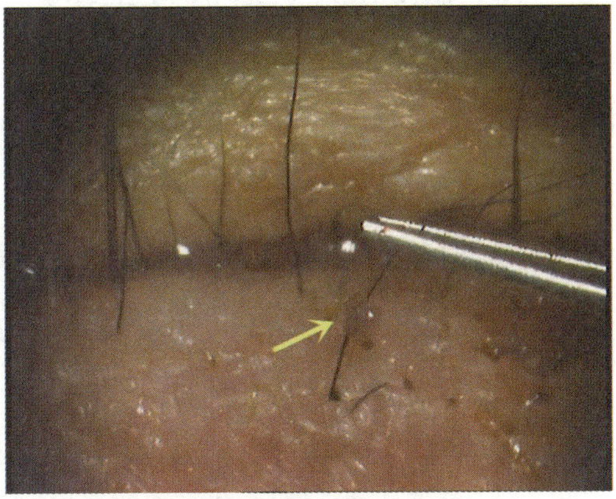

图 3　黄色箭头处为若虫

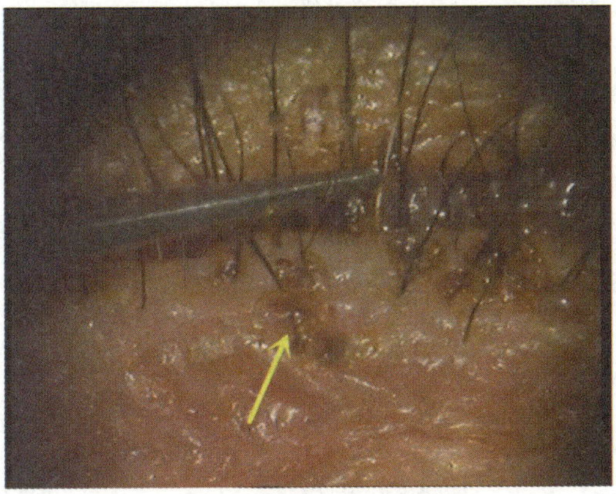

图 4　黄色箭头处为成虫

2.“阴虱”如何传播，有何感染症状？

阴虱主要通过性接触、直接或间接接触传播，因为眼睑存在睫毛生长、环境相对湿润且皮肤柔嫩，眼睑也是阴虱乐于驻扎的区域之一。

眼睑感染者会出现眼睑皮肤红痒，眼部瘙痒、刺激感，病情可反复或夜间症状加重。患者也因此常常被误诊为特异性皮炎、过敏性结膜炎或各类睑缘炎。这也是沈阿姨之前在夜间饱受折磨的原因。

3. 已经感染上“阴虱”了怎么办？

阴虱作为一种吸血的寄生虫，因其貌可怖，看一眼就能让人“密集恐惧症”发作。然而其治疗并不复杂，关键不在于药物，而在于清洁。患者及共同生活的密切接触者（包括性行为接触者），需要共同检查、共同治疗。

眼睑阴虱可在眼科医生的帮助下清除，并短时间内联合使用具有止痒作用的眼药水或眼药膏缓解症状。

其余部位的感染，剃除毛发是最有效和直接的治疗方式，没有了可供依附的“毛发丛林”，阴虱自然也无处遁形。不能耐受直接清洁剃除者，也可在皮肤科医生的指导下，局部使用抗寄生虫清洁剂或口服抗寄生虫药物治疗，疗程需达2周。

此外，患者的贴身衣被、床单、毛巾、毛绒玩具等，均需进行清洁。无法清洁的物品，可置密封袋内放置2周，避免患者再次接触感染。

4. 生活中如何避免与“阴虱”亲密接触呢？

其实重中之重，还是需要日常与家人一起，注意保持个人卫生，并定期对个人衣物毛巾等进行清洁。若出现眼睑（尤其是儿童）、阴部、腋下等毛发生长部位反复瘙痒，且伴有周围皮肤红黑色的小点出现，则建议尽早到医院进行检查治疗。

故事的后续

2周后医生对沈阿姨进行了复查，在家属的积极配合下，沈阿姨身体其他部位均确认没有感染，眼睑部位也没有出现复发。家属开心又兴奋地向医生描述了沈阿姨治疗当天回到家的情形：她那天睡得可香啦！晚上还打呼噜了呢！

赶走了阴虱，沈阿姨终于可以重温好梦啦。

（龚岚　殷悦）

眼表疾病

五招远离干眼症

秋高气爽正是最美的时节。然而，天气凉了，空气干燥了，你的眼睛还好吗？眼睛干涩，有异物？烧灼感、发痒、畏光？红肿、疼痛？视物模糊、易疲劳？甚至有黏丝状分泌物？这些都可能是干眼症的征兆！

什么是干眼症？

干眼症是指泪液质或量的异常，无法保持眼睛湿润所引发的眼部病变。泪液由外至内分为油脂层、水液层和黏液层，借由眨眼的动作使眼泪均匀分布于眼球，这三层中若其中一层分泌异常，就会产生干眼症。

秋天空气湿度低，眼睛会由于泪液中水液蒸发的增加而处于“干燥”状态。尤其是对于在空调房间里长时间使用电脑工作的人群，其秋季干眼症的发病率会大大增加。如果之前就有干眼病，在秋季症状也会加重。

预防干眼的五大要点

1. 不做长时间“霸屏党”

尽量避免长时间对着电脑屏幕。调整座位使电脑屏幕处于视线30度以下。因为向下注视时角膜暴露面积较小，泪液蒸发量亦为之减少。

2. 眨眼，眨眼，眨眼

增加眨眼的次数，保持眼表湿润。眨眼是一种保护性神经反射动作，正常情况下，我们每分钟眨眼20次左右。眨眼可以使泪水均匀地涂在角膜和结膜表面，以保持湿润而不干燥。一旦眨眼次数减少，直接导致泪水的量减少，而暴露在空气中的泪膜会快速蒸发，失去对眼球的保护力。

3. 少戴隐形眼镜（角膜接触镜）

避免长时间佩戴角膜接触镜。佩戴角膜接触镜会改变瞬目次数和方式；当不完全瞬目增多，泪膜的稳定性就被破坏了。镜片与角膜紧密接触，影响了泪液的交换率，废弃物不能及时排出而积聚于角膜表面。长期佩戴接触镜容易刺激结膜，导致结膜的异常增殖，出现乳头状结膜炎，影响睑板腺功能，导致脂质分泌异常，泪液蒸发过快。因此，建议交替使用框架眼镜和角膜接触镜。

4. 少开空调

尽量少使用空调，少待在湿度较低的房间里。空调除了调节温度之外，还会抽湿，减少了空气里水分的含量。在这种干燥的环境中，泪膜蒸发率增加，容易使眼睛发干、发涩。气候干燥的秋季，可以在房间里放置一台空气加湿器。保持房间湿度在30%~50%之间。

5. 给眼睛补补水吧

如同皮肤需要补水，眼睛也可以补水。在秋季，如果眼干的症状明显，可以在医生的指导下使用人工泪液。

（张朝然）

为什么干眼偏爱老年人?

近年来，越来越多眼干不适的老年朋友到眼科门诊就医。

王阿姨：年纪大啦，眼睛又干又涩！

李叔叔：眼睛像是火在烧，火烧火燎地疼……

张好婆：一看报纸眼睛就酸胀，出门还怕光。

近年来，干眼症在人群中的发病率越来越高。从统计数据来看，普通人群中的患病率可达 40% 以上！

为什么干眼会偏爱老年人?

干眼的本质问题可以简化为泪液数量过少、泪液质量下降，或者二者兼而有之。

1. 泪液数量过少

老年人，特别是老年女性，分泌泪液的腺体功能随着年龄增长呈现逐步下降趋势，当泪液的生产赶不上泪液流出速度的时候，患者就会出现眼干。

2. 泪液质量下降

正常情况下，泪液的表面有一层油脂，它可以降低泪液的挥发速度。这层油脂主要是由眼睑的一种特殊皮脂腺——睑板腺分泌的。老年人睑板腺功能老化后使脂质分泌减少，从而会加速泪液蒸发。

有些老年患者可能同时患有糖尿病，或者有长时间看手机、电视的习惯，这些都会进一步加重干眼症状。

干眼会导致哪些眼部损害?

1. 干眼症状

干眼对患者的影响主要有三个方面：一是患者经常会觉得眼干不适，甚至影响工作生活；二是干眼会导致患者视力波动，这主要是泪膜不稳定所致，就像玻璃表面如果很毛糙，看东西就会不清晰；三是干眼患者还会出现眼睛发红，影响患者的外观。

2. 实质性损害

从干眼导致的实质性损害来说，一方面，干眼导致泪膜功能不稳定，眼睛表面由于缺乏泪水清洁，患者更容易出现眼表感染性疾病，如睑缘炎、结膜炎及角膜炎等；另一方面，干眼可直接导致角膜上皮细胞损伤、脱落，角膜上皮损伤严重的患者可出现严重畏光、流泪等眼部刺激症状，重症干眼患者甚至可出现角膜溃疡、角膜穿孔等致盲性眼病。

因此，出现了干眼症状千万不可放任不管，及时到医院寻求正确治疗非常重要哦!

如何正确地治疗干眼症?

干眼的治疗主要包括：药物治疗、物理治疗、手术治疗。

1. 药物治疗法

干眼的首选治疗是人工泪液，部分“网红”眼药水本身有液体成分，对于干眼有一定缓解作用，但其中所含的其他药物可能有一定副作用，不提倡使用。

对于有炎症的干眼，医生可能还会开具抗炎药物，但并非是老百姓所认为的抗生素滴眼液如左氧氟沙星滴眼液，而是非甾体抗炎药或者激素类滴眼液。

2. 物理治疗法

干眼的物理治疗是近年的一个治疗热点，如熏蒸治疗、睑板腺按摩、热动力治疗及脉冲光治疗等等，其核心就是用物理的方式促使泪液分泌。

3. 手术治疗法

部分干眼有时需要佩戴角膜接触镜或者手术治疗，如泪点栓塞、羊膜移植、腺体移植等。

4. 是否需要口服药物?

一般来说，全身疾病如干燥综合征引起干眼的患者可能需要加用口服药物辅助内科治疗。目前，有观点认为口服不饱和脂肪酸对于干眼有一定帮助，但应首先排除高血脂、肝肾功能不全等疾病。

总的说来，老年人是干眼症易发、高发人群，应该更多关注自己的眼表健康，当眼睛出现不适的时候及时寻求正规眼科医疗机构帮助，实现干眼的早诊、早治。

（洪佳旭）

深夜双目通红、眼痛难忍竟是因为“太讲卫生”？

深夜的急诊室，总会遇到这样的一类患者，他们双目通红、“以泪洗面”，或被家人搀扶，或与家人相互搀扶着走进诊室。他们会急切地向医生描述自己的双眼是多么难以睁开，又多么疼痛。

“我好端端的，又很讲卫生，怎么半夜眼睛就睁不开了呢？”患者在漆黑的夜中，又焦急又困惑。

事实上，他们的发病还真不是“不注意卫生”，而是“太注意卫生”引起的！当医生检查完细问“发病前是否用过紫外线消毒灯？”患者也马上就能恍然大悟：“原来我不能与打开的紫外线消毒灯共处一室！”而病症就是：电光性眼炎！

紫外线和电光性眼炎有何关系?

紫外线可以损伤细胞内的核酸与蛋白质，这也是它能够用于消毒或损伤人体的主要作用机制，且其效果具有累积效应。

在日光中，能够通过臭氧层达到地球表面的紫外线主要为 UVA 及 UVB。爱美人士会使用到的美甲灯则主要为 UVA 的波段。而紫外线消毒灯通常使用 UVC 波段光，以达到对病原微生物更有效的消杀作用。可以说，紫外线是我们日常生活中“最熟悉的陌生人”之一。

角膜可吸收绝大部分的UVC及部分UVB，并对UVC尤其敏感；进行10~30秒一定强度的UVC照射，就可以造成角膜上皮的损伤，即电光性眼炎的发作。而其余剩下的UVB及波长更长的UVA会被晶体等眼球前段结构吸收，可能导致白内障的发作或进展。

作为不可见光，紫外线通常不会对视网膜等眼底结构产生影响。但是焊接弧光中也包含有紫外线，并且高原环境、雪地及水面形成的反射也可能造成较强的紫外线暴露。因此，除直接照射紫外线消毒灯外，焊接、高原、雪地及水面环境下，若未能做好眼部防护，均可能遭遇电光性眼炎（亦称为“雪盲症”）的发作。

电光性眼炎和其他角膜上皮损伤的区别

电光性眼炎与其他角膜上皮损伤（如：物理性擦伤、化学性损伤等）的一个显著区别在于它的延迟性。多数患者发病于照射后的6~12小时，所以患者常常半夜就诊，上演“午夜惊魂”。又因角膜上神经密布，所以患者会出现强烈的刺激症状：双眼难以睁开视物、疼痛剧烈且眼红流泪等。有时若照射时间较长，可伴有暴露部位皮肤灼热、刺痛及蜕皮等相应症状。

电光性眼炎该如何治疗?

电光性眼炎治疗时，眼科医生通常会向患者单次滴用表面麻醉滴眼液，以便于进行体检及暂时缓解患者的疼痛，有助于患者度过最疼痛的一夜。在之后几天内，患者需要使用局部抗生素滴眼液预防感染，并使用促进角膜上皮修复的眼药水或眼药膏帮助角膜尽快恢复。虽然发作时疼痛难耐，但幸运的是，多数患者的角膜在48小时内可痊愈且不影响视力，目前也未有长期副作用的报道。

随着家庭消毒意识不断增强，紫外线灯的使用也更加频繁，眼科医生温馨提示：使用紫外线灯消毒，一定要牢记“及时离开，及时关闭”，避免紫外线灯造成的电光性眼炎！对于其他工作及自然环境下可能造成的电光性眼炎，安全意识和适当防护则更为重要，可参考天气预报中的“紫外线指数”；紫外线指数用0~15的数字来表示，指数值越大，表示紫外线辐射对人体的伤害越强。

表1　紫外线基本知识

紫外线指数	曝晒级数	紫外线强度值
0~2（微量级）	一级（最弱）	0~500微瓦/厘米^2
3~4（低量级）	二级（弱）	500~1000微瓦/厘米^2
5~6（中量级）	三级（中等）	1000~1500微瓦/厘米^2
7~9（高量级）	四级（强）	1500~3000微瓦/厘米^2
10+（危险级）	五级（很强）	3000微瓦/厘米^{2}以上

一般紫外线指数达到3以上时，就应当开始采取防护措施。对于眼睛来说，可以选用具有合格的阻隔紫外线功能的工具，比如太阳眼镜或隐形眼镜，对眼部进行保护。

生活中，光无处不在，对光的应用也十分广泛；希望更多读者能拥有相应的安全意识，毕竟漫漫长夜，因为双眼疼痛而痛哭流涕，那滋味可实在是不好受啊！

（龚岚　殷悦）

如何治疗迎风流泪?

每到刮风的季节，你是否常常泪流满面?

一般来说，对于因“流泪”而就诊的患者，医生会先通过检查确定泪液产生过多的原因，如倒睫、角膜炎、干眼症、结膜松弛等；再检查泪道排出系统有无阻塞，阻塞部位以及程度；最后根据病因，制订合适的治疗方法。

流泪会带来哪些困扰?

泪液自泪腺产生后，经由眼球表面汇集到眼部内侧，经过泪小点、泪小管、泪囊自鼻腔内排出。当产生和排出不平衡时，即会表现出流泪症状。就像下雨天，雨量过大，即使排水系统正常，道路也会积水；倘若下水道阻塞，正常的雨量也会出现状况。

泪液是人体的自我保护机制，它可以稀释并排出一些外来物质，在某些时候，例如眼部有异物或受到刺激时，对眼睛有保护滋润的作用。但如果不能及时通过引流系统排出泪液，就会带来新的问题，比如视物模糊、长期频繁擦拭泪水造成下眼睑皮肤问题、眼睑外翻等，有时甚至在社交场合造成尴尬。

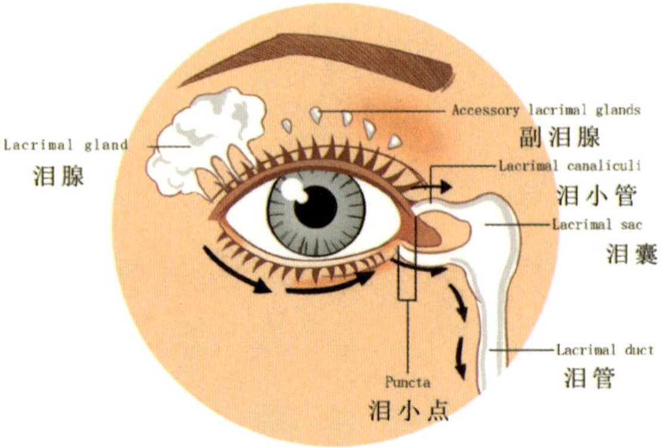

图 5　泪液产生原理图

更重要的是，泪道阻塞类似“下水道阻塞，水会有异味”的原理，部分患者会有黏液甚至脓液集聚，这时就演变成慢性泪囊炎，存在急性泪囊炎发作的风险。一旦发作，感染累及颜面部，有眼眶感染累及颅内的可能。即使炎症被控制，也必须采取手术治疗预防二次发作，而此时手术治疗成功率明显降低。

当慢性泪囊炎存在时，任何内眼手术均是禁忌，必须首先解决炎症以防眼内感染。临床上经常遇到高龄老人，因为要治疗老年性白内障行超声乳化手术，或因为黄斑变性需要眼内注药等内眼手术前，不得不在有许多老年内科疾患的情况下，冒更大风险去解决泪道阻塞的问题。因此，泪道手术最好在 70 岁以前完成，75 岁后由于手术的风险，只能进行泪囊摘除术，仅消除感染灶，流泪症状无法解决。

常用的检查方法有哪些？

泪道冲洗和鼻内镜检查是最常见的检查方法。

由于人体结构的个体化差异，许多患者治疗前需进行 CT 检查。

需要特别提醒的是，泪道也会生肿瘤。当 CT 检查不能完全排除肿瘤时，还需要进行泪道造影或磁共振（MRI）检查，以便在治疗前明确诊断，任何不审慎的治疗都会将病变扩散到更远的地方。

如果发现泪水里有血，或在泪囊区（内眼角偏下方）能明显摸到肿块，甚至在 CT 上发现可疑病灶时，须明确病变性质后再治疗。

手术进入微创时代

根据上述泪道阻塞的规律，治疗方法中成功率最高的是“改道”手术，即鼻泪道吻合术，也就是绕开原有阻塞的部位，将泪囊直接与中鼻道相通。

传统的经皮肤切口手术成功率达到 90% 以上，至今仍然采用，多数患者皮肤疤痕并不明显；现代鼻内镜技术的发展，可以从鼻腔内部完成上述改道，对年轻患者或瘢痕体质者可以减少对疤痕生成的心理负担。所谓“流水不腐”，手术成功后不仅流泪症状消失，感染风险也杜绝了。

特别医嘱

当你因为流泪去就诊时，还应主动告知医生下面几件事，这关系到医生的正确判断和疗效：

（1）你是否曾做过泪道手术?

（2）你是否做过鼻腔手术?

（3）你是否服用过阿司匹林等药物?

（4）你是否有过头面部外伤?

如果回答是肯定的，医生将会根据个体状况，选择合适的治疗方法。

（袁一飞）

得了泪囊癌还能保住眼球吗？

× 女士左眼经常流泪不止，本以为是泪囊炎，也没有重视……反反复复拖了好久，这次去医院检查竟然确诊是泪囊癌！

原发性泪囊恶性肿瘤因临近眼球，一旦首次治疗失败，就可能面临摘除眼球的困境……那么，× 女士的眼球还能保住吗？

如何选择恰当的治疗策略，对于专科医师是一个挑战。

泪囊癌的研究现状：案例少，易误诊

自 1930 年至今，在世界范围内文献报道的泪囊恶性肿瘤不足 1000 例，其中大多数为鳞状细胞癌。病因不明确，有报道称其与 EB 病毒和 HPV 感染有关系。我院放疗科对 1992 年至 2017 年期间治疗的 90 例泪囊恶性肿瘤病例的分析发现，其病理类型多达 10 种，其中鳞状细胞癌占 76.6%（其中 79.7% 为低分化鳞癌），还有淋巴瘤、腺癌、腺样囊性癌、黑色素瘤等。

在临床工作中，泪囊癌早期症状因类似于泪囊炎而经常会被误诊，被确诊时常常已处较晚期，有资料显示，患者在确诊时平均延误诊断时间为 3 年。随着病情进展，肿瘤侵犯周围组织如眼球、鼻腔鼻窦、面部皮肤等而出现内眦区肿块、复视、鼻塞、鼻出血等症状，32.2%（29/90）的病例发生颈部淋巴结转移，11.5% 的病例在随访中发现肝、骨、肺部转移致治疗困难。国际上目前对泪囊癌尚未形成统一的分期方法及诊疗规范。

临床不易被辨识：三种临床表现需注意！

1. 局部表现

最常见的临床表现为单眼溢泪、反复发作不愈的泪囊炎和泪囊区肿块。

研究显示，初诊时 59.4% 的患者有溢泪表现，只有 52.2% 的患者局部可触及肿块，11.6% 的患者出现鼻分泌物增多，10.1% 的患者有视力损伤，7.2% 的患者出现鼻塞（图 6、图 7）。

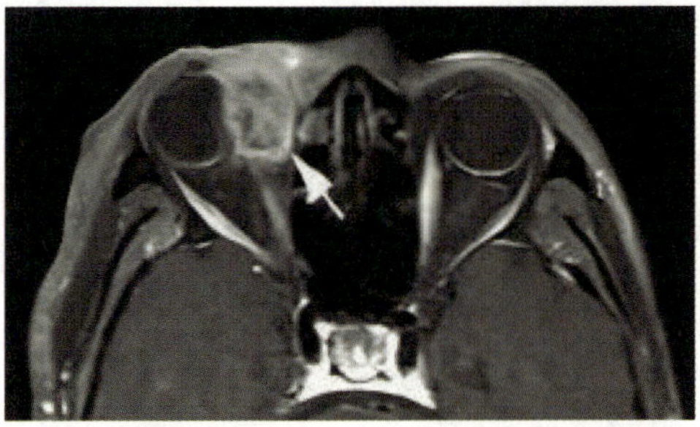

图 6　横断位 MRI，白色箭头所指为侵入眼眶内的泪囊癌肿块，眼球被挤压变形

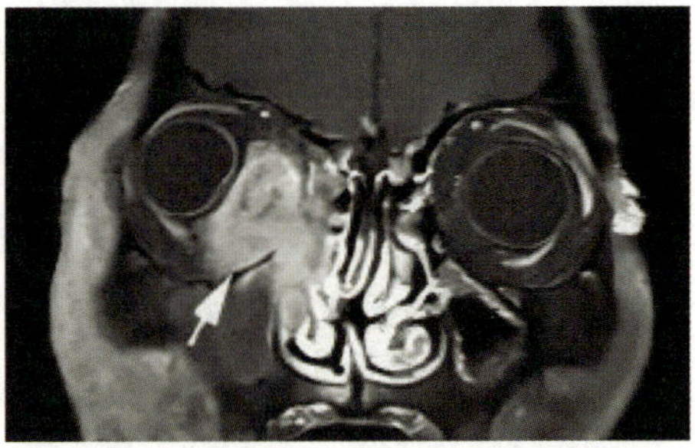

图 7　冠状位 MRI，白色箭头所指为侵入眼眶内的泪囊癌肿块，眼球被推压至外上方

因此早期的影像学检查对于确诊泪囊肿瘤有较高的诊断价值。

2. 淋巴结转移

放疗科的临床研究数据显示：区域淋巴结转移并非少见，尤其在鳞状细胞癌中淋巴结转移率高达 36.2%，最常见的转移部位是颈部（II–Va 区，20.3%），其次是咽后区（VIIa 区，13.0%），耳前（VIII 区，8.7%）和颌下（Ib 区，7.2%）。

临床甚至出现过泪囊区病灶极小，却出现全颈包括锁骨上淋巴结转移，甚至双侧颈淋巴结转移的病例（图 8、图 9）。因此，对于颈部不明原因的肿块，也需要排除泪囊区的病变可能。

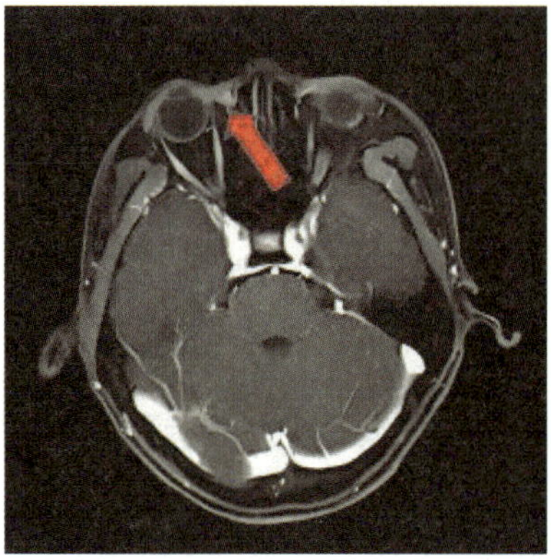

图 8　横断位 MRI，红色箭头所指为很小的右泪囊癌肿块

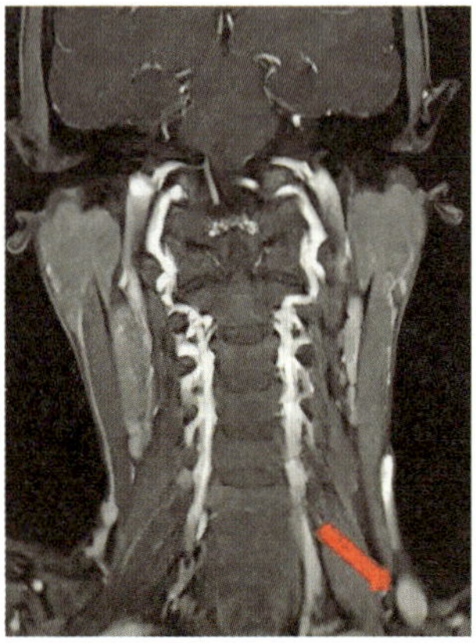

图 9　患者的冠状位 MRI，红色箭头所指为左锁骨上转移性淋巴结转移

确诊泪囊恶性肿瘤的患者推荐做全颈部增强 MRI/CT 以了解区域淋巴结转移的情况。颈部是否出现淋巴结转移对于总生存、无病生存有显著差异，而且一旦发现淋巴结转移，及早地放疗干预非常重要。在放疗计划模拟定位时，CT 扫描上自额窦上 2 厘米下达锁骨下 5 厘米，根据原发灶范围和淋巴结侵犯的部位，决定颈部淋巴结引流区预防性照射的范围。

3. 远处转移

尽管初诊时远处转移罕见，全身检查依然非常必要，有条件的患者建议行 PET/CT 检查。晚期可出现肝、骨、肺部转移，因此在治疗后的随访过程中需要定期全身检查。

诊断需提高警惕：多种诊断方式综合判断！

遇单眼溢泪、反复发作不愈的泪囊炎患者，需行影像学检查，可帮助了解泪囊局部情况，CT 能更好地显示肿瘤对于骨质的破坏，增强 MRI 在区别肿瘤与周围软组织方面有优势，最终的确诊还需借助病变组织活检。另外，EBV 抗体 /DNA 检查有助于诊断和预后判断。由于本病淋巴结转移的高发特点，当临床疑诊泪囊癌时，需全颈 CT 或 MRI 扫描，以免漏诊颈部转移性淋巴结。

“五官科分期”的提出有助于预后分析

复旦大学附属五官科医院根据泪囊癌侵犯范围，为患者实施多学科合作综合治疗，并根据多年临床经验总结分析，率先提出了可帮助预测、规范治疗后与泪囊癌预后相关的“五官科分期”方法。

Ⅰ期：肿瘤局限于泪囊窝，没有明显可触及的肿块及无明显侵犯周围组织。

Ⅱ期：肿瘤侵犯眼球，或鼻泪管，或泪小管，或泪阜或睑结膜。

Ⅲ期：肿瘤侵犯鼻腔、筛窦、蝶窦、上颌窦、额窦，或周边骨质，或皮肤。

Ⅳ期：肿瘤侵入眶尖，或侵犯脑膜，或侵犯颅内；或出现区域淋巴结转移，或远处转移。

保留眼球，放化疗发挥大作用：根据分期制订恰当治疗策略

Ⅰ期患者因肿瘤局限且具备完整切除的条件，单纯手术即可。Ⅱ 期以上患者因侵犯范围广泛建议手术 + 放疗，根据病情适当辅以铂类为基础的化疗。

由于泪囊解剖位置邻近眼球，泪囊癌极易侵犯眼眶内和累及眼球，考虑眼球保护，手术过程中肿瘤不易被完整切除。对于低分化泪囊癌，一般对放化疗极其敏感，可行术前放化疗，降低肿瘤负荷和远处转移概率，待肿瘤退缩后可远离眼球和角膜再放疗，有利于保留眼球和视觉功能（图 10、图 11）。

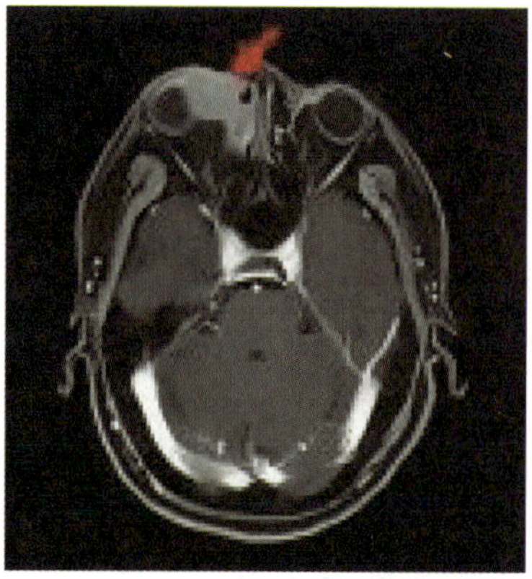

图 10　横断位 MRI，红色箭头所指为右眼泪囊癌

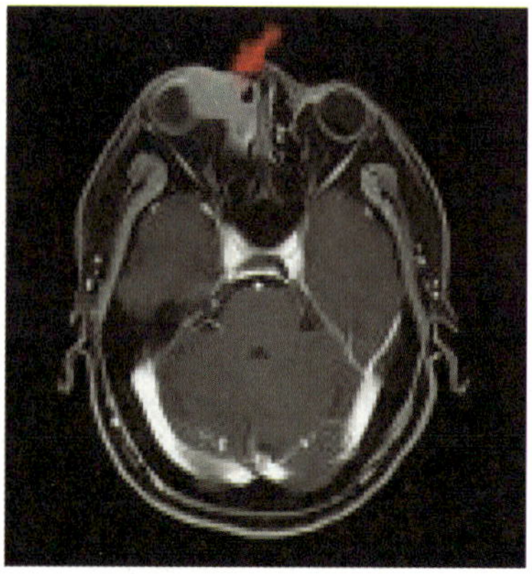

图 11　横断位 MRI，红色箭头所指为在一程 GP 方案化疗后，右眼泪囊癌肿块基本退缩

通过总结临床泪囊区恶性肿瘤及泪囊癌的临床治疗结果得出结论，尽管首次治疗时大多数为晚期泪囊癌患者，但眼球保留率达到了 94.2%，5 年生存率达到了 87%。

早期诊断和治疗是提高生存率的关键，即使晚期，经过规范及恰当的治疗，仍能为患者保住眼球，并最大限度地保存视力。

（宋新貌　王胜资）

大眼睛的烦恼

大眼睛的烦恼——甲状腺眼病

甲状腺眼病（Thyroid-associated Ophthalmopathy, TAO）是一种伴有全身表现的眼部疾病，常有眼球突出、眼部胀痛、畏光流泪、视物重影及视力减退等症状。

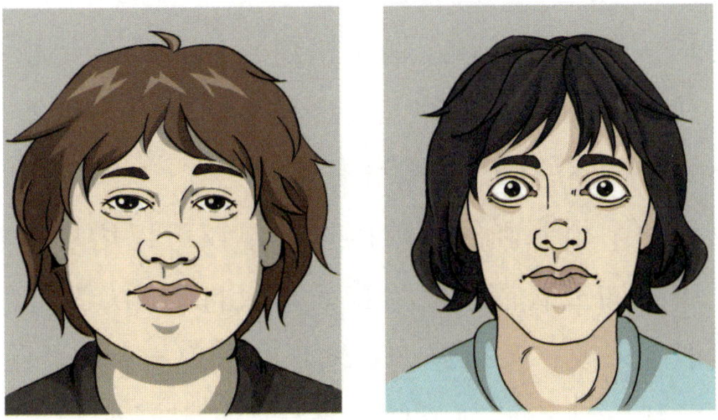

图 12　正常眼（左）VS 甲状腺眼病（右）

由于该疾病会影响视力及面部外观，可导致患者的日常生活能力下降、社交自信心受到打击。有些患者甚至因此不再愿意与外界接触，产生一系列心理问题。因此，该疾病的早期发现和及时干预十分重要，需要引起足够的重视。

什么是甲状腺眼病?

甲状腺眼病最常发生于甲状腺功能亢进的患者，调查显示，40% 的甲状腺自身免疫性疾病（如 Graves 病）的患者会伴发甲状腺眼病，因此甲状腺眼病又可称为 Graves 眼病。

Graves 病这一名称最早命名自爱尔兰医生 Robert James Graves，他在 1835 年最先描述了这个疾病。从发病原因来看，Graves 病和甲状腺眼病均属于自身免疫性疾病，其本质在于原本起保护作用的免疫细胞，在某些未知原因的作用下开始攻击人体自身组织。可见，甲状腺功能与眼部问题并不存在因果关系，虽然积极控制甲状腺功能对眼部症状改善有利，但并不能完全避免甲状腺眼病的发生。

哪些人更容易患甲状腺眼病?

性别是一个重要的危险因素。研究表明，女性患者的发病风险是男性患者的4~5倍，不过相对而言，女性患者的病情通常不太重。

年龄也是一个危险因素。通常来讲，患者的年龄越大，症状越重。相较于白种人而言，黄种人的患病率较低，这可能与两人种的基因差异有关，具体原因还在探索中。

吸烟也是一个很明确的危险因素，不仅可以增加甲状腺眼病的发病风险，还会加重病情，使治疗效果大打折扣。对于已经患甲状腺眼病的吸烟者来说，及时戒烟对增强疗效也有积极作用。

此外，甲状腺功能控制不佳也是导致甲状腺眼病发生的危险因素，因此治疗甲状腺眼病的第一步就是控制甲状腺功能。需要注意的是，放射碘 ^{131} 治疗备受争议。对于选择放射碘治疗的甲亢患者而言，应更加积极地监测甲状腺功能，甚至可以在医师指导下预防性使用激素类药物，以防止甲状腺眼病的发生。

常见的症状有哪些?

甲状腺眼病可导致眼部肌肉和软组织肿胀，从而表现为结膜（即通常所说的眼白部分）、眼睑红肿，甚至眼眶深部胀痛。患者常常感觉到这种胀痛是从眼球后方传来的，可以随眼球运动发生，也可在凝视时发生，严重者甚至会有持续不断的疼痛。

由于眼眶内空间有限，肿胀的软组织会把眼球推向前方，导致眼球突出，加之眼睑肌肉紧张所致的眼睑退缩，使患者表现为“凝视”面容。在他人看来，患者这一特征性的眼部表情永远处于瞪眼凝视状态。

此外，眼球高度前突还会导致眼睑闭合不全。眼睑是保护角膜的关键结构，如果无法完全闭合眼睑，会使角膜长期暴露于空气中而发生损伤，从而产生畏光、流泪、眼表不适及异物感，甚至视力减退等问题。

此外，控制眼球活动的肌肉也会因肿胀而高度紧张，患者常常会发现眼球活动度下降，并在某些位置产生复视，这一问题对患者的生活质量影响很大，因此应引起患者和医师的重视。

甲状腺眼病最严重的问题在于眼眶内软组织对视神经（视觉传导的关键结构）的压迫。视神经非常娇嫩，对周围组织压迫很敏感，对于病情严重的患者，可能出现视力急速下降至仅残存光感。很多患者常常担心自己会失明，但实际上如果得到及时治疗，甲状腺眼病几乎不会致盲。

患者需要做哪些检查?

甲状腺疾病的患者来眼科就诊，医生通常都会要求患者出示近2周内的甲状腺功能检查报告，这份报告包括T3、T4、TSH等项目，可以直接反应患者的甲状腺功能。除此之外，甲状腺自身抗体的检查也十分重要，这份报告包括 TPOAb、TSHRAb、TgAb 等项目，可以间接提示甲状腺眼病的病情变化。

对于眼科医师而言，最关键的仍然是眼部检查，包括裂隙灯、检眼镜、眼球活动度、眼球突出度、瞳孔对光反射、视力、视野、色觉、眼眶 CT、眼眶 MRI 等。这些检查各自有不同的功能，对判断病情活动程度、严重程度、预后和确定治疗方案等，都有重要的意义。

甲状腺眼病是如何治疗的?

甲状腺眼病的主要治疗措施，包括以下几种：

（1）调节甲状腺功能。不管采取哪种治疗方案，调节甲状腺功能永远是治疗的第一步，一般在内分泌科医师的指导下进行。

（2）眼表润滑剂。比如人工泪液、小牛血清等，对于缓解因眼睑闭合不全导致的眼部不适，有比较好的效果。

（3）糖皮质激素。一般临床上常采用甲强龙冲击治疗，也就是在短时间内静脉使用大量激素，可以快速缓解症状，对视神经病变的患者尤为重要。

（4）眼部外放射治疗，也就是我们所熟悉的放疗。很多患者谈放疗色变，觉得放疗是与癌症绑定的，这是一种错误的观点。就甲状腺眼病而言，局部放疗对于缓解炎症、软组织肿胀及眼肌活动障碍都有良好的效果，这一治疗方式目前常作为激素冲击的补充治疗来使用。

（5）眶减压手术。这是外科治疗中最重要的措施，其原理很简单，就是通过扩大眼眶容积，使原本高度肿胀的软组织不再拥挤。对于眼球突出、眼位偏移、视神经受压等问题，都有很好的治疗效果。近年来随着手术技术的成熟和完善，其手术适应征不断扩大，疗效也越来越明确，已经成为甲状腺眼病患者的一线治疗。

总而言之，甲状腺眼病是一种自身免疫性疾病，可以导致眼眶内肌肉和软组织肿胀，引起眼球突出等眼部症状。该疾病的治疗方案随病程演变而调整，通常包括眼表润滑剂、内科药物及外科手术等。由于患者长期存在甲状腺功能异常，因此甲状腺功能的控制也十分关键，同时还需要配合戒烟和生活方式调整，这是需要进行综合性、个性化治疗的疾病。

（马睿琦　任慧）

近视防控

关于近视你了解多少?

隔壁家的小朋友已经在体检中查出近视了，好担心家里的小朋友也得上近视……

得了近视有什么表现吗?

近视最主要的表现是看远模糊，但看近是清楚的。特别是对于孩子们来说，如果家长注意到孩子看东西喜欢眯眼斜着头，或者看电视的时候，越看越慢慢凑近，这些行为都可以提示家长，孩子有近视的症状。

最近孩子查出来近视 200 度，能治好吗?

近视是可防可治的，但在儿童和青少年阶段主要是预防近视的加深和阻止近视的进展。因此，对于 200 度近视的孩子来说，第一步应是科学验光，第二步是规范地戴镜，第三步再进行光学干预，例如角膜塑形镜（OK 镜）的干预以及一些药物的干预（如低浓度阿托品眼药水等）。在门诊随访中由专业医生个性化地进行处理。

理疗、按摩可以提高孩子裸眼视力，不用戴眼镜，这种说法靠谱吗？

按摩眼睛或其他一些像理疗这样的方式，可以舒缓眼睛的疲劳感，但它跟近视之间还需要有一座桥梁，这个桥梁就是科学的解释。一时一刻的按摩，只能短暂地消除疲劳，无法阻止近视的进展。

因此单纯的按摩与治疗近视无关。

什么是导致孩子近视的罪魁祸首？

孩子近视主要是由于遗传因素和环境因素的共同作用。对于600度以上的高度近视，遗传是最主要的因素；而600度以下的轻中度近视，度数越轻，环境的因素就越为明显。例如由于儿童和青少年处于生长发育期，是视觉的敏感期，过多的近距离用眼，包括长时间、高强度用眼的生活方式的变化，会诱导近视的进展。

吃什么能预防和控制近视呢？

目前还没有一种食物可以明确预防或治疗近视，但是对处于生长发育期的儿童和青少年来说，我们主张全面均衡的营养和饮食来保障全面的体魄健康，从而也能有效地减轻视觉疲劳。

叶黄素对眼睛好，是不是对预防近视也有好处呢？

叶黄素对眼睛是有好处，但是否能控制近视还在研究当中。

（周行涛）

真性近视 VS 假性近视

什么是近视呢?

人眼像一个照相机，由各个部分组成一个屈光系统。出生的时候人的眼轴比较短，所以光线经过屈光系统以后，它呈现在视网膜的后面，这时候是一个远视的状态。随着人慢慢地长大，眼轴也会变长，如果光线经过眼的屈光系统以后，呈现在视网膜的前面，这就形成了近视。

如果怀疑孩子近视，配眼镜就可以吗？需要做什么检查?

当小孩子出现近视，家长会发觉小孩子的一些异常表现，比如看远喜欢眯着眼睛，看近喜欢凑近了看。这时要做的一件事情就是到医院做一个系统的检查。首先要检测视力，然后做一个基本的眼部检查，排除一些器质性病变导致的视力下降，接下来再进行验光。验光是诊断近视的一个非常重要的步骤，只有通过验光以后，医生才能够明确小孩子目前是不是已经近视了。

孩子几岁的时候带去查视力比较好?

孩子出生后会进行视觉筛查，这部分工作由儿保门诊完成，他们会对小孩子进行电脑验光和眼睛的初步检查，排查有没有一些器质性的问题。如果觉得有问题，就会相应地转到眼科进一步检查，这是一项在儿保阶段就进行的工作。

现在越来越强调，应该把小孩子的视力筛查提前到三岁以前。我们希望能够在孩子三岁之前就开始建立屈光发育的档案，这个档案包含一系列数据，包括眼部的检查，了解屈光情况，有必要的话还需做扩瞳的验光，了解真实的度数，然后每半年定期进行复查，了解这些参数的变化。如果小孩子屈光发育程度与同年龄小孩子不匹配，或是出现延迟、异常或过度发育的情况，都提示小孩子视力可能存在一些问题，需要医生进行一些适当的干预。

常听人说真性近视、假性近视，怎样区分呢?

对很多家长来说，孩子视力一旦不好，首先就怀疑孩子是不是近视了；有些家长也会提到自己孩子年龄比较小，会不会现在的近视是假性的。那么，老百姓眼中的假性近视是怎么一回事呢?

我们经常会碰到这样一种情况，当小朋友进行电脑验光时可能会显示 100 度左右的近视，但当我们使用睫状肌麻痹的药物后再检查，会发现小孩子根本就没有近视。这种情况就是老百姓口中的“假性近视”。

实际上，这种情况大多数可能是小孩子过多地动用睫状肌调节而产生疲劳。因此，在没有麻痹睫状肌的情况下进行电脑验光，显示近视，并不是真正的近视。

真性/假性近视需要到医院进行睫状肌麻痹验光来鉴别，对吗？

对的。对睫状肌麻痹后进行验光（即扩瞳验光），可以消除因为调节因素导致的视力下降。这部分因素消除以后，医生就能够了解到导致小孩子视力下降的根本原因是什么，他（她）的确是出现近视还是由于暂时性的调节紧张而表现出视力下降。甚至有些人是远视，也会出现视力下降的情况。

因此，进行了睫状肌麻痹验光以后，我们才可以了解到小孩子真实的屈光状态。

（瞿小妹）

儿童佩戴近视眼镜那些事

戴近视眼镜的目的是什么?

佩戴近视眼镜的目的是为了让我们能看清远处的成像。我们知道，近视眼的定义是眼球在放松的情况下，远处的光线经过折射以后呈现在视网膜之前。这时候我们看远处的物体是模糊的。如果我们戴眼镜（戴一个凹透镜），就可以让光线通过折射后呈现在视网膜之上，那么这时我们就能够看清远处的物体，从而达到缓解眼疲劳的目的。

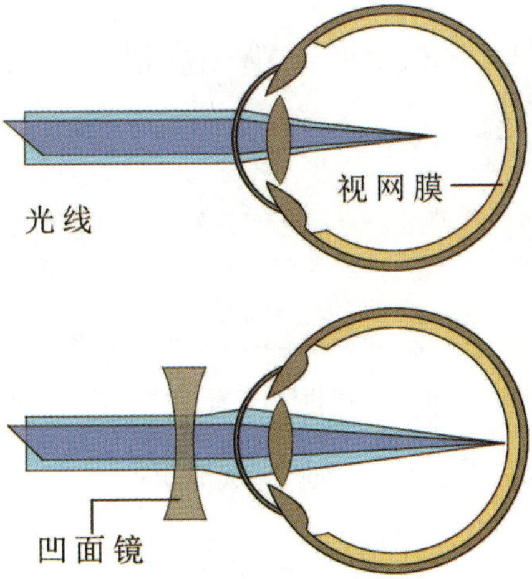

图 13　凹镜矫正视力原理图

戴眼镜后近视度数会越来越深吗?

对于这个问题，很多家长以及学校老师都有一个认识的误区，认为戴眼镜以后度数加深是眼镜的问题。其实不是这样的，因为小朋友在发育阶段，随着身体的发育，眼轴会延长，所以近视度数会随着年龄的增长不断地加深，而我们戴眼镜是为了矫正屈光不正，缓解眼疲劳。从另外一方面说可以延缓近视的增加，所以大家应纠正这样一个认识的误区。

儿童配近视眼镜需要做哪些检查?

在配眼镜之前，医生需要给小朋友做一个全面的眼部检查，首先要看一下眼位是否正常，是否有斜视（如：内斜、外斜）。因此，如果家长看到小朋友有一些“斗鸡眼”或者是外斜的情况，建议到医院做检查，排除一些眼部的器质性病变，如白内障、结膜炎等。

当排除了这些眼部异常的情况以后，医生需要给小朋友做一个睫状肌麻痹验光——即点药水进行扩瞳验光。因为小朋友眼睛的调节力很强，如果初次配眼镜不进行扩瞳验光的话，往往验出的度数会偏高一点，那么配的眼镜度数也容易过矫，反而会使近视加深得更快。因此，12 岁以下的小朋友第一次进行验光配镜的话，我们还是建议进行扩瞳验光。

近视到什么程度需要戴眼镜矫正?

从临床上来讲，如果小朋友的近视超过 100 度，如果他（她）的看远视力，即当他（她）裸眼（不戴镜的）视力不能满足学习生活的需要，我们都会建议他（她）戴眼镜。

散光度数可以跟近视度数一起通过戴眼镜来矫正吗?

可以的。我们在验光的时候，验光报告单上既有近视的度数，也有散光以及散光轴向的数据。如果一个小朋友的散光度数达到150度以上，我们还是建议进行散光矫正。如果小朋友是散光加近视，而且他（她）的裸眼（不戴镜的）视力也比较差，散光影响了他（她）看远的视力，那么还是建议他（她）佩戴矫正散光的镜片。

什么时候需要更换镜片?

通常一旦小朋友被诊断出有近视或者散光，甚至是远视等屈光不正的时候，我们建议小朋友每3个月或6个月进行定期复查。如果他（她）的近视度数有加深，佩戴眼镜时的视力也比之前下降，影响了他（她）看远，那么就建议他（她）重新更换镜片。

另外一个原因，比如说小朋友在佩戴眼镜的过程中镜片有磨损，或者随着他（她）的生长发育，瞳距发生了变化，镜架太小了等等，针对这些情况我们还是建议要及时更换眼镜。

配近视眼镜时，度数可以欠矫吗?

对于近视的小朋友来说，我们还是建议足矫。因为如果度数欠矫，小朋友达不到清晰的视觉，反而会导致他（她）用眼疲劳，度数增加得更快。对于散光来说，有一些顺规散光可以低配25度到50度左右，但是如果是逆规的散光，我们建议进行足配（完全矫正）。

（赵婧）

角膜塑形镜 OK 吗?

角膜塑形镜是什么?

角膜塑形镜也叫“角膜塑形术”，简称“OK 镜”。它是通过每天晚上过夜佩戴一个硬性的接触镜，使得我们角膜表面形成一个重塑和每日的维持，从而达到白天矫正视力这样一个效果。

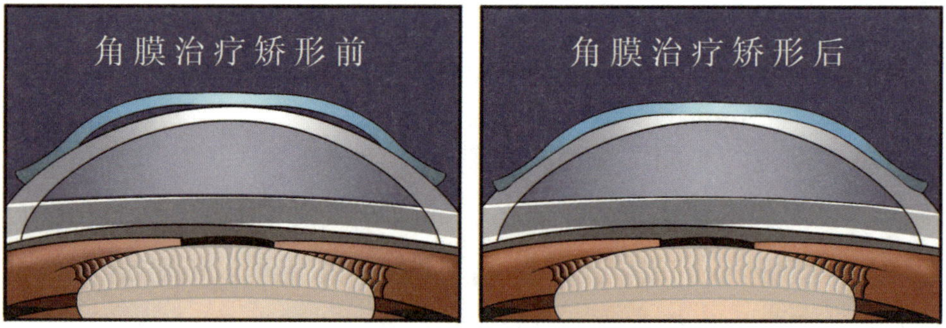

图 14　角膜治疗矫形前后示意图

角膜塑形镜真的可以防控近视吗?

在门诊，很多家长都会咨询角膜塑形镜究竟有没有用。角膜塑形镜主要有两大作用：一是可以让你的日间视力恢复到正常；二是它确实有明显延缓近视加深的作用，这个是被大量临床数据证明的。

因此，角膜塑形镜是我们近视防控的一大利器。但是，我们也观察到并不是所有的人佩戴角膜塑形镜以后都会取得很好的效果，它存在比较大的个体差异。有些小朋友可能佩戴塑形镜以后，3 年 5 年度数都非常稳定，但是也有一些小朋友戴了以后跟框架眼镜没有任何的差别，所以一定要到正规的机构验配，并进行严格的门诊随访来观察它的效果。

角膜塑形镜夜间睡觉时佩戴安全吗?

角膜塑形镜的材质是一种硬性的高透氧材料，所以佩戴它是安全的。因为它是高透氧的，即使在夜间我们闭眼睡觉的时候，它也可以给我们角膜提供足够的氧气，保持我们角膜的一个健康状态。因此，过夜佩戴角膜塑形镜是安全的。

角膜塑形镜的“塑形压力”会伤害角膜吗?

角膜塑形镜听上去是一个压迫眼睛的状态，但实际上它并不是简单粗暴地压迫接触，不会直接接触到我们的角膜，在塑形镜和角膜之间还有一个泪液层。那么，在一个合理的配适，或者说良好的配适情况下，角膜塑形镜跟角膜之间的泪液和外面的泪液，是能够自然地沟通流动的，只要有泪液存在，就能够很好地保护我们的角膜。

为什么说它不是简单粗暴的压迫？那是因为原理上这个镜片是逆几何设计的，逆几何设计的镜片接触到角膜以后，就会使角膜上皮变形，然后达到塑形效果。因此，它不是简单粗暴的压迫，它的压力是不会伤害眼睛的。

角膜塑形镜会引起干眼吗?

当然，早期我们的临床工作者也有这样的担心，但上文也提到过角膜塑形镜的材质是一种高透氧材料，并且临床还做过很多佩戴之后的随访，发现戴了角膜塑形镜以后，眼球表面的泪膜破裂时间、泪液分泌以及睑板腺的形态，都是没有受到任何影响的。同时，因为角膜塑形镜是夜间佩戴的，在日间它不像常规的软镜，经常会伴随泪液蒸发过多而造成干眼症状，角膜塑形镜很好地避开了这些，因此角膜塑形镜不会引起明显的干眼。

如何确保角膜塑形镜佩戴期间的安全?

我们建议一定要到正规医院进行严格的评估，进行正确的验配，达到良好配适。所谓“良好配适”，就是说角膜塑形镜很好地贴合你的眼球，它的位置是好的，佩戴以后角膜的形态是好的。在这样的基础上，一定要注意遵照流程进行严格的镜片护理清洁，同时要学会正确地戴眼镜摘眼镜。

除此之外，还要在规定的时间，严格地进行门诊随访，由医生观察角膜形态，以确保在正确的佩戴下角膜塑形镜是安全的。

（黄佳）

戴防蓝光眼镜可以控制近视吗?

蓝光是什么?

蓝光其实是一段可见光，它的波段在 400~500 纳米之间。蓝光大部分来自太阳光。大家平常观察彩虹时，能够发现赤橙黄绿青蓝紫，而在那里就有蓝光。

上网课怕近视，戴防蓝光眼镜有用吗？听说蓝光有害，是真的吗？

这确实是家长们比较关心的话题。很多家长担心上网课会有蓝光辐射，其实这完全没有必要。蓝光有好的一面，也有不好的一面。确实在实验室当中，有相关研究发现长时间照射高强度的蓝光，会对我们的视网膜细胞造成一定的损害。但转化到生活当中是否一定会产生这样的问题，其实需要打个问号，因为你往往不可能那么长时间，也不会以那么高的亮度去照射它。

还有一点很关键，蓝光也是有益的，它可以帮助我们抑制褪黑素，调节昼夜节律。因此，如果你完全挡住它，你的昼夜节律有可能会被颠倒。

现在普遍提倡户外活动，户外活动之所以有利于人的身心健康也是因为照射自然光，而其中的蓝光就起到一个非常重要的作用。因此，对普通青少年来讲，其实没有必要额外佩戴防蓝光眼镜。

我有点担心电子产品的蓝光，防蓝光眼镜戴总比不戴好?

这是很多家长的想法，觉得宁可信其有不可信其无——戴了总归没有问题。其实没有必要。以前为什么不谈蓝光，主要因为大家觉得那是太阳光照射。而现在的电子产品使用太多了，大家可能会担心蓝光辐射的问题。

但是大家可以放心，任何的电子产品，包括电视、平板、手机等等，它都是经过国家标准检测的。我们国家标准里有一项“光生物安全”，其中针对蓝光是有个无危害级叫作 RGO，只要通过国家安全标准的话，大家就可以放心使用，不用太担心使用时间很长或者使用频率太高，会造成视网膜危害。

目前只要在安全范围之内的，蓝光的辐射值都非常低，所以大家不用刻意地去躲避，不用担心这个问题。

电子产品的护眼模式好不好?

很多人可能会有疑问，如果我不戴防蓝光眼镜，我能不能打开护眼模式?

其实是可以的，可以在夜间的时候打开护眼模式。当然，我们在夜间最好不要使用数码产品，包括不要躺在床上刷手机，不要在睡觉时间去刷平板电脑之类的电子产品。

如果一定要在夜间使用电子产品，这个时候毕竟还是有点蓝光，它会抑制你的褪黑素产生，而褪黑素少了之后你就不太想睡觉了。因此，这个时候你可以把手机的护眼模式打开，尽量减少它蓝光的发射。也就是说，在你非得工作或非得用手机的时候，尽量让你的褪黑素不太受影响，尽早进入到睡眠状态。

护眼灯可以防蓝光吗?

其实，对于“护眼灯”这个概念需要打一个问号。因为实际上没有台灯有护眼这个功能，只是国家对于读写作业灯有标准——对于光生物安全，在蓝光值当中需要达到前文所说的一个无危害级RGO。因此，给孩子用符合国家标准的护眼灯，大家就不用担心蓝光的问题。

同时，作为医生我们更提倡的是，孩子在晚上写作业的时候光线要充足。这样能保证孩子读书写字的时候，不至于因为昏暗的光线而造成近视度数的加深。

哪些人群需要防蓝光眼镜?

防蓝光眼镜其实针对的是一些特定人群，比如黄斑有疾病的人群。因为蓝光其实危害最多的还是视网膜黄斑这个区域。如果你本身就有这方面的疾病，可以考虑佩戴防蓝光眼镜。

另外，国家现在有新的标准，对于防蓝光镜片，滤过有害波段的同时要保留有益的波段。因此，大家可以关注一下新的国家标准，如果防蓝光眼镜符合新的国家标准，可以给一部分人使用。

（郑克）

近视激光手术

揭开近视激光矫正手术的神秘面纱

在追求美的道路上，我们始终不懈前行！一天，医院来了一位漂亮的小姑娘……

姓名：王小姐　性别：女　年龄：26 岁

职业：白领

王小姐：医生医生，我离真正的美女只差这一副眼镜的距离了，帮我做近视激光矫正手术吧！我要彻底和眼镜 say“拜拜”。

眼科医生：别着急王小姐，我们首先需要全面地检查您眼部的情况，才能更负责任地告诉您是否适合做激光矫正手术。

王小姐：这么复杂呀！那符合什么条件才能接受手术呢？激光手术是怎么治疗近视的？哪些人不能接受手术？术后会有不良影响吗？

符合什么条件才能接受激光手术?

1. 术前角膜具有一定厚度

目前所有的近视激光手术都是通过切除一部分角膜组织，使角膜形状变平来实现矫正近视的，这就要求手术前角膜具有一定的厚度。当然矫正近视度数越高，需要切除角膜组织越多，对角膜厚度的要求也越高。医疗规范要求手术后角膜厚度必须大于 360 微米才是安全的，因此手术前的角膜厚度至少要达到 450~480 微米才算具备可以手术的基本条件。而正常人的角膜厚度一般为 500~550 微米，所以绝大部分正常人都是符合要求的。

2. 术前角膜的形状满足要求

仅有厚度还是不够的，角膜的形状也必须满足一定的要求。术前角膜地形图就是一种评估角膜形状的必要检查，过于平坦（角膜曲率小于 40D）或过于陡峭（角膜曲率大于 48D）的角膜都不适合激光手术。尤其是术前患者被确定或疑似为圆锥角膜的情况下是禁忌手术的，否则会导致严重后果。

3. 术前眼睛必须是健康的

除此以外，接受近视手术的眼睛必须是健康的，必须通过裂隙灯、三面镜、眼压甚至 OCT 等检查排除各种器质性眼病，才能够接受近视矫正手术。

激光手术是怎么治疗近视的?

激光手术治疗近视的原理是通过切除预定的角膜组织，使角膜前表面变成与近视度数相适应的特定形状，从而使外界光线重新聚焦在视网膜上。

根据使用激光设备不同，可以分为准分子激光和飞秒激光两种。

1. 准分子激光

准分子激光是通过将角膜组织一点一点消融切削，使中央角膜变薄变平，相当于将矫正近视的隐形眼镜镶在了角膜上。

2. 飞秒激光

飞秒激光是通过在角膜两个不同层次的扫描，切割出一个特定度数的角膜镜片，完整地取出后，使角膜变成特定的形状。

哪些人不能接受手术?

因为近视激光手术是在健康眼球上进行的锦上添花的手术，所以除了近视以外，接受手术者不应该有其他器质性眼病，包括角膜炎、青光眼、白内障以及视网膜疾病等。另外前文提到，角膜过薄、过平、过陡或形状疑似圆锥角膜的情况下手术风险会大大增加，也都不适合手术，因此术前检查格外重要。

激光手术后会有不良影响吗?

近视激光手术发展了 30 多年，到现在已经相当成熟了，只要术前进行严格的评估，手术安全性是有保障的。

但是，激光手术也并不是完美无缺的，手术后例如像差增大、对比敏感度下降、夜间眩光、泪膜稳定性下降等引起的视觉质量问题有时仍然会困扰患者，尽管这些问题随着时间推移会逐渐缓解。

总的来说，激光手术有利有弊，利远大于弊。选择激光手术矫正近视的首要条件是患者有摘镜的愿望和需求，然后是理性的认识和科学的评估。

（于志强）

近视手术术后有哪些注意事项？

患者术后当天是否可以直接开车回去？

手术当天不鼓励患者开车。

随着近视激光手术方式的发展，术后的不适症状越来越轻，术后的眼部刺激症状更小。但是相关调查表明，术后两小时左右患者还是会有一些眼睛发酸、流泪、睁不开等刺激症状，一般要到4~6个小时才能完全缓解。

手术当中因为会为患者滴含麻药的眼药水，所以手术结束患者不会有明显感觉，但是可能过了半个小时到2个小时，有些患者会有比较明显的刺激症状。之后随着时间的推移，这种症状会逐渐减轻，一般来说，到4~6个小时会基本缓解。但是在这个时间段，对患者开车还是会有影响的。

基于以上原因，我们建议患者尽量当天不要开车，最好是有家属陪伴；如果没有家属陪伴，也可以选择乘坐公共交通工具。

患者在术后需要注意什么？

术后，医护人员会关照患者，比如说一个星期之内不要让脏水进入眼睛，但这并不意味着个人清洁完全不能做，通常会建议患者去理发店里用干洗的方法洗头，或者躺下来让家人帮自己洗头，以避免脏水进入眼睛。不能淋浴的话，用湿毛巾擦一擦眼睛周围也是可以的。

有些患者会有一些误解，比如一个星期复查时，告诉医生这一周完全没有洗脸洗澡，这样也是不对的。因为眼部周围的面部如果没有做好清洁的话，也会增加感染的风险。

患者术后会有痛的感觉吗？多久之后可以正常用眼？

每个患者的术后痛感情况是不一样的。有些患者可能症状比较明显一点，感觉眼睛有点发酸、流眼泪、眼睛睁不开等等，但是基本上是在可以忍受的范围内。随着时间推移，症状会逐渐减轻，到4~6个小时，基本上就缓解了。

多久可以正常用眼呢？对于大部分的角膜板层手术，手术当天眼睛就看得见了，基本上术后第二天、第三天就可以正常地工作和生活。现在大家的生活方式，特别是年轻人，喜欢刷手机、看电脑，一般来说临床还是建议患者术后一个月之内，尽量少用电子产品。

眼药水的正确使用方式是什么？

其实，无论是术前术后点眼药水，还是平时点眼药水，都要注意正确的方式。用眼药水的时候，一定要按医嘱，不能眼睛不舒服了就拿出来点一点。尤其是像抗生素眼药水、抗菌眼药水，眼睛有什么不舒服都拿来点，实际上是不可取的，因为可能会对眼睛造成伤害。

另外，瓶装眼药水打开以后一般在一个月之内有效，每种眼药水之间最好间隔5~10分钟使用，让前面点的眼药水吸收一下，而且不用点太多。点眼药水的时候，很多患者对着自己的角膜，也就是正对着黑眼球的位置，其实是不正确的。因为眼药水都有一定的刺激性，长此以往可能会对眼角膜造成伤害。

点眼药水的时候，先把自己的手洗干净，拿指腹轻轻地拉下我们下眼皮的位置，眼睛往上看，点一滴。一般来说，眼药水的瓶口要距离睫毛 2~3 厘米，因为碰到睫毛就有可能污染瓶口了，这一瓶眼药水就有可能被污染了。此外，不需要点很多，点一滴到下眼窝的位置就可以了。

以上是一个常规点眼药水的方法，不仅适用于我们近视眼手术之后，也适用于所有眼药水的滴用。

术后可以直接睁眼吗?

可以，做完手术就可以睁眼睛了。有些患者不敢睁眼，一直闭着眼睛反倒不好。特别是有些患者做完手术后回家就倒头大睡，到第二天发现整个眼睑都水肿了，眼泪流不出来，反而不利于术后的恢复。建议患者术后尽量睁着眼睛，如果眼睛发酸、流眼泪的话，可以轻轻地眨眨眼睛，但不能用力去挤眼睛，不能用手去揉眼睛。有的患者确实难受，想要轻轻地闭眼休息一会儿也是可以的。

患者术后多久可以正常运动?

术后一般第二天、第三天就可以正常生活了。一些简单的运动是没有妨碍的，比如说跑步等简单的健身运动，但是注意不要撞到自己的眼睛。一些剧烈的运动不建议早期做，比如健身运动或者容易撞到眼睛的球类运动，还有一些比较容易污染眼睛的，比如游泳、桑拿等，这些都建议一个月以后再做。

术后一般会用到哪些药?

术后一般常规还会用几天抗生素，另外会用一个含有糖皮质激素成分的眼药水以及一些湿润眼睛的人工泪液眼药水。

（王季芳）

儿童青少年晶体疾病

晶状体不全脱位术后竟还有这么多注意事项?

医生在晶状体不全脱位术后随访过程中，常常被焦急的家长微信急 call——

家长：

医生，我们小朋友术后一周了，昨天睡觉揉了眼睛要紧不?

医生，我们小朋友出院的眼药水滴完了，今天复查只配了其中的两瓶，另外两瓶没有配要紧不?

医生，我今天突然看到小朋友眼睛最中间有点白白的东西，那是啥?

医生，今天起来小朋友眼睛有点红、眼屎有点多，怎么办?

对晶状体不全脱位的大朋友、小朋友来说，手术成功只是第一步，术后如何恢复、适应，以及如何爱护新的眼睛，才是保持视力稳定乃至逐步提高视力的正确策略。

术后要用哪些药?

抗生素：可乐必妥（或莫西沙星、托百士），术后 1 瓶，每天 3~4 次，用完即可。

非甾体消炎药：普拉洛芬，术后 1 瓶，每天 3~4 次，复查时再开 1 瓶，2 瓶用完即可。

甾体消炎药：百力特，术后 1 瓶，每天 3~4 次，用完即可。

玻璃酸钠：海露或者爱丽，术后 1 瓶，每天 3~4 次，复查时再开 1 瓶，2 瓶用完即可，眼干可追加。

每种眼药水间隔 10 分钟用。一般而言，1 瓶眼药水，2 周能点完。任何眼药水开封 1 个月后均不建议继续使用。

术后早期为什么会眼红、畏光?

部分小朋友术后早期出现眼红畏光，往往是因为结膜下出血或结膜充血，有些孩子甚至无法自主睁眼，可能和术后反应、眼睛表面有结膜缝线有关，按照医嘱点眼药水后会逐渐改善。

有一部分小朋友术后眼红、畏光却是术后非正常的眼内炎症反应，往往视力较出院时有明显下降，此时需要到医生处随访，查明情况后再做相应处理。

术后早期眼睛有明显胀感怎么办?

就近找眼科测眼压（社区医院、县医院，只要有眼科的医院基本都能测眼压），如果有眼压一过性高、继发青光眼，需注意以下三点：

（1）请及时告知医生眼部用药情况，询问是否需要对药物使用剂量进行调整甚至停药（激素眼药水会使某些敏感患者眼压升高）。

（2）一定遵医嘱点降眼压眼药水，切不可“自己觉得不难受了”就不点了，此时可能眼压仍偏高但自己习惯了，眼压控制的效果应以眼压数值为准。

（3）目标是把眼压长期控制在 20 毫米汞柱以下，以免进一步损伤视神经。视神经损伤不可逆，请一定重视！

手术后为什么还要戴眼镜?

人眼相当于一个高级数码相机，晶状体的调节能力相当于数码相机有变焦能力，人可以看远和看近（照相机可以拍远的和拍近的）。小朋友植入的是单焦人工晶状体，是一片“不变”的人工晶状体，没有调节能力，相当于一个傻瓜相机，要么看远、要么看近。这时候就需要额外佩戴一副眼镜用于看远或看近，原来看近清楚的戴了眼镜看远也能清楚，原来看远清楚的戴了眼镜看近也能清楚。理论上，通过佩戴眼镜，可以实现看远看近都清楚。

理想条件下，医生会给成年患者保留300~400度近视，这样看近时（看手机、看书、写字）就不需要佩戴眼睛，仅仅在看远时（开车、看黑板）需要佩戴普通近视眼镜，从而有利于患者更好地学习、工作和生活。考虑到小朋友在发育过程中会逐渐近视，术后近视度数会少留一些，待成年后能达到上述效果。小朋友在达到上述理想条件前，有条件的家长可以给孩子选择双光镜，即一个镜框镶嵌上下两个镜片，上面看远下面看近。双光镜的优点是方便，缺点是价格较贵。

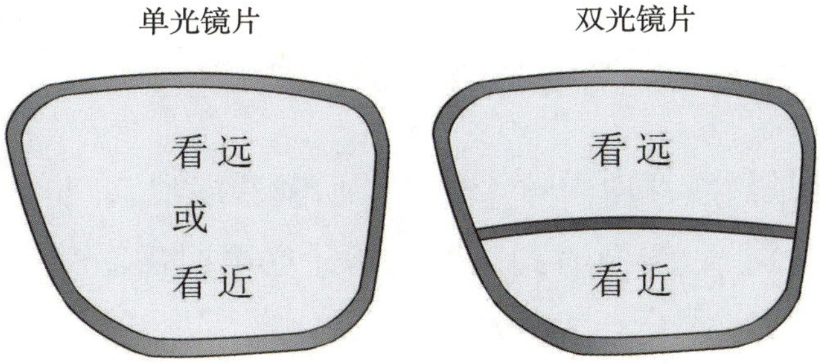

图15　单光镜片（左）和双光镜片（右）的对比

小朋友眼睛还在发育过程中，应每半年验一次光，度数有变化时须及时更换合适的镜片。

一般有哪些情况导致矫正视力仍然不好?

1. 手术前长期屈光不正造成的弱视

此种情况下，小朋友可做弱视训练尝试提高矫正视力，成年人弱视矫正希望不大。

2. 眼底其他结构发育不完善

不少脱位的小朋友是先天性晶体脱位，属于先天性的眼部发育不良，也可能伴有眼睛其他结构的发育不完善，但是对部分患者来说，现代科技还不能明确找出哪里不完善。如果做了晶状体手术把晶状体位置调整好了，又进行了一段时间的弱视训练，矫正视力有一定提高，但始终无法达到同年龄孩子的正常值（3~5 岁最好矫正视力在 0.5 及以上，6 岁以上最好矫正视力在 0.7 及以上），就可能属于此种情况。

3. 眼底受损

有视网膜脱离复位手术既往史的患者矫正视力肯定有欠缺，原因在于眼睛这个“相机”的底片受损。晶状体手术是把“相机”的镜头修好，镜头修得再好，但底片破破烂烂的话，相机拍出来的照片、人眼看到的图像质量肯定是不好的。

术后两三个月甚至更长时间逐渐出现视物模糊怎么办?

有可能是后发性白内障（也叫“后囊膜混浊”，非常常见）或人工晶状体的移位，需及时到医院复诊，必要时需激光切开后发性白内障或手术再调整人工晶状体的位置。

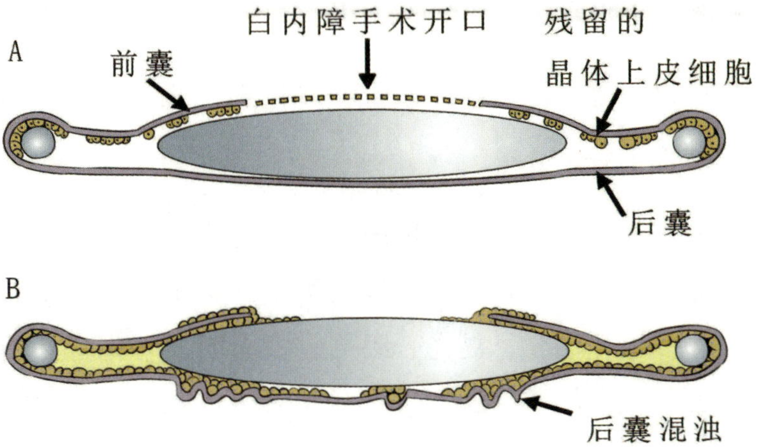

图 16　白内障手术示意图

术后两三个月甚至更长时间，小朋友眼黑中间发白是怎么回事？

这种情况可能是前囊纤维化、前囊收缩等并发症，甚至可能是严重的后发性白内障。前囊纤维化无碍，而前囊收缩要及时就诊，评估是否需要处理。并不是所有小朋友出现前囊收缩时家长都能看到眼黑中间发白。轻度的前囊收缩可以激光切开，安全、无痛苦，在门诊预约激光治疗即可；严重的前囊收缩需要手术切开。因此，术

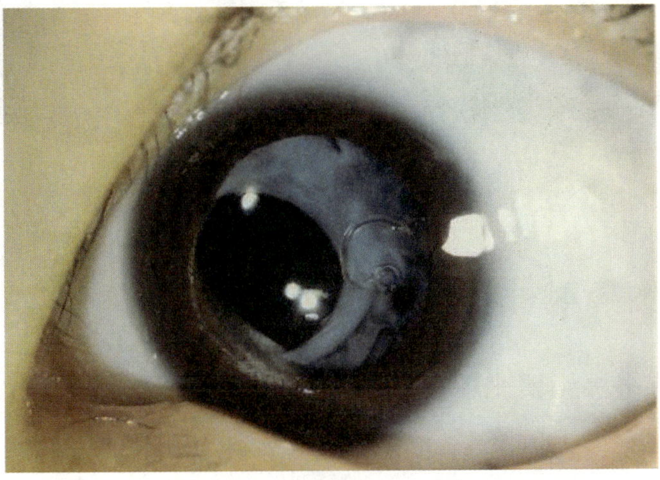

图 17　前囊纤维化和前囊收缩（白色，散瞳拍摄）

后定期复查、早期治疗非常重要。

术后早期恢复后，又出现眼红、异物感，或术后更长时间出现眼红、异物感怎么办?

如果视力不受影响，此种情况需当心角膜切口缝线松脱，应及时就诊、及时拆线。有时可能是眼内细菌感染了，也叫感染性或化脓性眼内炎，此时眼红、畏光、眼痛、视力明显下降，必须及时到医院眼科就诊，做进一步处理。

看东西有闪光感，突然明显视力下降，某一个方向上看东西发黑，视物变形……这是怎么回事?

此种情况需当心视网膜裂孔、视网膜脱离，必须及时就诊。如同时伴随出现眼红、畏光、眼痛，则需要排除感染性或化脓性眼内炎可能，必须及时到医院眼科就诊，做进一步处理。

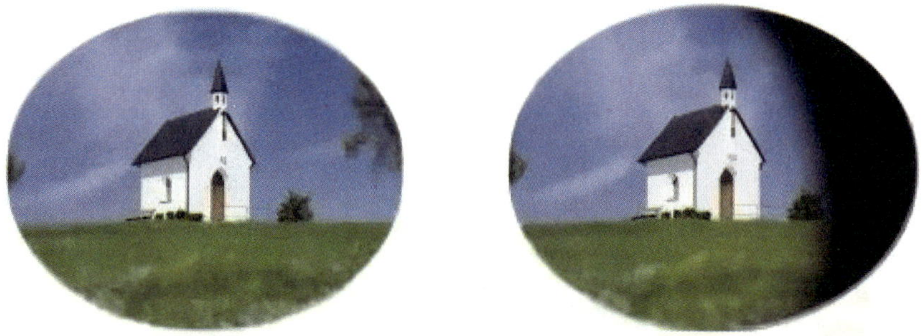

图 18　视网膜脱离患者所见

眼前总是有小黑影飘来飘去，是怎么回事?

虽然有小黑影飘来飘去，但总体视力不受影响，也没有眼红、眼痛、视物变形、闪光感，考虑玻璃体浑浊可能性大，一般无需处理。建议就诊排除视网膜裂孔和视网膜脱离。

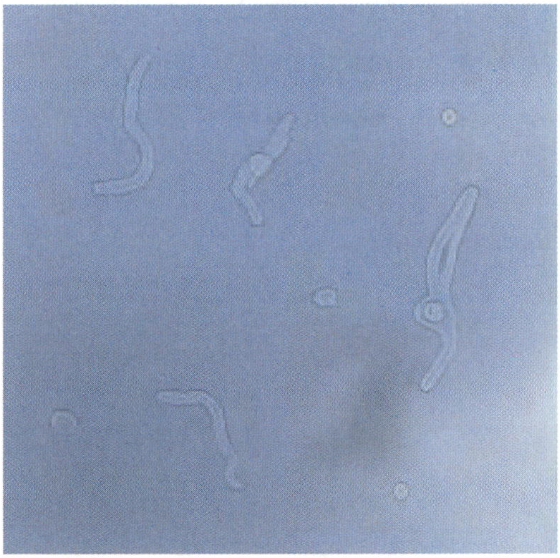

图 19　玻璃体浑浊导致的飞蚊症所见

要不要拆线？什么时候拆线？

术后眼睛主要有 3 种手术线：

1. 固定支架 MCTR 的线（下图红色标注），当然不拆，希望它永远保持坚韧；

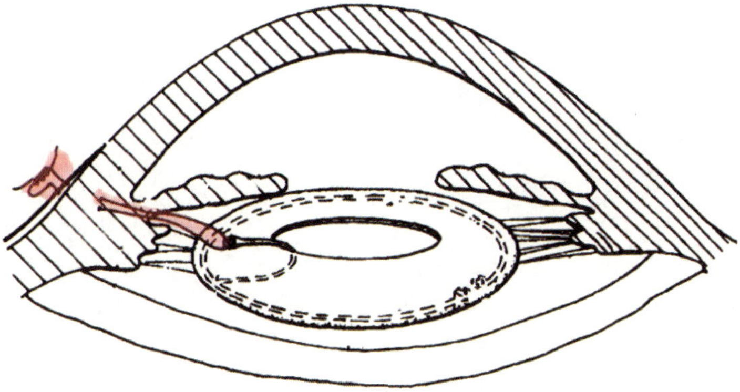

图 20　图中红色标注，用来固定张力环

2. 眼白上的结膜缝线，用的是可吸收线，不用拆，不过在吸收前会有比较强的“磨眼睛”感觉；

3. 眼黑和眼白交界处的角膜缝线，不可吸收，如果这根线松动了，需要在应用抗生素滴眼液滴眼后拆除该线。

如果眼睛在手术恢复后又出现了“磨眼睛”的感觉，即提示线有松动。部分患者虽然没有不适感觉，但复查时医生在裂隙灯下看到角膜缝线有松动，也应拆除。

（张旻）

老年人相关眼病

当近视遇上老花

四十不惑，五十知天命。四十岁以后，我们的眼睛会有哪些年龄留下的痕迹呢？

常见的有眼睛容易发干，夜晚出现眩光，对颜色的分辨力逐渐下降，更多见的是看手机时不知不觉把手机放远些，默默地把手机字号设置成大一号，光线稍微暗点的地方看不清药品说明书上的字……这些是眼睛老花的表现。

哪些表现提示老花？

（1）在平时习惯的距离阅读小字有重影或看不清。

（2）近距离阅读时不自觉地将头后仰或者把阅读物拿到更远的地方。

（3）近距离阅读时需要更亮的照明。

（4）看近不能持久，时间长了会眼胀眼酸，甚至头痛烦躁。

如果一个 50 岁的人还没有任何上述表现，也不代表他（她）没有老花，只是他（她）还没有出现症状。

老花是怎么回事?

老花，医学上称为“老视”，本质上是生理性调节功能下降。一般到45岁以后，人的眼睛就开始出现老花，这是每个人一生中必经的生理过程。

如果将眼睛比作照相机，老花就是照相机的调焦功能减退直至消失。人眼主要靠晶状体来完成调焦，看远时，晶状体变平，处于调节放松状态；看近时，晶状体变凸进行调节，增加镜头的折射能力，使近处物体的发散光线会聚到底片上。随着年龄增长，晶状体的弹性降低，不能像年轻时那样变凸，那么物体的成像会落在视网膜的后方，此时需要将近处的物体放远，或者佩戴凸透镜才能看清物体。

老花的程度一般可用视近物时需要附加的凸透镜度数来表示。由于近距离阅读一般在30厘米左右，假设完全没有调节力，则需要附加300度左右的凸透镜以聚焦，也就是说老花最多为300~350度。

随着年龄增加，老花的度数逐渐增加，一般是按照每5年加深50度的速度递增。

年龄无疑是老花最相关的因素。但年龄相近，老花的程度也不尽相同，除了个体身体素质差异，还与全身状况、用药情况等有关。患有贫血、心脏病、糖尿病、多发性硬化等疾病，或长期使用酒精、抗焦虑药、抗抑郁药、抗组胺药等药物都可能是老花发生的时间提前。

近视眼不容易老花?

无论是近视眼、远视眼，还是正视眼，都会出现老花。不同的是，近视眼可能老花症状不明显，而远视眼出现症状更早也更明显。

老花后，如果是低度近视眼，看近处时可以不用戴镜，只需要看远戴镜。但对于中高度近视的人，则需要两副眼镜，看远和看近的度数不同。如果想只戴一副镜片，渐进多焦点镜片是一个不错的选择。

此外，除了屈光状态，用眼习惯、生活习惯等都会对老花的表现产生影响。比如在相似的屈光状态和老花程度下，一位爱好篆刻的老年人要比一位爱好慢跑的老年人更容易感到视疲劳。

老花了，你能做什么?

调整环境，减轻症状

（1）刚出现的老花，可能只表现为对光线和对比度的要求变高。可以提高室内照明亮度，并使用双重照明，于书本和眼之间放置一盏台灯，这样不但可以增加阅读物的对比度，还可使瞳孔缩小，增加焦深，提高视力。

（2）适当调整阅读物的字体大小和色彩，一般黑白分明的阅读物更容易分辨。

（3）避免长时间近距离阅读，以免引发眼痛、眼酸等视疲劳，注意看近看远相结合。

戴对眼镜，矫正视力

老花可以通过佩戴凸透镜来补偿调节力不足，建议到正规医疗机构进行验配。

（1）老花镜片的验配是在原有屈光状态基础上进行的，首先要确定原有的屈光状态是近视、远视还是正视，然后确定老花程度，最终验配的镜片是在原来镜片的度数上附加老花度数。

（2）理想的老花镜是使佩戴者使用部分自身残余调节力，如果用镜片代替所有的调节力，则自身调节系统就失去了锻炼的机会；反之，如果每次看近都需要动用所有的残余调节力，则容易感到疲劳。

（3）随着年龄不断增加，老花镜片的度数需要相应调整。

（4）根据老花者的屈光状态、用眼习惯、戴镜舒适度等综合考虑，可以选择单焦点、双焦点、渐进多焦点等镜片。

不戴眼镜，另有出路

对于一些年轻时从未戴过眼镜或者通过手术摘镜的人，他们往往不愿意、不习惯戴上老花镜，此时手术提供了另外的出路。老视矫正手术种类较多，如巩膜手术、可调节性人工晶体植入术、传导性角膜成形术、多焦点人工晶体植入术、角膜镶嵌术等。老视矫正手术是屈光手术领域研究的热点，正在日臻成熟。

（许烨）

警惕高度近视老年人的“视力下降”

幸福小区广场舞队的领舞李阿姨最近有些烦心事，一直闷闷不乐的，到底是什么原因呢?

李阿姨在年轻时就是高度近视，镜片厚得像啤酒瓶底，她退休后参加了小区的广场舞队，因为跳舞跳得好还被选为领舞，带领小区的广场舞队参加各种比赛，获得了不少奖项。

随着年龄的增加，李阿姨发现自己的近视眼镜似乎不如以前看得清楚，于是去眼镜店重新验光检查，结果发现近视度数增加了三百多度，只好重新配了一副眼镜，基本恢复了以前的清晰程度。但是最近李阿姨发现无论增加多少近视度数，视力都大不如前了，甚至影响了买菜、烧饭及做家务，看电视和报纸也出现了阅读困难；因为看不清楚，舞蹈动作和舞步也不如以前跳得那么准确了。这些变化都使得李阿姨的生活质量受到了极大的影响。

那么，上述的近视度数加深、视力下降都可能是哪些原因造成的呢?

高度近视指的是眼轴变长导致视物时成像聚焦于视网膜之前、近视度数大于600度的这一类患者。高度近视的患者由于近视度数较高，在年轻时近视度数往往接近甚至超过1000度，都佩戴着较厚镜片的眼镜；随着年龄的增长，可能出现高度近视相关的眼底病变，例如黄斑变性、视网膜裂孔甚至眼底出血；相比同年龄的无近视人群，其白内障的发病年龄会大大提前，白内障的程度也相对要更加重一些。因此，高度近视的患者不仅要重视眼科体检、随访眼底情况，更为重要的是要警惕白内障出现的早期信号——近视度数突然加深。

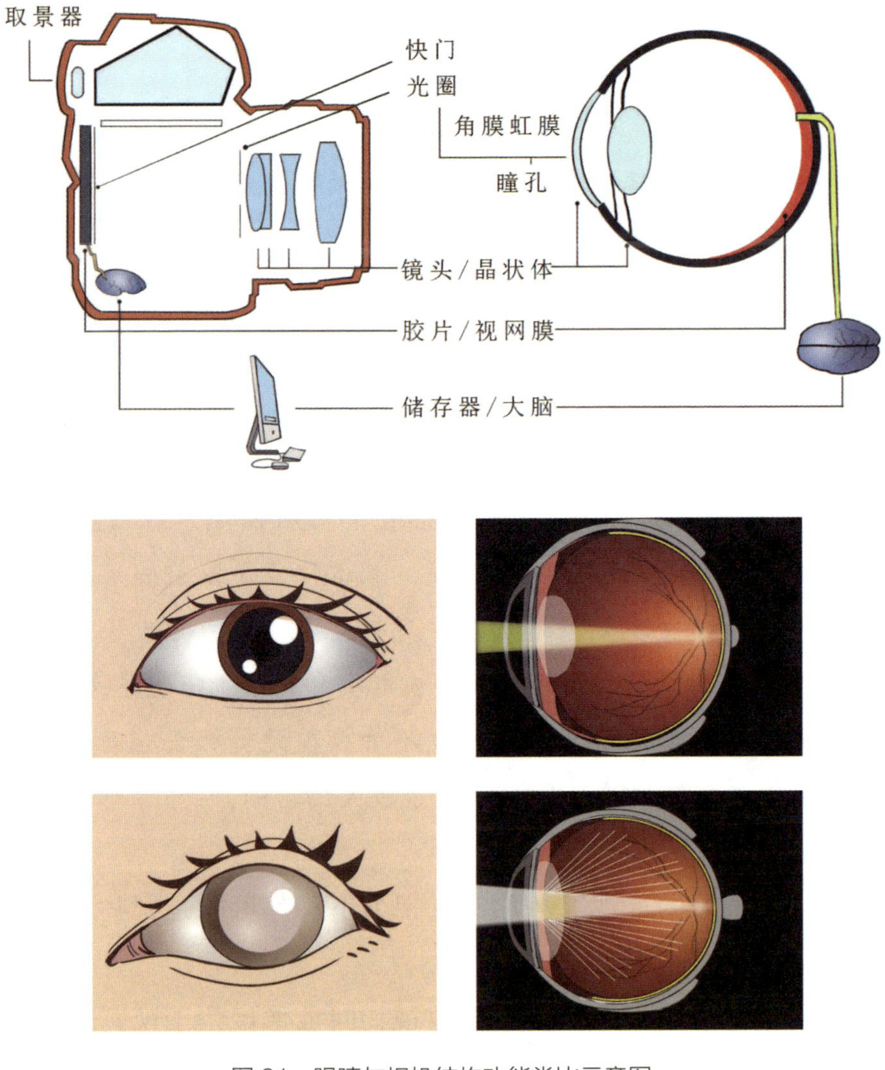

图21　眼睛与相机结构功能类比示意图

如果将人的晶状体比成照相机的玻璃镜头，那么发生白内障就意味着原本透明的晶体出现像毛玻璃样的混浊。而高度近视患者由于其眼部自身的特点，在晶状体发生肉眼可见的混浊之前，会出现晶体的屈光指数增加——类似于玻璃镜头的屈光能力改变了，这种变化反映在眼部就表现为近视度数的增加。因此，当高度近视的患者出现近视度数的迅速加深，极有可能是出现了白内障的早期病变。

高度近视的患者如果出现了白内障应该怎么办？

首先应当去正规医院的眼科进行检查，确定白内障的程度及眼底的情况，有问题应及时治疗。但对于白内障这一疾病本身，尚缺乏有效的药物治疗，因此，当白内障发展到了一定程度就需进行手术治疗。

高度近视患者的白内障手术跟一般人群有什么差异？

首先，高度近视的患者其白内障的发生较早、进展较快，因此可能较早就需进行手术治疗。患者应当对自身的疾病有一定的认识，不要盲目按照他人的经验，非要到了一定的年龄才进行手术。

其次，高度近视的白内障患者需重视术前的眼底检查，术前需要进行黄斑及视网膜的检查以排除可能影响术后视力恢复的因素。

再次，白内障患者在手术中摘除自身混浊的晶状体后，需植入一个人工晶状体（相当于为照相机更换镜头）。由于患者眼部自身的屈光结构特点，度数越高的高度近视患者，其需要植入的人工晶体度数越低，通过对人工晶体度数的选择及设计，能够使患者在术后摆脱厚厚的眼镜片，变成低度近视甚至正视（不需要佩戴眼镜）。

最后，需要注意的是，由于高度近视患者具有的眼部特征，患者在白内障手术过程中较容易出现眼睛发胀、疼痛等情况，患者需放松心情，努力克服可能出现的不适感，配合医生完成手术，以达到良好的手术效果。

特别医嘱

高度近视的老年人应当在出现视力下降后及时就诊、检查眼部情况，有问题要及时治疗，根据医生的建议在必要的时候进行白内障手术，术前可通过与手术医生交流，设计人工晶体的度数，术中放松心情、积极配合，以达到最佳的手术效果。

李阿姨的故事后续

李阿姨在医生的建议下进行了白内障手术，彻底摆脱陪伴了她大半辈子的厚厚镜片，重新恢复了清晰的视觉世界，又重新加入了广场舞的队伍，将老年人的幸福生活舞出了新的高度！

（邱晓頔）

爸妈下决心做白内障手术了！术前术后要提醒他们注意些什么？

小周的妈妈去医院检查，发现视力只有0.2，符合白内障手术标准，下定决心做白内障手术。这时候问题来了——

白内障手术的术前、术中、术后，需要注意些什么？

术前眼睛的准备

1. 检查

（1）视力检查：确定裸眼视力和矫正视力。矫正视力，就是验光以后查最佳矫正视力。有些患者发现的视力下降可能单纯是近视、远视或者散光引起的，通过戴眼镜即可矫正，而白内障引起的是无法矫正的视力下降。

（2）裂隙灯检查：眼科医生根据裂隙灯检查判断晶体混浊的严重程度，俗称白内障“老不老”。

（3）散瞳查眼底：散瞳可以让眼科医生更好地观察到视网膜（俗称“眼底”）的情况，排除眼底病变可能造成的视力下降。毕竟“眼底”才是决定术后视力的最关键因素。

（4）白内障术前相关仪器检查：包括眼压、眼部超声、OCT、角膜地形图、角膜内皮计、眼轴长度测量、人工晶体度数计算等。

（5）为什么有这么多检查？这是为了排除白内障以外其他的眼部疾病，评估患者的屈光状态，为每一位患者量身定做属于自己的人工晶体，达到最佳的术后视觉质量。

每一项检查都为术后达到最佳视力保驾护航。

（6）眼科检查什么时候做？发现视力下降就可以到医院进行眼科常规检查；确定白内障需要手术后进一步做白内障术前相关检查；检查报告当天可取，检查报告有效期为 3 个月。

2. 清洁

（1）泪道冲洗（与眼科术前相关检查同步进行）：正如我们在“如何治疗迎风流泪”中提到的，如患者存在慢性泪囊炎，会增加术后眼内炎的发病率，因此可通过泪道冲洗确认泪道通畅性以及排除炎症存在，如存在慢性泪囊炎必须先治疗再考虑手术。

（2）抗生素滴眼液规律滴眼：术前 3~5 天抗生素滴眼液规律滴眼，保证眼表清洁，有效预防术后感染。

术前身体准备

1. 检查

（1）验血：术前必要的血液检查。注意原本有糖尿病的患者空腹血糖必须控制在 8 毫摩尔 / 升以下才可以做白内障手术（血糖控制不好怎么办？找内分泌科医生帮忙）。

（2）心电图检查：术前评估心脏功能是否可以耐受局部麻醉手术（如果心电图异常请及时去心内科就诊）。

（3）血压监测：长期高血压的患者一定要规律用药，手术当天血压控制在 160/90 毫米汞柱以下即可（血压控制不好怎么办？找心内科医生帮忙）。

（4）身体检查什么时候做？确定白内障需要手术后应进一步进行身体检查；血液检查需要空腹，可与眼科检查同时完成；血液检查一般 3 个工作日取报告。

携带检查结果与医生预约手术时间。

2. 其他准备

（1）术前一天洗头洗澡，防止术后洗头沐浴使不清洁的水进入眼睛引起眼内感染。

（2）保持排便通畅。

（3）注意保暖，防止呼吸道感染，禁吸烟。

（4）保持心情舒畅，和主刀医生充分沟通，建立良好的信任。

手术前后的注意事项

1. 手术当日的术前注意

存在高血压、糖尿病的患者，手术当日仍应按时、按量服用降血压、降血糖药物，保持血压、血糖稳定。口服抗凝药物的患者术前无需停药。

清洁面部，不使用化妆品，取下义齿及首饰。

术前可以少量进食，勿空腹，以免术中低血糖；勿吃得太饱，预防术中呕吐。

术前提前去洗手间，以防术中想上厕所全身紧张。

手术当日准备总结：按时服药，一切从简。

2. 术中注意

手术中尽量不咳嗽、不打喷嚏。因咳嗽、打喷嚏会增加眼压，或者造成不必要的损伤，影响手术进行。如果实在控制不了，请立即告诉手术医生。

手术中请勿移动头部，非必要不要讲话。

3. 术后注意

（1）眼睛注意事项：①注意保护术眼，勿受外力作用，禁用手揉眼；②术后按医嘱使用滴眼液，切勿随意停药；③注意眼部卫生，术后一周内洗脸、洗澡时避免污水入眼，防止术眼感染；④术后早期眼睛异物感或轻微刺痛属于正常现象，如感到眼睛剧烈疼痛、胀痛并伴同侧头痛及恶心，应及时通知医生。

（2）身体注意事项：①术后 1~2 周不要洗头，如必须洗选择理发店向后洗。用湿毛巾擦洗脸时应避开术眼。② 3 个月内避免重体力劳动、剧烈运动及用力咳嗽、打喷嚏、便秘等可引起眼内压升高的因素。③高血压患者、糖尿病患者应按要求坚持低盐低脂饮食，降压药、降糖药按原计划服用。④术后选择易消化饮食，避免辛辣刺激性食物，保持排便通畅。⑤术后早期如不适应突然明亮的感觉，可选择戴茶色镜或变色镜，防止强光及灰尘进入。⑥睡觉选择仰卧位或术眼对侧的侧卧位，尽量不要压迫术眼。

（3）术后注意总结：①保护术眼，不揉不压不洗；②按时滴眼药；③少洗头，不用力，饮食易消化。

即使白内障手术技术已经如此成熟，它仍然是一种器官手术，医生与患者的共同配合才是达到最佳手术效果的关键。

以上这些注意点，一定要提醒爸妈哦！

102 岁的张奶奶在白内障术后第二天就在病床上看起了报纸，做到以上注意事项，你的爸妈也可以！

（符书昊）

青光眼

我的眼睛我做主

俗话说，久病成良医。很多青光眼患者确实像半个医生那样参与自身疾病的管理、控制和诊治。事实也证明，学会管理自己眼压和视野的青光眼患者，病情控制得更好更稳定。医生也更欢迎那些对疾病有正确认识、对自身有足够了解、能够自觉管理健康的患者参与个性化医疗决策的制订。

自我管理一：眼压

和血压、血糖比较，眼压波动性较小，相对来说较好管理，但是困难之处在于目前供患者自行使用的眼压计还未普及，技术也欠成熟，患者还是需要前往医院进行眼压测量检查。很多患者会问：自己没有什么感觉，是否还需要到医院检查？不排除一些老患者和一些比较敏感的患者能够感知到自己的眼压波动，但是大多数情况下，眼压小幅缓慢的波动是无法被人体感知到的，所以无论是否有自觉症状，都需要主动地去进行眼压的测量。

眼压具有波动性，如昼夜波动、季节波动等，眼压的测量还受到患者的精神状态、检查者的熟练程度等很多因素的影响，所以单次的眼压异常有时候并不能说明问题。建议患者 1~2 个月测量一次眼压，无论是压平眼压或者是非接触眼压，都要记录所有的眼压测量值并制作表格，标注好日期时间、当时使用的眼药水，以及有无特别事件的发生，甚至患者可以将这些数据制作成曲线图，做到对自己的眼压水平了然于胸，不会发生在不知不觉中眼压失控的情况，也不必为了眼压的偶然波动而过于紧张焦虑。

自我管理二：视神经和视野

青光眼是一种慢性进展性的疾病，以视神经不可逆性损害为特点。随着疾病的发展，视神经纤维逐渐变薄萎缩，导致视野的缺损，但是由于人的双眼视野可以在一定程度上互补，所以小的周边视野缺损，往往不能及时发现，视野的恶化也很难察觉，除非是到了晚期有比较大面积的缺损，或者直接影响到中心视力的时候，患者才会察觉。这就需要患者主动地去医院检查视神经和视野。临床推荐在疾病刚确诊的一年内完成 2~3 次的视野检查，以后根据眼压控制的情况，每半年或一年做一次视野检查。

视野报告的解读比较复杂，具有相当的专业性，患者可以重点关注视野报告中反映损害程度的指标，比如 MD、PSD 等，将这些参数制作成表格，或是制作曲线，观察自己的视野进展。我们推荐使用 GSS2 视野进展表格，来记录每次检查的视野缺损程度并绘制曲线，该方法无论是 Humphrey 视野还是 Octopus 视野都可适用，而且简单易学。

自我管理三：随访

青光眼是一种慢性病，需要长期随访，即便是经过激光或者手术治疗后的患者仍然需要坚持随访。目前多数降眼压的药物使用周期都是一个月，去医院配药虽然是一件麻烦的事情，但在一定程度上也可以起到督促患者随访的作用。我们不推荐患者一下子配很多眼药水带回家慢慢用的做法，因为这样，患者很容易忘记去医院随访。虽然一直在使用药物，但是不能做到足够频率的眼压和视野的监测，容易发生眼压失控或者视野缺损进展加速，而自己却浑然不知的情况。

去大医院看病，对于中老年人来说确实是一件费时费力的事情。对于疾病控制良好的青光眼患者来说，其实并不需要每次随访都去三级甲等医院，日常的随访和配药可以在离家近的医院完成。随着"互联网 +"时代的到来，我们也推荐患者利用网络和智能手机的便利，多进行网上预约、网上挂号、网上支付等，简化就医手续，节约就医的时间，同时还可以利用手机的日历、记事本等功能，建立随访提醒，做到有计划、有规律的随访。

总之，青光眼就目前的医学水平还是无法治愈的疾病。患者在与青光眼相伴一生的过程中，要积极主动地参与疾病的监控，做医生的好帮手，做自己眼睛的主人。

（陈宇虹）

青光眼患者的自我保健

健康保健对每个人都很重要。因此，认识疾病的相关危险因素也就很有必要。疾病的发生虽然有年龄、性别、种族、基因等不能改变的因素影响，但更主要的是生活方式、精神状况、社会环境、医疗条件、自我保健等众多机体内外环境影响因素，这些都是可能改变的因素，也就是我们通过努力能够把握的因素。

青光眼是一种典型的心身疾病，焦虑、急躁（脾气急）和抑郁（闷闷不乐）是很多青光眼患者的性格特征。目前的医学科学还不能逆转（治愈）其导致的视神经萎缩和视野缺损，但我们可以了解它的疾病发生发展特点，比如眼压的升高和波动与生活方式、精神压力等密切相关，视网膜视神经的血液循环障碍与心血管疾病、饮食卫生等密切相关。通过自我调整就可以避免和控制这些病理因素，阻止和减缓青光眼的发生发展。

那么，青光眼患者以及青光眼高危人群如何做到自我保健？我们给大家的建议是：提倡有益的生活方式，即保持健康的心理和足够的睡眠，并进行适当的有氧运动锻炼，以及合理平衡的饮食。

建议饮食尽可能多样化、荤素搭配、清淡少盐，合理三餐、限制甜食、节制饮酒，同时注意饮食卫生、保持适宜体重。

有氧运动能够增强体质、调节神经、平衡眼压、改善视网膜视神经微循环和提高机体抗病能力。在家尽量因地制宜，如阳台上或室内做体操、打太极拳、跳绳等有氧运动（当然要注意避免干扰邻居），一般饭后 45 分钟再进行运动，老年人也可在室内散步，20 分钟就可以了。晴天最好晒晒太阳，眺望远处沐浴春光，同时放松眼睛。

睡眠是影响人类健康的重要因素之一，也会影响到眼压的控制和青光眼病情。睡眠充足，植物神经平衡，眼压就平稳。青光眼患者最有体会的是睡眠不好或有失眠症，眼压往往就会波动升高。那么怎样做才能促进睡眠呢？适当的有氧运动、良好的心境，以及睡前热水澡（水温 40℃ ~50℃），少刷手机，就能够保障睡眠质量。另外，建议晚上 10 点到 10 点半上床睡觉，这样睡觉后到一个半小时进入深睡眠最理想，能保证每晚 3 个小时深睡眠，第二天一定精神好，青光眼病情也就稳定。

精神卫生与身体健康密切相关。经常焦躁、易怒、紧张、担忧，机体的交感神经张力增高，会导致血压上升、血管痉挛、血黏度升高、眼压波动等病理生理变化。

心理学上对调整心态提出躲避、转移、释放、升华和控制 5 种方法。如果躲避，即暂时脱离不良环境做不到，可以找知心朋友谈谈，释放出来，但要注意的是，不要气愤式抱怨、漫骂，那不叫释放；有条件可以参加志愿者服务，为社会大众做贡献，就是升华；大多数人可以采用转移法，做些消遣静心的事，如下棋、弹琴、书画、音乐、戏曲、唱歌等来陶冶情操；最主要的是控制，把握住自己的情绪，面对窘境、困境，坦然对待，尽量不往心里去。可读些国学经典，驾驭激情，使自己心境开朗。难能之理宜停，难处之人宜厚，难处之事宜缓，难成之功宜智。因为“生气”危害很大，会气出青光眼或使青光眼病情进展。临床上也经常见到情绪波动影响到青光眼的例子，如诱致眼压的升高，甚至引起闭角型青光眼的急性发作！情绪波动还会引起血压升高、血管痉挛等。

从眼科医生和青光眼患者的角度来看，听音乐也是个不错的选择，因为不仅减轻用眼负担，优美的乐曲还能促进分泌有益于健康的酶、激素、乙酰胆碱等；适当的有氧运动能够调节心血管功能，安抚神经细胞活动，促进睡眠，平衡心理，稳定眼压。

青光眼并不可怕，需要正确认识。把握自己，树立信心，正确对待，学会相处，做到积极的保健，就是战胜疾病的保障。以上建议是针对青光眼以及眼病患者的自我保健，希望每个人都做到身心健康。

（孙兴怀）

眼底疾病

不要让你的黄斑变“黑洞”

2019 年，发生了一件大事，一张“黑洞”的照片刷屏了朋友圈，人类第一次将“活在传说中”的神秘天体具象化，亲眼见证了这个 5500 万光年之外的庞然大物。仔细盯着这张“黑洞”的照片看 30 秒，你看到了什么？这明明是一只散发着神秘光芒的眼睛嘛！

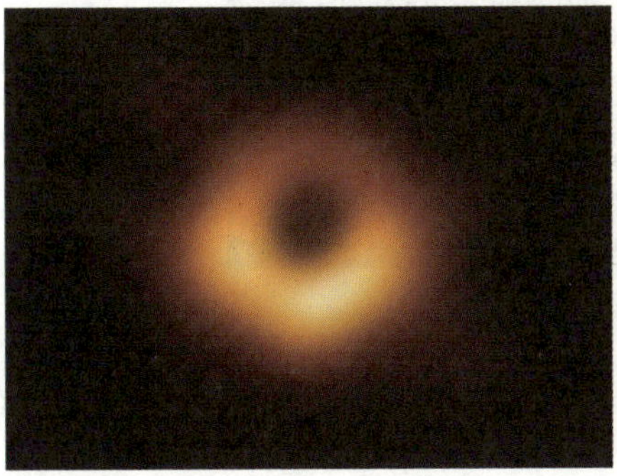

图 22 “黑洞”照片

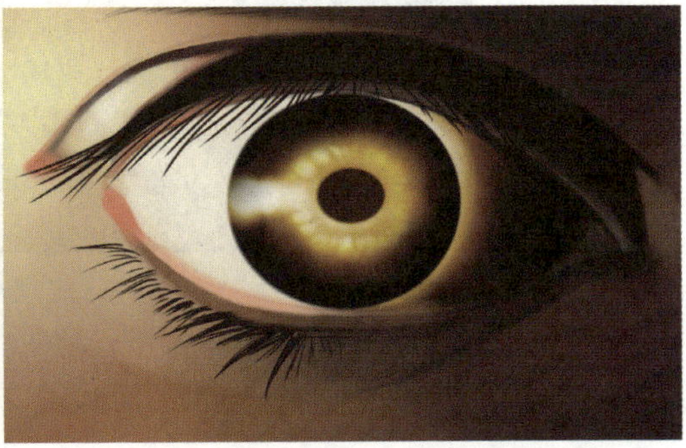

图 23 像“黑洞”一般的眼睛

不过，在我们眼科医生这里，“黑洞”照片还有着另外的解读——眼睛视网膜上有一处神秘区域，它的颜色比周围视网膜暗些，是视力轴线的投影点，它的名字叫作“黄斑”。

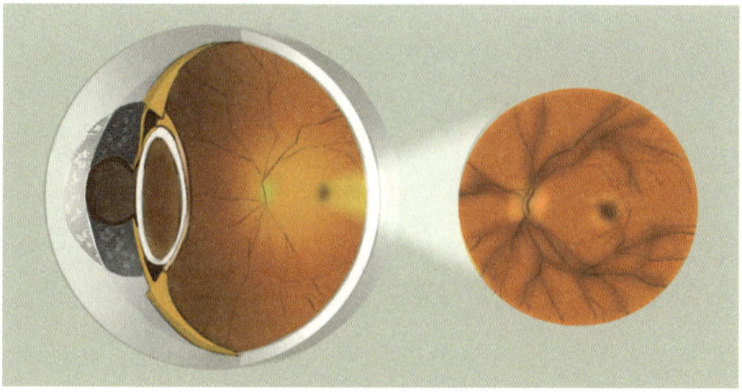

图 24　黄斑示意图

黄斑的中央有一处凹陷，叫“中央凹”，是视力最敏锐的地方。

眼睛黄斑区，你瞧，颜色黑 + 中央凹陷，这外形不就是眼睛中的“黑洞”嘛！

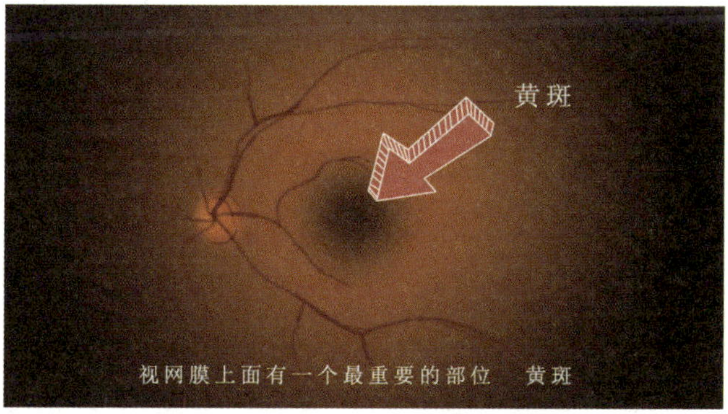

图 25　眼睛黄斑区

酷似“黑洞”的黄斑到底有多重要呢?

作为视网膜的一个重要组成部分，黄斑位于视网膜的中心，是人视觉最关键和敏感的部位。

如果把眼球比作一台照相机，视网膜就是照相机里的底片，负责感光成像，而黄斑就是相机感光底片成像的中心区域。

健康的黄斑只是在外形上神似“黑洞”，然而一旦黄斑发生病变，将直接影响到人的视物能力。这时，病变的黄斑就像一个真正的

“黑洞”，源源不断地吞噬现有的视力。因黄斑是不可再生组织，这种视力的损害难以逆转。

目前，年龄相关性黄斑变性是世界卫生组织认定的三大致盲性眼病之一，与白内障、青光眼并列。

如何判断我的黄斑有没有变成真正的眼底“黑洞”呢?

对于老年人来说，早期如果出现视力下降、看远看近都模糊，视野中心出现暗点，尤其是看东西出现变形扭曲时，要引起警惕哦!

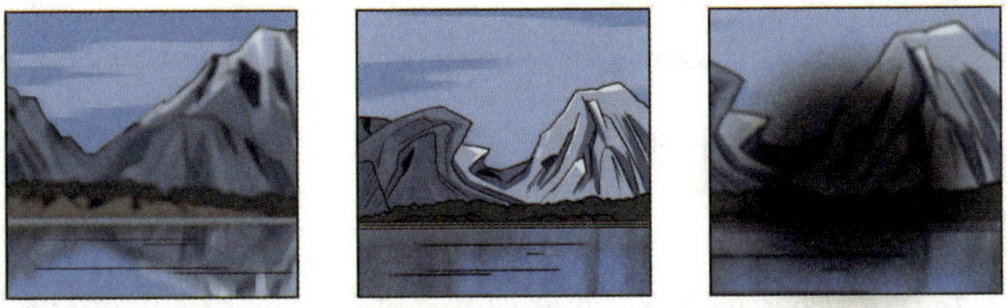

视力下降：物体模糊不清

视力变形：物体变形扭曲

中心暗点
中央注视区的相对或绝对暗点，同时伴有中心视力的减退

图 26　黄斑变性

介绍一个自我初步检测黄斑变性的方法：

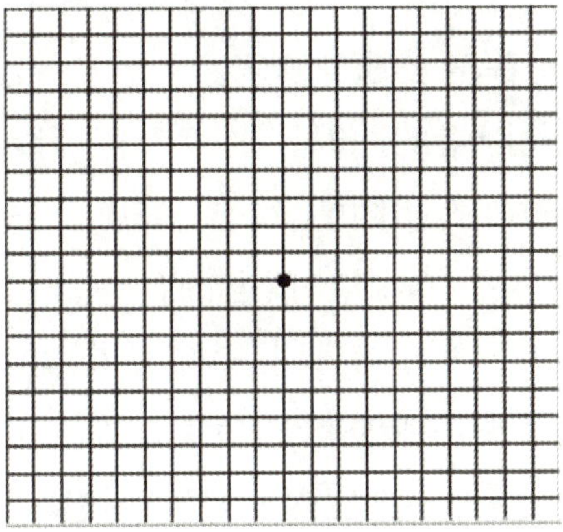

图 27　阿姆斯勒方格表

检测方法

（1）在明亮的环境下，把这个方格表放在视平线30厘米的距离处（也即我们平时阅读看报的距离）。如果您有近视或老花，需要戴上眼镜进行测试。

（2）用手遮住一只眼睛，用另一只眼睛凝视方格表中心小黑点。

（3）当凝视中心点时，如果您发现方格表任何直线出现曲线、扭曲或者不连续，请尽快联系眼科医生做详细的检查！

来到医院后，有哪些检查可以帮助确诊您是否患有黄斑变性呢？

辅助检查

（1）OCT：全名“光学相干断层扫描”，是用光波对视网膜的细微结构进行横截面扫描的检查方法，能快速地对可疑黄斑变性患者进行初步诊断。

（2）视网膜脉络膜荧光血管造影：这是将能产生荧光效应的染料快速注入血管，同时应用有滤色片的眼底镜或眼底照相机进行观察或照相的一种检查法，是黄斑变性常见的检查手段之一。

及早预防、发现和治疗，避免眼底“黑洞”吞噬您的视力！

早预防，防患于未然。

年龄、遗传、吸烟、肥胖、高血压、不良饮食习惯、过多暴露在日光下等因素，会增加年龄相关性黄斑变性的发生风险，避免这些危险因素可在一定程度上减少发病。

在避免上述高危因素的同时，老年人还可以在饮食方面略作调整，避免过食高脂肪、高胆固醇食物，多摄取一些对保护视力有益的食物。这些食物包括：富含叶黄素的食品，如芒果、猕猴桃、玉米、甘蓝、蛋黄等；富含β胡萝卜素的蔬果，如胡萝卜、南瓜、西红柿、菠菜等；富含ω-3脂肪酸的鱼类，如鲑鱼、金枪鱼等；富含抗氧化维生素（维生素C、维生素E）和矿物质（锌）的食物等。

定期检查，早诊早治

年龄越大，罹患黄斑变性的风险越高。因此，定期眼科检查对老年人非常必要。建议 40~54 岁者，每 2~4 年进行一次眼科检查；55~64 岁者，每 1~3 年进行一次眼科检查；65 岁以上者，每 1~2 年进行一次眼科检查。争取做到早预防、早发现、早治疗。

此外，有黄斑变性家族史者往往有更高的患病风险，应适当增加眼科检查频率。

作为眼底“黑洞”，目前，黄斑仍是人眼中最神秘、医学上难度和风险最大的区域，人类对黄斑的研究仍在不断地探索中。

放眼更广阔的宇宙，其实，“黑洞”的故事也才刚刚开始。

希望大家尤其是老年朋友们，都能珍惜和保护好自己的视力，在有生之年，亲眼见证“黑洞”的奥秘。

（叶晓峰）

眼前有黑影？你可能得了视网膜脱离

70 后的徐先生，双眼高度近视。但他酷爱运动，平日喜欢在健身房做器械锻炼，俗称“举铁”。这一天，在健身房“举铁”之后，徐先生突然发现右眼看东西时眼前总有一小片黑影。他起初没在意，第二天、第三天，眼前的黑影范围越来越大，这才着急起来，匆忙来眼科看病。

60 岁出头的王阿姨，一周前右眼前面有闪电一样的感觉，闪了几个小时又没事了，就没在意。两天前她突然感觉右眼靠鼻子这边好像被什么遮住了一样，以为是头发，怎么撩也撩不走，这才意识到可能是自己的眼睛出问题了，赶紧来医院就诊。

经医生检查后发现，原来徐先生和王阿姨都发生了“视网膜脱离”。那么，什么是视网膜脱离？他们为什么会发生视网膜脱离？视网膜脱离以后该怎么办？日常生活中需要注意什么？希望这篇文章可以让大家都能了解这个眼科界的“黑影杀手”——视网膜脱离。

认识视网膜

视网膜，是附着于眼球内壁表面的一层柔软的透明薄膜。视网膜非常之薄，最薄的地方仅 0.1 毫米，相当于一张 A4 纸的厚度。

但是，你能想到吗？这么薄薄一层膜中总共有 10 层结构，7 种不同类型的细胞，其中光感受器细胞多达 1.3 亿个。这么多细胞共同工作当然是要做一件非常伟大的事——形成视觉。物体表面的光线从外界通过角膜、晶状体、玻璃体等屈光介质后照到了视网膜上，视网膜上的不同细胞分工合作，将光信号转换成生物信号，传导到大脑，我们的脑海里就出现了眼前世界的画面。

什么是视网膜脱离？

正常情况下，视网膜非常平整地贴合于我们眼球的内表面，但是如果视网膜的上面出现了“视网膜裂孔”，那么距离视网膜脱离就只有一步之遥了。

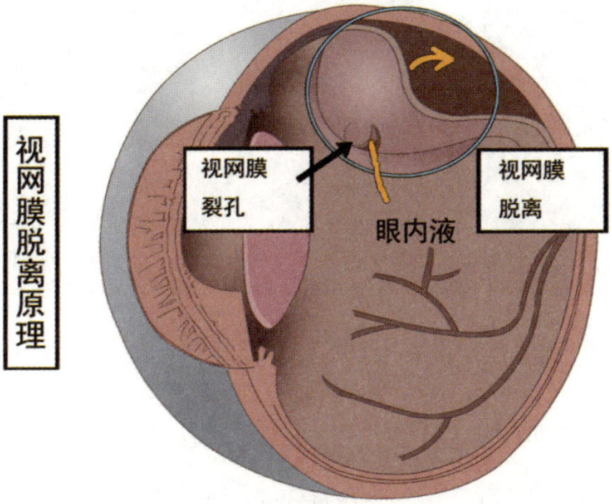

图 28　视网膜脱离原理

这“最后一根稻草”可能只是“一次剧烈运动”，或者是“搬动重物时憋的那一口气”。由于外力作用或瞬间的内部压力改变，眼内液通过裂孔进入视网膜下，视网膜从眼球壁上脱落了，就发生了视网膜脱离。也就是徐先生和王阿姨的切身经历。

为什么“他们”会发生视网膜脱离？

徐先生：因为近视“拉”长眼球，也“拉”薄了视网膜。

徐先生是高度近视患者（近视大于 600 度），在近视形成过程中，眼球会逐渐变大、拉长，变成长椭圆形甚至是不规则的局部突出。此时，眼球像气球充气一样变长、变不规则，眼球壁会逐渐变薄。同时，在眼球变形的过程中，视网膜也被“拉”薄了。被“拉”薄的视网膜，看起来就像“豹纹”一般的模样，眼科医生称之为“豹纹状眼底”。然而，这件“豹纹单品”可不止“时尚”这么简单。

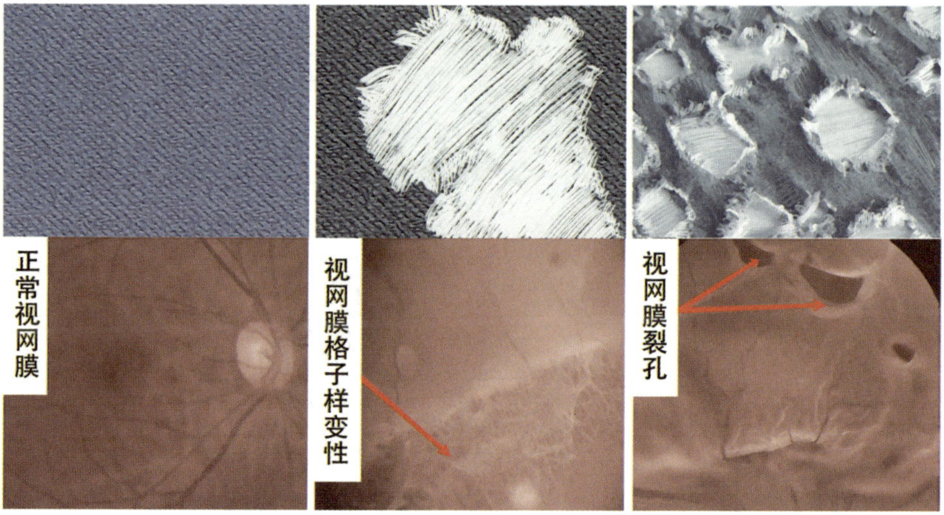

图 29　视网膜病变示意图

视网膜变薄的同时会产生变性灶，更严重者，会产生裂孔。这像是另一件“帅酷单品”：“破洞牛仔裤”。然而，当这些破洞发生在视网膜上，就一点不帅，也不酷，人仿佛一脚踩在了光明世界与黑暗世界的边界上，这些破洞就是视网膜脱离的直接危险因素。

王阿姨：因为玻璃体液化，与视网膜产生了“粘连”。

视网膜有个非常密切的邻居称为“玻璃体”，它充满眼球后段，年轻时候，玻璃体呈胶冻状，99% 是水，剩余 1% 由胶原、透明质酸组成。

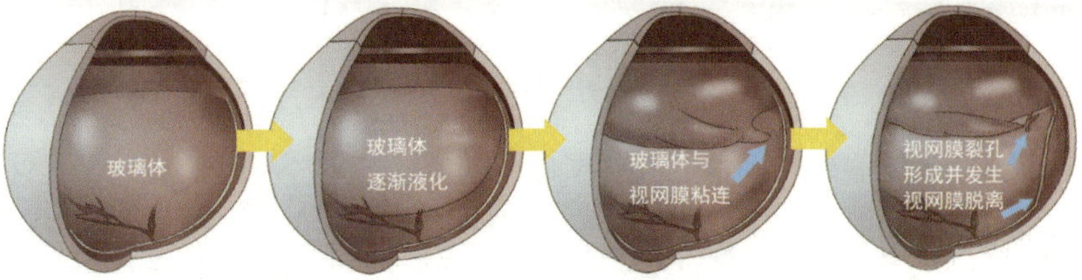

图 30　孔源性视网膜脱离机制

随着年龄增长，玻璃体逐渐变成 100% 的水，也就是“玻璃体液化”，这时候玻璃体会逐渐离开邻居“视网膜”。

然而，近视患者玻璃体异常紧密地粘连于局部视网膜，不断拉拽，就产生了视网膜裂孔，液化的玻璃体通过裂孔进入视网膜下，就造成了视网膜脱离。

视网膜脱离的预兆

视网膜脱离之前多半会有预兆，比如说：闪光感（图 31）、眼前漂浮物突然增多（图 32）、眼前有固定黑影（图 33）。

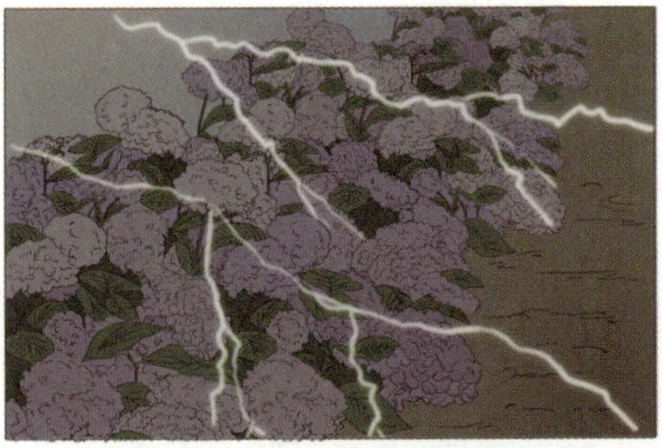
图 31　视网膜脱离眼前闪光感

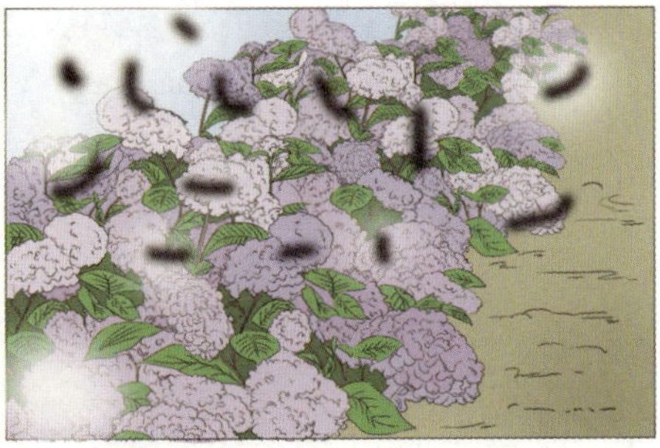
图 32　视网膜脱离眼前大量漂浮物

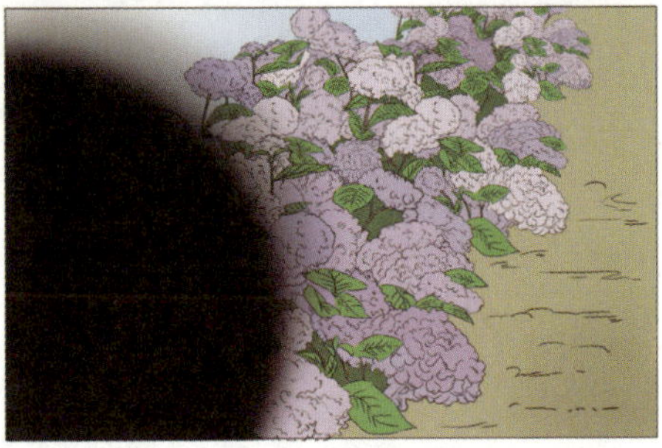
图 33　视网膜脱离眼前固定黑影

如果发现这些情况，应该尽快就诊，切勿拖延！

就诊越及时，视力的预后就会越好。临床上常见到一些拖延几个月才来就诊的患者，最后手术也只能复位视网膜，却保不住视功能，令我们扼腕叹息。

发现视网膜脱离怎么办？

如果只是单纯发现视网膜裂孔，一般不需要手术治疗，可以通过视网膜激光光凝封闭裂孔，阻止视网膜脱离的发生。然而，如果视网膜脱离已经发生，视功能受到了影响，就必须要接受手术治疗。文中提到的徐先生和王阿姨后来都接受了玻璃体切割 + 视网膜复位手术。

如何预防视网膜脱离？

（1）高度近视患者务必每年至眼科散瞳检查眼底情况。

（2）避免高强度运动（长跑、跳水）。

（3）避免受到眼部外伤（撞击）。

（4）避免提重物或干重体力活。

如发现眼前黑影突然增多、固定黑影、视力下降、视物变形，应立即到眼科就诊，切勿拖延！

（符书昊）

糖友警惕“糖网眼”

60岁的杨阿姨患糖尿病15年了，尤其是退休后她时常和姐妹们外出旅游，长途跋涉、车船颠簸、饮食作息不规律，又总忘记带药，血糖一直控制得不理想，她也没有太当回事。直到近来她经常觉得左眼睛胀痛，而且视物也越来越模糊，看微信上的图文也越发吃力，甚至还有轻微的变形。一开始还可以忍受，可后来症状越发严重，而且眼疼的发作频率增多……

杨阿姨来到医院眼科门诊就诊，经过系统的眼科检查，杨阿姨被确诊为糖尿病视网膜病变，而且左眼已经发展为新生血管性青光眼这一严重并发症，视力损伤不可逆转。

杨阿姨很惊讶，她只听说过糖尿病会引起肾病和“老烂脚”这些问题，怎么会使眼睛看不见呢？而且竟然还和青光眼发生联系！

糖尿病眼部并发症猛于虎

眼睛是心灵的窗户，更是反映糖尿病病情的一面镜子。糖尿病会夺走患者视力，失明的风险是常人的25倍。糖尿病视网膜病变（糖网）、白内障、青光眼都可以由糖尿病引发，其中，糖网对视力影响最大，发病率最高。在我国，每 3 例糖尿病中就有 1 例糖网，而每 3 例糖网患者就有 1 例面临失明。

视网膜是眼睛的重要部件

眼睛像一台超精密的照相机，而视网膜则是这台照相机的底片和感光元件，是成像的关键部位，位于眼底的最内侧。感光元件在黄斑部位的密度高，黄斑具有 80% 的视力，如果感光元件（即视网膜）被破坏了，尤其是黄斑，那么成像能力就会严重受到影响。

糖尿病视网膜病变患者的“视界”大不同

糖尿病视网膜病变是病程较长的糖尿病患者几乎都会出现的，是由不同程度的视网膜微血管损害所引起的一系列典型的慢性进行性病变。试想一下，相机的底片出了问题，照片还能清晰吗？

糖尿病视网膜病变按病情严重程度分为非增生期（NPDR）和增生期（PDR）两种类型。

非增生期视网膜病变的表现包括微血管瘤、出血、硬性渗出、棉絮斑、静脉串珠样改变以及视网膜内微血管异常，又可按照病情细分为轻度、中度和重度。

增生期的视网膜病变可出现新生血管和纤维增殖、玻璃体积血，晚期可并发牵引性视网膜脱离，以及虹膜和房角的新生血管，引起新生血管性青光眼这一难治性青光眼，会导致失明，甚至眼球摘除。

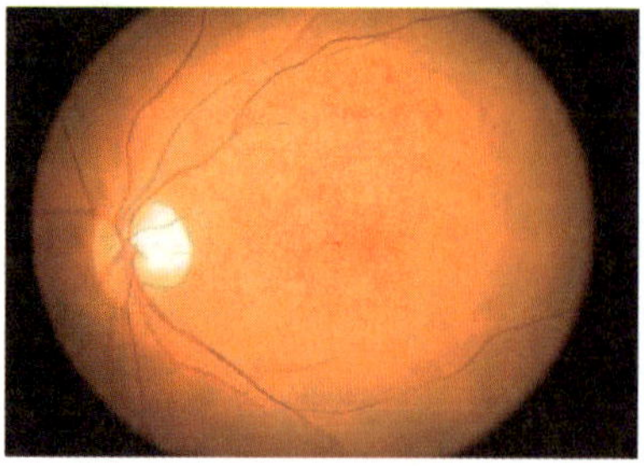

图 34　正常眼底

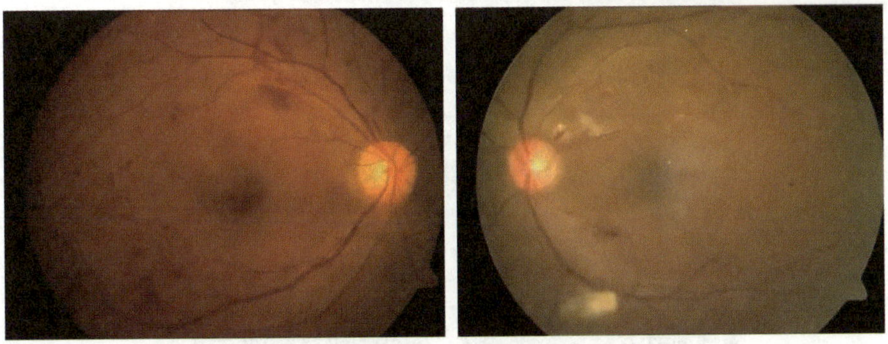

图 35　非增生期糖网：微血管瘤、渗出、出血

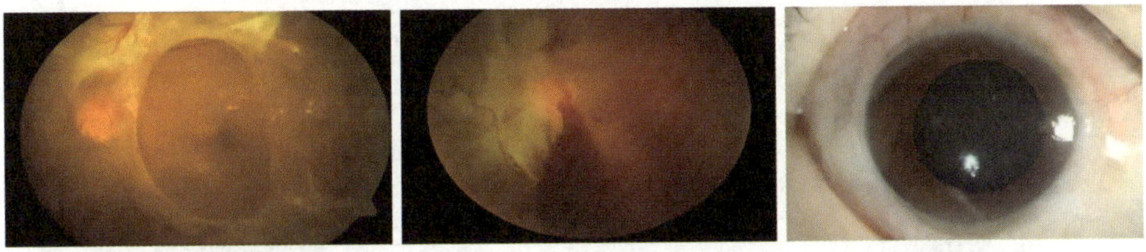

图 36　增生期糖网：玻璃体积血、牵引性视网膜脱离、新生血管性青光眼

由于高糖造成血管的渗漏和出血，当病变发生在黄斑时造成黄斑水肿。糖尿病性黄斑水肿可发生在糖网的任何一个病程期内，是威胁视力的首要因素。

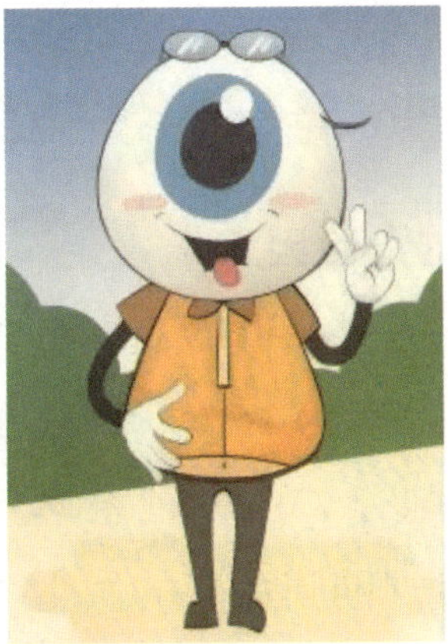

图 37　正常“视界”——超清楚!

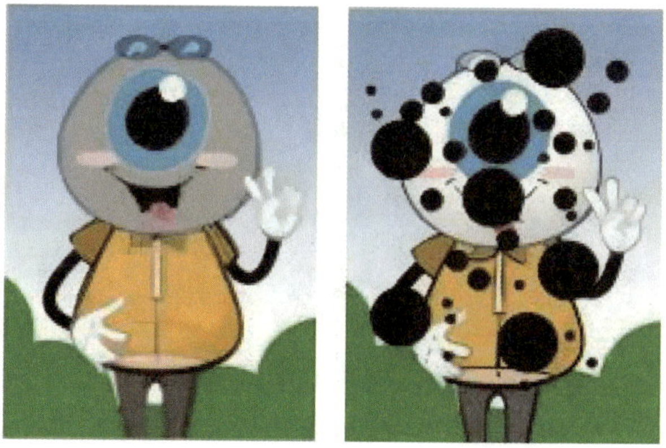

图 38　糖网病变轻微时，稍有视物模糊
视网膜出血时，眼前有黑影飘动

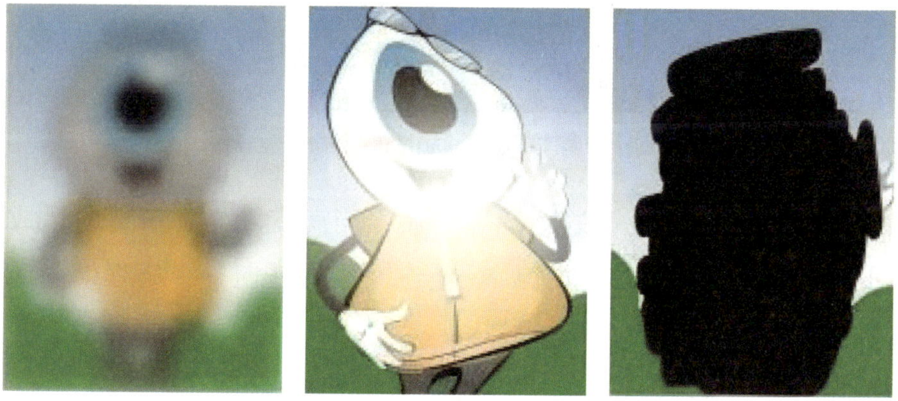

图 39　合并黄斑水肿，视物模糊、视物变形晚期，
黑影增多增厚，眼痛，最终失明

糖尿病视网膜病变的危险因素

（1）糖尿病的病程长，糖网的发生率高。糖尿病病程在 5 年内的患者，糖网病变的发生率为 25%；病程在 5~15 年的患者，发生率为 50%；15 年以上者则有 75% 的罹患率。

（2）1 型糖尿病患者视网膜病变的发生率高，且更加严重。

（3）血糖控制不好。

（4）高血压。

（5）高血脂。

（6）出现蛋白尿及微量蛋白尿。

（7）妊娠期可能促使眼底改变的出现或加重原有的眼底改变。

（8）白内障手术可促使糖尿病性视网膜病变的发生或使已有视网膜改变的患者病情进展加快，并较之无糖尿病的患者更易出现黄斑囊样水肿。

早发现，及时治疗，定期复查

糖网的发展是隐匿性的，多数患者在早期可以没有任何临床症状，当患者感到视力明显下降时，往往病变已经发展到晚期。非增生期糖网通常有好的视力和好的视力预后，除非有明显的黄斑水肿；而增生期糖网如不治疗，视力有丧失的危险，如果给予适当的治疗，视力下降的危险将减少 50% 以上。因此，早期诊断，早期发现，及时治疗，显得尤为重要。

如何诊断糖网?

（1）糖尿病病史：血糖和糖化血红蛋白检查异常。

（2）临床表现：症状和眼底检查结果，需散瞳后仔细检查眼底。

（3）辅助检查：眼底彩色照相、OCT 检查、眼底荧光血管造影。

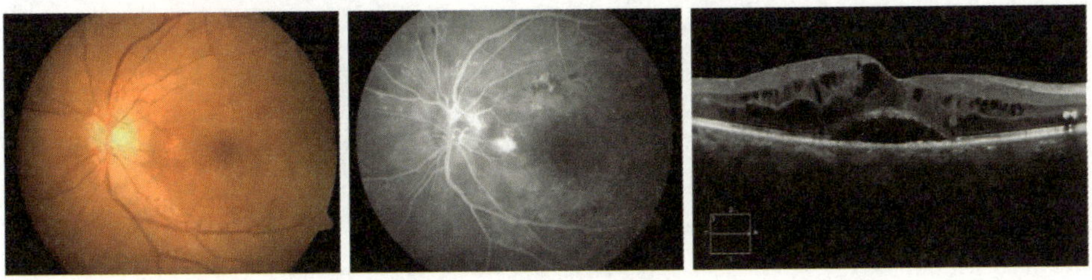

图 40　眼底彩色照相、眼底荧光血管造影、OCT 检查

如何治疗?

（1）控制血糖。治疗糖网，不仅需要针对眼睛治疗，治病求本，

最关键的是控制好血糖，同时控制好血压、血脂，积极养成健康良好的生活方式，禁烟酒，避免高糖、高脂、高盐食物过度摄入，注意休息，避免眼部过度疲劳，这有益于延缓糖网病变的进展或减轻病情。

（2）发现视力异常后，及时有效的眼部治疗可以延缓糖网的进展以及防止视力的丧失，改善黄斑水肿。

视网膜血管病变严重、出现新生血管、黄斑水肿时，常需要联合激光治疗和玻璃体腔内药物注射（抗 VEGF 药物或糖皮质激素）；玻璃体积血长期不吸收和（或）伴有视网膜脱离患者则应考虑玻璃体切除术；新生血管性青光眼应根据病程可以使用抗 VEGF 治疗、视网膜激光、全身及局部药物降低眼压、青光眼手术甚至附加睫状体光凝。

如何定期检查眼底?

（1）为尽早发现眼底病变，在确诊糖尿病后应到眼科做眼底检查，拍眼底彩照，并根据病情和病程按时随访。

（2）散瞳是非常重要的一个检查手段，医生能够通过放大的瞳孔仔细观察眼睛的后半部分，包括视网膜、视神经和重要的血管。

糖尿病类型	建议的首次检查时间	建议的随诊时间
1 型	发病后 5 年	无病变至中度 NPDR：每隔 3~12 个月
2 型	确诊时	
妊娠期（1 型或 2 型）	妊娠前或妊娠头 3 个月	重度 NPDR 或更严重：每隔 1~3 个月

（宣懿）

眼科用药

医生说要给我的眼睛打药！眼内打药全知道

什么是眼内打药？

眼内打药的专业名称为“玻璃体穿刺（注药）术”。

通过注射不同药物，可治疗视网膜血管性、炎症性或肿瘤性疾病。

优点：因为血－视网膜屏障的存在，普通药物无法进入眼内，而玻璃体穿刺（注药）术可直达患处，疗效显著，且全身副作用小。

目前眼内打药已经成为眼科最常见的眼内操作，数据显示，2019 年我国抗 VEGF 药物眼内注射约 24 万人次。

哪些情况要眼内打药？

情况 A：黄斑区脉络膜新生血管（由相关性黄斑变性、高度近视等引起）、视网膜新生血管（由糖尿病视网膜病变、视网膜静脉阻塞等引起）。

情况 B：黄斑水肿（由糖尿病视网膜病变、视网膜静脉阻塞或白内障手术等引起）。

情况 C：眼内感染或肿瘤浸润（较少见）。

眼内打药打什么?

抗血管内皮生长因子（VEGF）药物

研究发现，新生血管及黄斑水肿患者眼内 VEGF 因子分泌显著升高，VEGF 因子成为新生血管成长为“参天大树”最重要的“养料”。

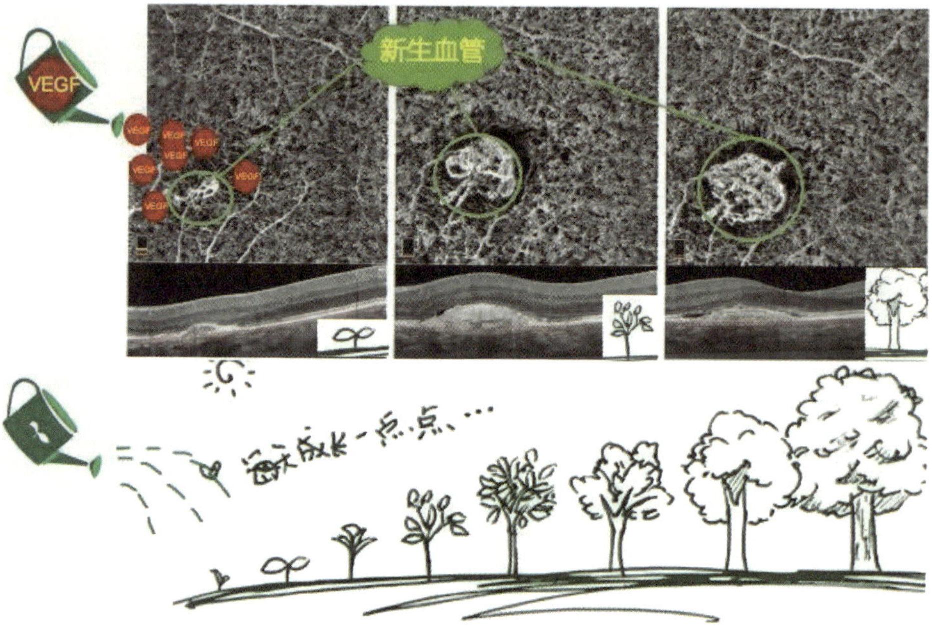

图 41　VEGF 对眼内新生血管的作用

于是，科学家发明了抗 VEGF 药物，从源头阻断新生血管所需要的养料，从而达到缩小新生血管、减少水肿的目的。

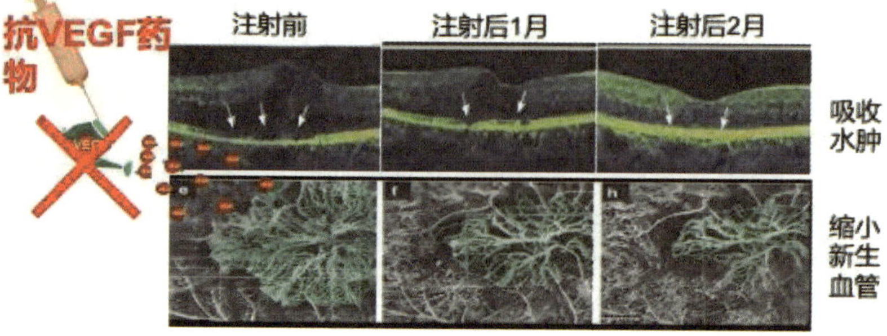

图 42　抗 VEGF 药物对眼内新生血管的作用

目前可供选择的抗 VEGF 药物如表格（表 2）。

表 2　抗 VEGF 药物

药物类型	药品名称	单支剂量	特点
抗 VEGF 药物	康柏西普眼用注射液	10 毫克 / 毫升，0.2 毫升 / 支	多靶点
抗 VEGF 药物	阿柏西普眼内注射液	40 毫克 / 毫升，0.1 毫升 / 支	多靶点
抗 VEGF 药物	雷珠单抗注射液	10 毫克 / 毫升，0.05 毫升 / 支	小分子

激素类制剂

最新研究发现，视网膜静脉阻塞发病过程中，各种炎症因子参与其中，因此为其抗炎治疗提供了理论依据，而激素强大的抗炎作用恰好可以起到抑制炎症从而消除水肿的作用。目前可供选择的激素药物如表格（表 3）。

表 3　激素药物

药物类型	药品名称	单支剂量	特点
长效激素制剂	地塞米松玻璃体内植入剂	0.7 毫克	疗效持久

其他抗感染药物或抗肿瘤药物（根据具体疾病决定），具体选择哪一种药物注射，请遵医嘱。

眼内打药怎么打?

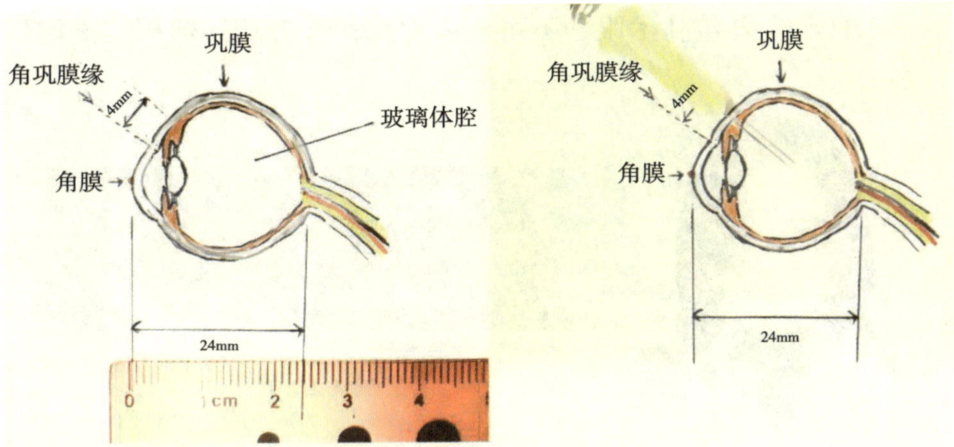

图 43　眼内注药示意图

通过专用的注射针头，在睫状体平坦部（角巩膜缘后大致 3~4 毫米）进针，将药物注射至玻璃体腔内，让药物发挥作用，达到治疗的目的。

具体操作步骤：注射眼点表面麻醉滴眼液→眼部消毒→包头巾→盖洞巾→放置开睑器撑开眼睛→抽药→打药→点入眼药膏→操作完毕。

从准备到完成整个操作，时间约为 5 分钟。

注射疗程：抗 VEGF 药物，每 1 个月注射 1 次，连续注射 3 次，然后根据具体情况决定是否需要继续注射，以及注射间隔（具体药物注射方案，请遵医嘱）。

注射费用：在多次降价之后，现在抗 VEGF 药物平均 1 针在 4000 元左右，具体费用根据当地医保政策决定。

打药前后有什么注意事项?

（1）打药前：

①完善全身及眼部检查；②打药前三天规律使用广谱抗生素滴眼液预防感染。

（2）打药后：

①打药当日包扎术眼，不可洗澡洗头；②打药后使用广谱抗生

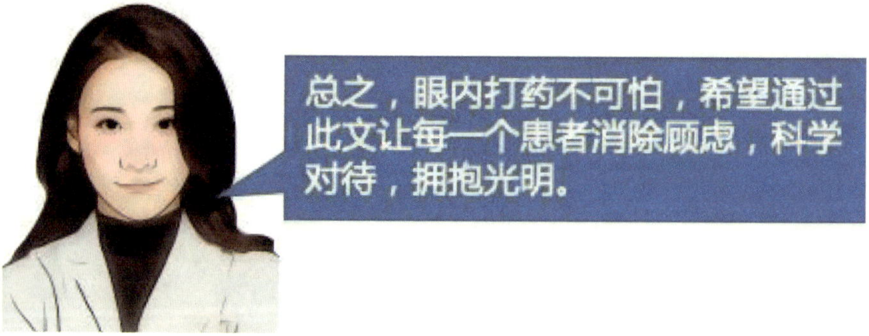

图 44　眼内打药总结

素滴眼液点眼持续 1 周，避免脏水入眼；③打药后可能会发生眼白处发红的现象，这种情况为结膜出血，无需特别处理，一般 10~14 天可自行吸收；④如出现明显的眼痛、眼睛红肿加重、视物明显模糊、眼前漂浮物增加等，应立即就诊检查。

（王志良　符书昊）

怎样合理选择眼科抗菌药物的给药途径？

眼睛是极为精致的器官，
即使轻度感染，
也可造成永久性功能障碍。
在眼科抗感染治疗中，
抗菌药物占有重要的地位，
但也可能引起药品不良反应及细菌耐药问题。
必须针对不同感染部位，合理选择给药途径！
目前常用的眼科抗菌药物给药途径，
种类较多，各具优势。
一起来了解一下吧！

滴眼剂

滴眼剂是最常用的眼药剂型。

（1）优点：抗菌药物能直接接触结膜、角膜病灶。普通抗菌药物滴眼液使用方便。

（2）缺点：滴眼液滴眼后立即被结膜囊内的泪液稀释，药物浓度很快下降，且很快从泪道排出，药物作用时间短，所以需要频繁滴眼。

特别是对于重症角膜炎，每小时滴眼 1 次，虽然给患者带来不便，但治疗效果较好。

眼药膏

（1）优点：由于油膜的形成使其不易从结膜囊内排出，而能保持较长的时间。

（2）缺点：用药后出现雾视和应用时的不便。

球周注射

包括球结膜下注射、筋膜下注射和球后注射。

优点：药物可直接作用于角膜的病变部位，并有部分抗菌药物可经血运进入房水、葡萄膜、视网膜及视神经等眼内组织，可达到较高浓度，维持更长时间。

眼内注射

对于严重的眼内炎、全眼球炎等，其他给药途径往往达不到治疗效果，为迅速控制病情的发展，常将抗菌药物直接注入前房或玻璃体腔内。

眼内注射需要使用对角膜内皮细胞及视网膜安全的药物，并配以严格的操作技术。

全身用药

抗菌药物全身用药一般多用于眼睑、泪囊、眼眶等急性感染性疾病。全身应用常选择青霉素、头孢菌素等，同时还可应用局部治疗（抗菌药物滴眼、球周注射、眼内注射）。

抗菌药物全身应用时所获得的血液浓度、房水浓度随药物的不同而有所不同，但一般来说，房水浓度显然比血液浓度低，只有10%左右。因此全身应用治疗身体其他部位的感染已达到足够的药物剂量，但对眼内感染来说可能完全无效。所以，以全身应用治疗眼内感染时必须选择能达到眼内较高浓度和副作用较小的抗菌药物为宜。

（沈剑文）

节日出游该不该买“网红”眼药水？

国庆节快到了，
小伙伴们纷纷相约打卡网红旅游和购物胜地，
兼具颜值、口碑、名气、便捷携带为一体的“小礼物”——眼药水，
自然而然地成为很多人的第一购物选择。
送自己、送长辈、送朋友、送同事……
视力疲劳滴一滴，眼睛干涩滴一滴，
想 get 同款水润大眼也滴一滴。
那么问题来了，
眼药水可以长期随意使用吗？
如何正确使用眼药水呢？

健康人是否需要滴眼药水来保养？

答案是否定的！

对于一双健康的眼睛而言，最上佳的保养眼药水，正是每个人与生俱来的泪液分泌。泪液中含有免疫球蛋白、溶菌酶、电解质等多种成分，是眼表的第一道重要防御屏障，同时能为角膜提供氧气

和所需的营养物质。泪液随眨眼动作均匀涂布于角结膜表面形成泪膜，稳定健康的泪膜能够湿润和保护角结膜上皮，为双眼清晰呈像提供一个光滑的光学表面。简而言之，泪液是眼部健康的重要保障。

因此，对于患有干眼病或眼部有化学性灼伤等情况，不能够自行分泌充分泪液的患者，就需要使用模拟天然泪液成分的眼药水，也就是所谓的“人工泪液”，进行必要的补充。国内目前常用的人工泪液成分包括：玻璃酸钠、聚乙二醇、羧甲基纤维素钠等。

总体来说，人工泪液是安全性较好的一类眼药水。但若眼药水中含有防腐剂成分，长期使用可能对眼表造成损伤，因此不论是人工泪液还是其他类型的眼药水都更推荐选择不含防腐成分的剂型。俗话说得好，金窝银窝不如自家草窝。当然，再贵的眼药水也是比不上“自产自销”的泪液分泌的。

有哪些疾病需要滴用眼药水呢?

在眼科，通过治疗干预能够改变或阻止病程的疾病，大多需要滴用眼药水，或手术操作联合眼药水进行治疗。这是眼部解剖生理的特殊性所决定的。

眼部存在血眼屏障，包括血－视网膜屏障及血房水屏障，这些屏障由紧密连接的相关细胞组成，阻止血管内物质漏出或进入眼部组织内。因此，很多药物全身给药并不能到达眼部发挥作用，或到达眼部后浓度较低。因此，对于眼科疾病更常使用局部给药的方法以达到治疗目的。局部给药的方式包括滴注眼药水、涂抹眼药膏、眼球周围或眼球内注射药物等，其中眼药水是最常使用的药物剂型。眼科疾病，尤其是眼前段疾病（包括角膜炎、结膜炎、虹膜炎、青光眼等）通过眼药水给药，能够在局部达到适合的药物浓度，又较少引起全身其他系统不良反应，相对全身给药而言具有明显的优势。固然，一些处于观察随访阶段的疾病，或者医生仍无明确治疗手段的疾病，无需滴用眼药水，如尚无手术指征的初期老年性白内障。

医生是怎么看待进口眼药水的?

尽管众多进口“网红”眼药水经常站在舆论的风口浪尖，但必须承认的是，有许多的进口眼药水是临床用药的重要组成部分，不可因噎废食。此外，眼科医生在临床用药时更为关注的并不是某种眼药水是否为进口，而是眼药水的作用和适应症是否为合适，以及药物用量和使用时间是否恰当。

甲之蜜糖，乙之砒霜。但凡是药物，总有自己特殊的适应症和禁忌。使得眼药水变得危险的，不是药物是否进口，也常常不是药物的某种成分，而是不合理的使用。请在专业人士的指导下合理使用药物。

很多经常使用电脑的朋友会提出疑问：我的眼睛检查过了也没有什么大问题，但是看电脑的时间长了就容易累，现在冰冰凉的网红眼药水都说不能用了，那应当如何缓解呢?

对于用眼疲劳，我们应当首先减少或去除屈光不正或干眼造成的影响。

屈光不正的影响

屈光不正包括近视、远视、散光和老视。老视常初始出现于40~50岁的人群，因晶状体调节能力下降开始出现老视，容易看小字劳累不适。对于这类人群及时在专业场所验配合适的眼镜，能够有效改善用眼疲劳。其他年龄人群如果出现屈光度数变化未能及时调整，也可能出现视物疲劳，应定期复查屈光度数情况。

干眼影响

干眼病是目前常见的引起视疲劳的原因。如前文中所提到的，眼部清晰呈像，需要健康稳定的泪膜提供光滑的表面。但是，长期使用视频终端（如电脑、手机）的人群，因注意力过于集中，眨眼次数减少，常会患有蒸发过强型干眼病，随之出现泪膜不稳引起的视物反复模糊，并伴随烧灼感、异物感等不适症状，这些症状会激发或加重用眼疲劳。对干眼病进行治疗（如使用人工泪液），可以有效缓解患者因此产生的用眼疲劳。

注意休息!

最后，休息也是非常重要的护眼手段。机器过度使用也会产生损耗，更不用说无比精细的眼睛了，眼睛疲劳了也需要休息。避免长时间连续用眼、保持良好的用眼习惯始终是科学缓解用眼疲劳万变不离其宗的核心。

希望大家能够远离不合理的眼药水使用，把自己原装眼睛健健康康地一直用到九十九!

（殷悦）

滴眼药水原来还有这么多讲究

眼药水小小一瓶，
关于它的事情，
是小事，又不是小事。
下面，就为大家整理了关于眼药水使用的几个最常见问题。

眼药水一次滴几滴?

大家是否都有过这样的疑惑：眼药水这么一小滴，够不够啊？多滴几滴会不会药效更好呢？

我们在使用滴眼液过程中，需要先将下眼皮（结膜囊）拉成“勾袋状”，眼药水滴入结膜囊内，可以储存药液，慢慢发挥作用。

结膜囊最高容量为 30 微升，其中还有约 10 微升的泪液，仅剩约 20 微升的空间用来容纳眼药水。而常见的眼药水平均每滴药液的体积大约是 40 微升。因此，通常情况下一次点一滴眼药水就够了，多余的眼药水要么从眼角溢出，要么沿鼻泪管流向鼻腔。多点几滴不会带来更多的吸收，除了浪费还可能增加不良反应的风险。

在我们的眼睛和鼻子之间有一条细小的管道（鼻泪管）连接彼

此。当滴眼液滴入结膜囊后，会与泪液混合，一部分会溢出眼外，一部分沿着鼻泪管排入鼻腔，仅有小部分药液留在眼内发挥作用。因此滴完眼药水后，建议用手指轻轻按压内眼角处至少 2 分钟，以减慢药液排入鼻腔，从而增加疗效，减少全身不良反应。

滴眼药水的步骤：

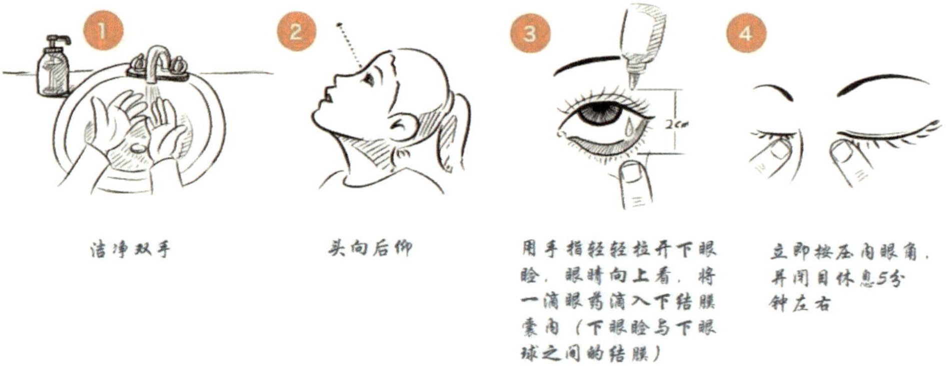

图 45　滴眼药水的步骤

眼药水开封后可以使用多久？

包装上标注的眼药水有效期是指眼药水在未开封情况下（即未打开瓶盖），在规定的储存条件下的有效期限（未开封效期）。若眼药水开封了，其使用期限就不再是包装上注明的有效期了，有自己的开封效期。

一般大包装的眼药水（即多剂量包装眼药水），往往含有防腐剂，每支约 2 毫升 ~10 毫升，可多次使用，开封后最多可使用 4 周。但对于某些含生物因子的滴眼液，一般开封后最多可使用 7 天。

单剂量包装的眼药水，每支为 0.4 毫升 ~0.8 毫升，不含防腐剂，长期使用比较好。但由于此类眼药水不含防腐剂，滴眼液很容易被外界环境中的微生物污染，所以开封后一般建议单次使用后即丢弃。

滴眼液可以用于滴耳、滴鼻，那反过来呢？

有些患中耳炎的患者可能会在配药处方上看到“氧氟沙星滴眼液”的名字。你没看错，这个滴眼液确实可以用于滴耳。

人的眼球表面有一层泪膜，可以阻挡外面的病原微生物进入眼内，所以我们的眼内是无菌的。然而，我们的鼻腔和耳道是直接与外界相通的，表面覆盖大量的病原微生物，如真菌、细菌。因此，国家对滴眼液的无菌质量控制更严、要求更高。滴眼液配制、滤过、灌封的生产环境对空气净化等级要求要远高于滴鼻液和滴耳液。

此外，由于眼睛、耳朵、鼻子的生理构造不同，对药液的酸碱性、渗透压、澄明度等方面的要求也不尽相同。但总的来说，眼睛相比耳朵、鼻子更加“柔弱”。临床上某些特殊情况下，医生会开具滴眼液用于滴耳，但反过来滴耳液、滴鼻液不能用于滴眼。为了安全起见，一般建议这三种制剂，各司其职，不随意互用。

滴眼液防腐剂的功与过

滴眼液种类很多，有抗过敏类、抗炎类、抗病毒类、治疗干眼症类等等。尽管滴眼液是局部使用，副作用小，但也不能随便乱用。市场上有许多网红眼药水，里面常常含有收缩血管类或激素类等成分，长期使用会导致严重的副作用。此外，滴眼液中常常含有防腐剂，以防止微生物污染。因此，如果没有医嘱，滴眼液不应长期使用。

滴眼液中的防腐剂种类很多，常用的有苯扎氯铵（浓度为0.004%~0.025%不等）、0.3%羟苯乙酯、羟苯甲酯（浓度一般为0.015%~0.2%）、0.5%三氯叔丁醇、山梨酸（常用浓度0.05%~0.2%）等等，具有抗细菌、抗真菌的作用。

市场上大部分大包装的眼药水（即多剂量包装眼药水，每支约 2~10 毫升），往往含有防腐剂，如果短期使用，不会有太大的问题，但长期使用可能会导致角膜损伤。

尽管滴眼液中含有防腐剂，但其抗菌作用也是有限的，使用前别忘了先洗手，同时，在使用时瓶口勿接触眼睛，以防微生物污染。

（张琇雯　黄滔敏）

眼保健

预防眼部感染五大关键点

眼睛是人们了解世界的重要途径，同时也是微生物感染人体的途径之一。如果出现结膜炎或是其他眼部症状，是否需要来医院就诊？有哪些注意事项？

预防眼部感染五大要点

1. 眼部传播是病原体传播的方式之一，做到勤洗手、勿揉眼睛

经呼吸道飞沫传播的病原体亦可通过接触传播。

呼吸道飞沫传播包括近距离交谈、咳嗽、打喷嚏、共同进餐等，可通过戴口罩、避免去人流密集地、避免与感染人群及病原体携带者接触等进行预防防护。

接触传播包括握手、抚摸、接触带有病原体的人或物体，用带有病原体的手再接触了嘴、鼻子、眼睛，所以要勤洗手、不要摸眼睛、揉眼睛，避免直接接触患者或病原体携带者的血液、体液、分泌物等造成感染。接触外界环境后增加洗手次数，用肥皂和消毒洗手液搓洗 20 秒以上，注意搓洗指间缝、手腕等处，如无条件建议用含酒精的免洗手部消毒液、含酒精湿巾等进行手部消毒。

2. 在人群密集的地方存在较高病原体传播风险，应做好眼部防护

人群密集的地方是病原体传播肆虐之地，容易引起交叉感染。如果需要去医院，可以戴口罩、勤洗手，必要时可以佩戴护目镜，做好眼部防护。

对于眼科医生要引起高度警惕，在接诊过程中一定做好防护工作，勤洗手、勤消毒，戴好口罩、帽子，避免病原体溅入眼内。

常见结膜炎病因、表现及处理如下：

（1）病毒性结膜炎：普通感冒、流感或其他病毒感染均可引起急性结膜炎，表现为流泪、眼痒、眼红、烧灼感等，甚至眼睑肿胀，常称为“红眼病”。病毒可能迅速传播，因此勤洗手，不要擦眼，不要与他人共用毛巾，避免去公共场所，滴用阿昔洛韦、更昔洛韦等抗病毒眼药水或眼用凝胶，一般 1~2 周会自行好转。

（2）细菌性结膜炎：通常表现为单眼或双眼流泪、眼红，黄白色脓性分泌物较稠，与不良环境和生活方式相关。如果眼屎增多，结膜囊内分泌物聚集，可以用生理眼水冲洗，但不要用力擦拭，以免造成角膜损伤，可滴用左氧氟沙星或妥布霉素等抗菌眼药水及眼膏进行治疗。

（3）变应性结膜炎：是结膜对外界过敏原的一种超敏性免疫反应，花草、粉尘、动物毛发等可为诱因，可引起眼红、眼痒、肿胀等不适，多为双眼反复发作。治疗变应性结膜炎除了滴用抗过敏眼药水外，最佳方法是避开致敏的物质和环境。冷敷及滴用抗过敏或免疫抑制剂眼药水能减轻肿胀，退红、止痒。

3. 避免交叉感染

科学防护，出现眼部急症，需及时就诊，避免耽误治疗。

温馨提示

表 4　眼科急症和非急症

建议及时就诊	建议必要时就诊
眼外伤（特别是有开放性伤口，伴眼部出血、视力急剧下降、剧烈眼痛）	验光配镜（包括儿童青少年出现的视力下降，看远模糊，多为近视；中老年人看近模糊、费力，多提示老花）
眼部进异物（如铁屑等金属异物）	发现多年的斜视
突发或短期内出现的视物遮挡、不断加重的视力下降，常提示眼底或视神经病变	眼睛干涩、异物感、迎风流泪等，多提示干眼症或慢性结膜炎
突发眼红、眼痛、视力下降，严重伴头痛者，常提示急性闭角型青光眼发作或虹睫炎发作	老年人近年来逐渐出现的视物模糊，常提示白内障
合并视力下降、分泌物明显增多的眼红	手术后或药物控制良好的青光眼，已经诊治过的黄斑变性等眼底病变，继续用药或观察
眼部手术后突发眼红、眼痛，伴显著视力下降	不伴有其他眼部症状的黑影飘动（飞蚊症），提示玻璃体混浊或玻璃体后脱离，避免剧烈运动，观察
眼眶红肿、胀痛，伴发热、视力下降	

4. 摘戴隐形眼镜，注意卫生，规范操作

佩戴隐形眼镜，包括普通软镜、角膜塑形镜（OK 镜）等的近视患者，特别要注意卫生，规范操作。摘戴镜前必须洗手，护理液必须每天更换，镜盒、吸棒需要定期消毒清洗；出现感冒、发热、流涕等症状，或出现眼红、眼痛、异物感、分泌物增多等症状需立即停戴，及时就医。

5. 科学防护、规范消毒，勿伤了自己的眼睛

如果在家自行使用 84 消毒液等进行消毒时，需要佩戴防护口罩、手套，戴好护目镜。由于很多消毒液对眼表、皮肤、口腔黏膜具有腐蚀性和刺激性，空气中二氧化碳溶于消毒液会引起化学反应，液体挥发刺激眼部，甚至会造成角膜上皮脱落、眼部疼痛感等，因此消毒前需要做好防护工作，勿伤了自己的眼睛。

另外，有一些人会自行购买紫外线灯进行室内消毒，使用紫外线灯时切记不能待在室内，避免直射眼睛，即使短短的几分钟紫外光照射都有可能导致“电光性眼炎”，让你眼部疼痛难忍、畏光流泪、睁不开眼。如出现上述症状可以采用冷敷缓解症状，使用一些促进角膜上皮修复的眼药水和眼膏等进行处理。

（赵婧）

No. 1656812

处方笺

耳科
热点问题

医师：____________

临床名医的心血之作……

外耳疾病

美女打耳洞后，竟长出了硬疙瘩

打耳洞后耳朵竟然长了硬疙瘩！

打了耳洞再加上一副亮瞎眼的耳环，这本来是一件美美的事情，然而有时却……

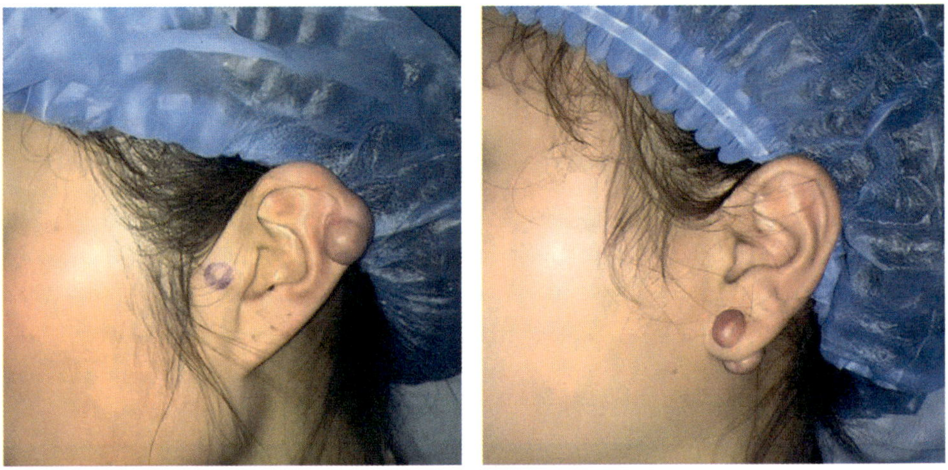

图 46　打耳洞后瘢痕疙瘩（1）

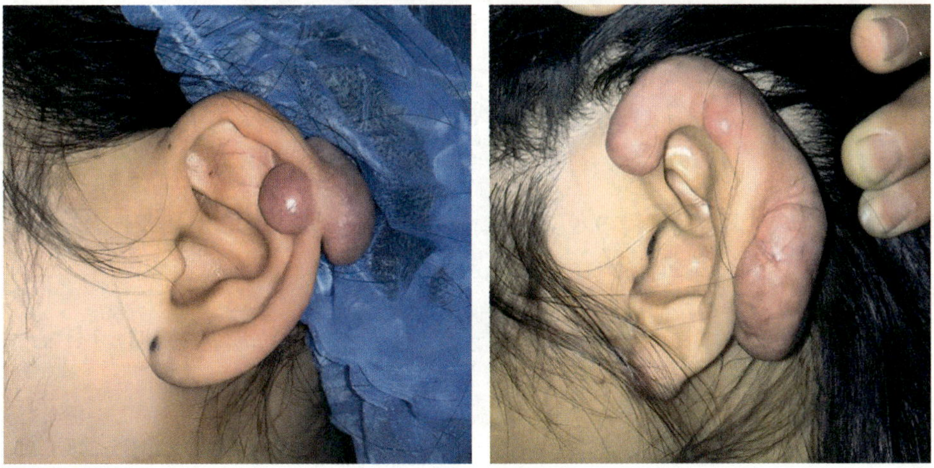

图 47　打耳洞后瘢痕疙瘩（2）

这到底是怎么回事呢?

原来创伤刺激或者炎症以及异物刺激会引起瘢痕增生，最终导致瘢痕疙瘩形成。打耳洞后在耳洞周围长出的大硬块很有可能就是瘢痕疙瘩。它可以在打耳洞后的数月至数年甚至十几年后长出。

为什么会长瘢痕疙瘩呢?

确切的病因还不十分清楚，现在也有很多假说。不过创伤肯定是其非常重要的诱因，其他的因素包括细菌感染、异物刺激（耳钉就是非常持久的一个异物），局部皮脂、角蛋白的堆积（所以局部清洁还是十分重要的），过多的出血、血肿，上皮延迟愈合，过敏反应等等。

整个打耳洞过程囊括了其中多种因素，包括创伤、异物的持久刺激，打耳洞时消毒不当引起的感染，平时不注意清洁引起的皮脂和角蛋白的堆积等等。其他的一些因素包括内分泌异常——如怀孕、糖尿病等，饮食不当——如吸烟喝酒、吃辛辣或易导致过敏的食物、营养不良或过剩等，还有高血压。

很多人都没事为啥偏偏我长了疙瘩呢?

这可能跟体质有关系，所以打耳洞前或者治疗前需要详细了解一下。例如：是不是身体其他地方容易长瘢痕？有没有家族史（如家里人是否容易长瘢痕）？当然也有瘢痕易感基因的检测，它是一种常染色体显性遗传病。

悲催的是，对于我们黄种人来说本身就容易形成瘢痕，其概率是白种人的 3 倍。这与黄种人真皮组织厚、胶原蛋白密度大、黑色素丰富、皮脂腺数目多有关。当然，打耳洞后的感染、清洁不当、血肿、过敏等也可能是诱因。

因此，去正规医院打耳洞是非常重要的。如果你有瘢痕体质倾向的话，建议就不要打耳洞了，或者打了耳洞后有瘢痕形成趋势时，就不要再戴耳钉了，并及时去医院就诊。

耳朵长了疙瘩后该怎么办呢?

前面说过了，打耳洞后耳朵长疙瘩了，即使是很小的疙瘩也千万不要再戴耳钉了，因为异物刺激会让它长得更快，而且需要及时去医院就诊。在治疗前需要初步鉴别一下是增生性瘢痕还是瘢痕疙瘩，因为这两者的治疗和预后会有所差别。

鉴别方法

初步鉴别主要是根据病史，如：①有没有家族史，有家族史的基本就是瘢痕疙瘩了，反之却不一定；②发病的个数，多发的很可能是瘢痕疙瘩；③生长趋势，增生性瘢痕基底部局限于原始创伤界限内，有自然消退趋势，而瘢痕疙瘩会持续性生长，并向正常组织浸润，一般无自然消退趋势；④合并症，增生性瘢痕无合并症，瘢痕疙瘩可能合并身体其他器官出现纤维增生性病变。

当然，最终确诊还是要看病理结果。

两者的治疗包括手术切除、局部激素注射、放疗、激光等等。但是，瘢痕疙瘩复发率极高，要避免单纯的手术切除，术后需要 24 小时内及时的局部放疗，主要是低剂量的直线加速器放射治疗。当然也有手术切除 + 局部药物注射。不过不管怎样治疗，治疗后都需要长期随访，不能治疗后就不管它了！

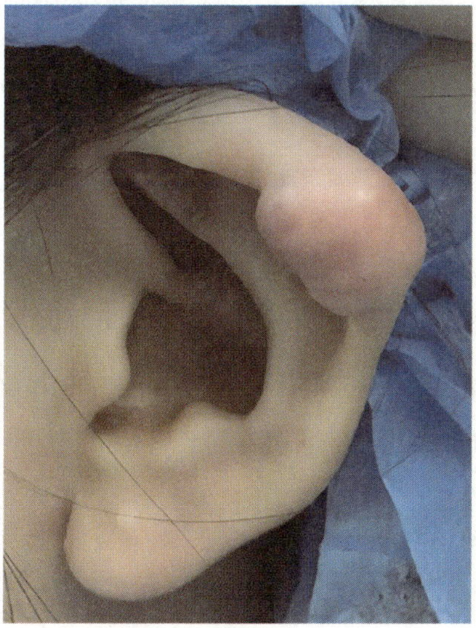
图 48　瘢痕疙瘩治疗前

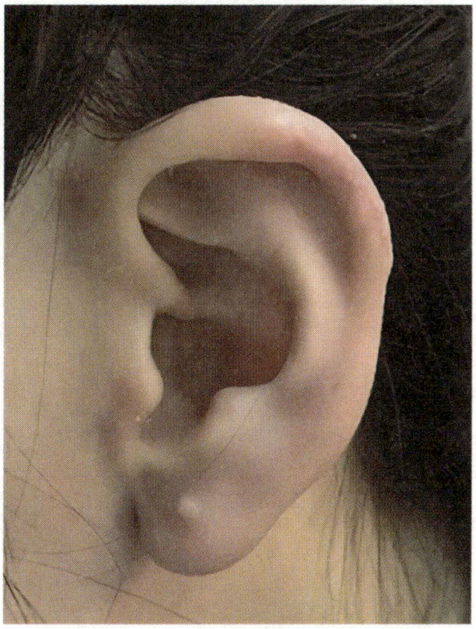
图 49　瘢痕疙瘩治疗后 3 周

耳廓瘢痕疙瘩会引起耳部轮廓的改变，所以大部分需要手术整形，其手术切除是核内切除，常常要保留瘢痕表面的一部分皮肤，否则容易引起耳廓变形增加张力。但是研究表明，瘢痕表面及周围一些看似正常的皮肤其实是一些病理性皮肤，它的保留也是易引起复发的因素。因此，耳廓瘢痕疙瘩的治疗需要综合治疗，手术时彻底清除耳洞内残留皮肤通道和皮脂，术后定期随访，注意清洁，联合其他治疗。

（张菁）

耳前瘘管问答

以前有种说法，耳朵附近长个小洞，是“粮仓”，孩子长大了吃饭不愁；是“聪明眼”，孩子以后聪明有前途。现代社会信息发达，家长知识面广，早已不信这些民间说法，取而代之的是“耳前瘘管”相关疾病的 QQ 群、百度贴吧，但是众说纷纭，最终还是想听一下专业人士的意见。下面就大家关心的几个问题进行答复。

问：什么是耳前瘘管?

耳前瘘管是在耳朵附近的一个小洞。瘘管口大多在耳轮脚前方，

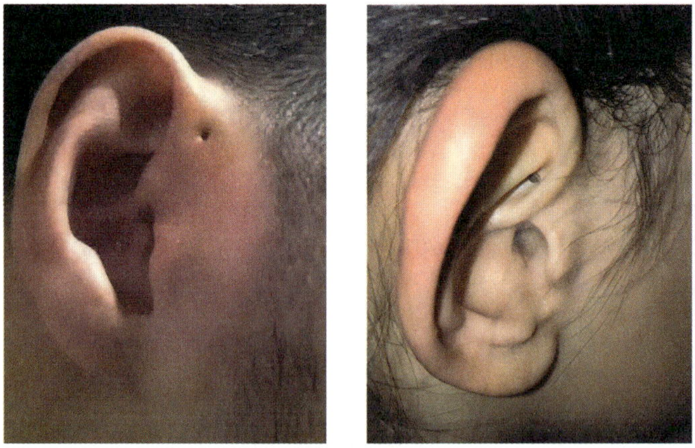

图 50　耳前瘘管

少数开口于脚屏切迹至口角的连线上，或在耳廓、耳垂的其他部位。耳前瘘管可穿过耳轮脚或耳廓部软骨，深浅长短不一，常有分支，瘘管路径长的可深入外耳道深部，或向后到达乳突表面。

问：耳前瘘管会遗传吗?

耳前瘘管是一种常见的先天性畸形，所以又称为“先天性耳前瘘管”。它是常染色体显性遗传性疾病，男女都会遗传。据统计，我国耳前瘘管发生率高达 1.2%，单侧与双侧发病比例为 4∶1。我们常发现孩子来看病时，同行的父母，甚至爷爷奶奶、外公外婆耳前也有小洞，而且大多数人单侧还是双侧发病与上代也相同。也有少数人会同时伴有腭裂、小耳畸形、副耳等先天性畸形。

问：为什么小洞会有分泌物，闻起来臭臭的?

耳前瘘管可以没有任何不适，但有些人会有少许稀薄黏液自小洞口渗出，还可以挤压出乳白色皮脂样物。这是因为瘘管的管腔内为复层鳞状上皮，具有毛囊、汗腺、皮脂腺等组织，有分泌功能。分泌物会导致局部微感瘙痒不适，还会有异味。如果瘘口堵塞，局部看上去像鼓了个包，实际是形成了囊肿。

问：耳前瘘管是否需要手术?

有些人的耳前瘘管和主人一辈子和睦相处，也没有白色分泌物，那就不需要处理。有些人的耳前小洞口经常有白色分泌物，嗅觉灵敏点的总能闻到耳边有股臭味，有时小洞周围还会鼓起来。这时，清洁瘘口就要比较小心了，不要用力过度，不要用脏手用力挤压瘘口，避免继发感染。如果影响社交或感觉清洁瘘口比较麻烦，也可以考虑手术。

耳前瘘管继发感染者，原则上应进行手术切除。耳前瘘管感染的危害性还是很大的。局部发生红肿、疼痛、破溃出脓，经常反复发作。每次小孩子进行脓肿切开引流以及之后换药时的哭闹，都是家长不能承受之痛。长期感染者，瘘管附近皮肤发生溃烂、结疤，或形成数个溢脓小口，创面长期不愈合。如瘘管较长，发生深部感染者，可出现远离瘘口的脓肿，有发作厉害的连眼睛都肿起来。也有极个别反复发作的耳前瘘管最后被证实为恶性肿瘤。

问：耳前瘘管感染换药太痛苦，是否可以保守治疗或者直接手术?

耳前瘘管感染早期可以表现为局部轻度红肿，经过及时的抗感染治疗、局部热敷或理疗、局部碘伏消毒等，炎症可以完全消退；有些红肿无法消退，经历一段时间局部肿胀慢慢软化，形成脓肿；有些红肿范围扩散，甚至波及脸部、眼睛周围、耳周。如果感染蔓延，需要用足量有效的抗生素控制感染；如果形成脓肿则不能一味使用抗生素保守治疗，需要切开引流。这两种情况下都不能直接手术，手术可能引起败血症，创面大量出血影响寻找瘘管分支，创面皮肤无法缝合，最终疤痕难以愈合。

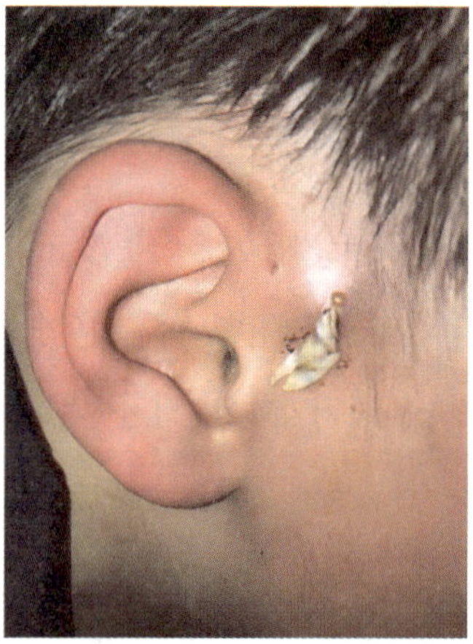

换药

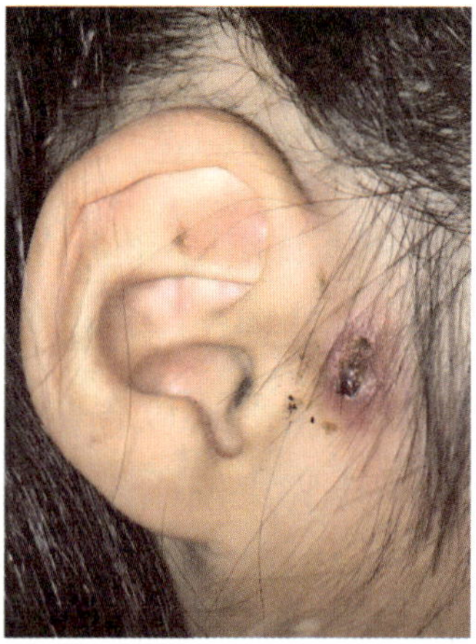

炎症不愈

图 51　耳前瘘管感染后换药（左）及炎症不愈（右）

炎症治愈，局部红肿消退，颜色恢复到跟周围正常皮肤差不多，再等待 2~4 周，就可以进行手术了。也有少数患者感染有限，但是一直反复溃烂，创面无法愈合，那就只能切除瘘管及这些溃烂组织，通过转移皮瓣或植皮一期修复创面，或者自行修复疤痕愈合。

问：全麻手术是否有风险?

因为孩子年龄小，或者有些成人配合度差，手术需要选择在全麻下进行。耳前瘘管感染反复发作，换药的痛苦会给孩子幼小的心灵带来创伤，还是应该及时手术切除耳前瘘管。全麻是安全可靠的，现代医学能迅速发展，离不开全麻的配合。

问：手术会造成眼睛闭不上、嘴巴歪掉吗?

有些家长担心手术会伤及面神经，耳前瘘管行走于腮腺咬肌筋膜层面以上，而面神经位于腮腺深部，两者不会相遇，手术不会累及面神经。

问：术后会留疤吗?

在保证瘘管切除的前提下，医生会尽可能采用小切口，术中精细操作，切口减张缝合，缺损大的创面转皮瓣修复，采用美容缝合。术后加压包扎，防止术腔积血继发感染。但是，愈合也与病情严重程度、是否反复发作有关。

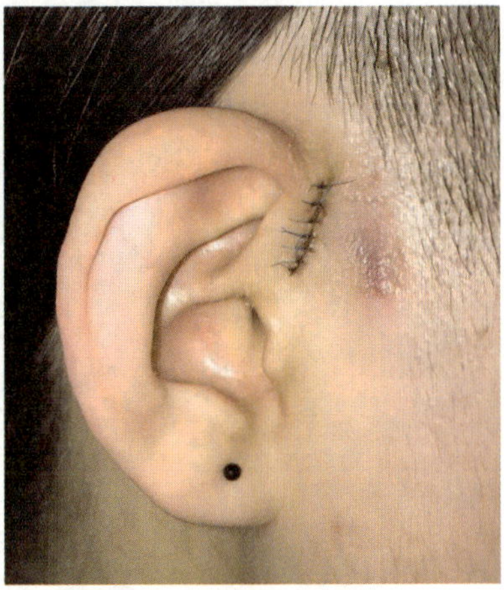

图 52　耳前瘘管术后

问：术后瘘管会复发吗？

各家报道的复发率不一致。首先，复发率与病变严重程度、是否反复切排或者多次手术相关。其次，医生需要熟悉瘘管的走行特点，即绝大部分会穿过软骨，需要切除部分软骨，即所谓的根部，将瘘管完整切除。而对于因术后复发需要再次手术的，只能根据感染位置以及术者的经验，尽可能把疤痕和不健康的组织切除，有时甚至动用显微镜。因为首次手术时，医生可以通过耳前小洞注射一种蓝色的示踪剂，整个瘘管都可以清楚显影，便于完整切除，而再次手术已无法找到瘘口。

总之，感染过的耳前瘘管，特别是严重感染的（有脓肿切开引流史），建议手术摘除病变。如果感染不是很严重，只是轻度的红肿，而患者发病时年龄太小，家长实在有顾虑的，也可以观察等待。如果再次感染，请不要再犹豫。

（朱雅颖）

耳鸣

头痛医头，耳鸣治耳？

俗话说：“头痛医头，脚痛医脚。”那么耳鸣，是不是就是耳朵问题，只治疗耳朵呢？

耳鸣

其实，耳鸣既是一种症状，也可以当作一种疾病。耳鸣通常是由耳部本身的疾病、血管性疾病、全身性疾病、使用耳毒性药物、过度疲劳、睡眠不足、情绪过于紧张等因素所致，所以耳鸣主要分为耳源性、血管性、躯体感觉性、心因性等类型。

体觉性耳鸣

近些年来，医学家发现某些耳鸣与头颈部肌肉紧张有关，一旦紧张的肌肉得到缓解，耳鸣随之减轻或消失，这种耳鸣被称为“体觉性耳鸣”。这种耳鸣只针对耳朵进行治疗是不会有效果的。

回顾

小王的症状就是比较典型的体觉性耳鸣，让我们看看他是怎么患上这个疾病的。

35 岁的小王是个帅哥，酷爱打游戏，每天除了上班、吃饭和睡觉，剩下的时间都在游戏中度过了。打游戏时要么斜靠在沙发上，要么蜷缩在床上……时间久了，小王发现左耳逐渐出现了“沙沙”样耳鸣声。

当时小王未引起重视，此后小王经常感到左侧头颈部近耳下区域的肌肉有刺痛感，持续耳鸣，但无明显听力下降。这样过了 1 个月，小王实在不舒服，便去医院检查了耳朵，测试了听力，未发现听力异常。

医生给予营养神经的药物治疗，但疗效并不明显。

此后，小王的耳鸣越来越严重，声音从轻微的“沙沙”声转为类似强电流的“滋滋”声，清醒时尤为严重。小王又去医院复诊，医生检查时发现小王经常疼痛的耳下区域肌肉有明显压痛点，触压此区域并让小王用力咬合牙齿、使劲张嘴及扭颈时耳鸣声音会变大，频率会变高。耳朵 CT、内听道 MRI 均未见异常。在康复科行颈部紧张肌肉松解等物理治疗后，小王发现在颈部肌肉疼痛缓解的同时，耳鸣的症状也逐渐减轻。

听医生怎么说

1. 症状

体觉性耳鸣患者通常是单侧耳鸣，快速转动头颈、张口或咬牙时耳鸣的响度和频率会发生改变，一般不伴有明显的听力下降，但持续的耳鸣声会干扰人的情绪。

任何颈部扭转的动作如不良姿势、睡觉用不合适的枕头，或头颈过度前屈，即便时间较短，也会引起肌痉挛进而产生持续性耳鸣。这种肌痉挛引起的耳鸣有时不会立即发生，但产生的耳鸣可以持续数小时。

2. 病因及治疗

体觉性耳鸣是由于头颈部或耳周围肌肉紧张所引起的。紧张的肌肉传送感知信号，这些感知信号被中枢神经解读成耳鸣，其机制可能与颅内三叉神经和耳蜗神经通路的信号传导干扰有关。鉴于体觉性耳鸣是肌肉紧张或痉挛所致，其治疗应该是放松紧张肌肉，物理治疗也就成为有效的治疗方法。

总之，并不是所有耳鸣都是神经性耳鸣，也不是所有耳鸣都是耳朵毛病，只有找到病因、针对治疗，才有可能获得明显的疗效。

（洪国威）

中耳疾病

90% 的学龄前儿童都患过的这种疾病，你了解吗？

最近，萌萌妈妈发现孩子经常注意力不集中、喊他没反应、电视声音开得比平时大，问他就说感觉耳朵里有响声，过了一段时间也不见改善，这才想起来会不会是孩子耳朵出了问题。

于是，萌萌妈妈带他到医院耳鼻喉科检查，医生诊断萌萌是得了分泌性中耳炎。

分泌性中耳炎在儿童群体中是非常常见的疾病，约 90% 的学龄前儿童至少患过一次分泌性中耳炎，但是绝大部分在经过积极治疗之后，可以好转和完全治愈。然而也有一部分患者，因为没有得到及时有效治疗，或者其他原因引起病情反复，导致疾病迁延，形成不可逆的听力损失。

儿童分泌性中耳炎为什么如此常见？

中耳和外界引流的唯一通道咽鼓管阻塞，是导致分泌性中耳炎发生的主要原因之一。引起咽鼓管阻塞的因素有很多，鼻咽部炎症的反复发作、腺样体肥大以及发育异常（如腭裂等）都可能导致咽鼓管功能不良。

另外，儿童咽鼓管结构较成人短、平、直，咽鼓管肌肉收缩无力，且咽鼓管软骨弹性较差容易塌陷，使其中耳炎的发病率高于成人。

分泌性中耳炎能治愈吗？听力能恢复吗？

家长们不要过于担心，绝大多数的分泌性中耳炎经过保守治疗都能治愈，听力一般也可以恢复到正常水平。但是，对于发病时间较长、没有进行积极治疗的患儿，可能会导致永久性的听力损失。

早发现、早治疗非常重要！

什么样的分泌性中耳炎需要手术治疗？

如果病程超过 3 个月，听力下降显著，或者出现了感音神经性耳聋，有明显的腺样体肥大导致咽鼓管阻塞的因素，则需要手术治疗，包括腺样体切除、鼓膜切开以及鼓膜置管术。

怎样预防分泌性中耳炎的发生？

预防分泌性中耳炎的发生，主要是尽量保持鼻腔、鼻咽部以及咽鼓管的通畅，可以从以下几个方面着手：

积极治疗感冒、鼻炎、鼻窦炎等相关疾病。

喂奶时让宝宝上半身斜靠在大人身上（平躺喂食奶液容易通过咽鼓管流入中耳，引起感染）。

擤鼻涕时轮流按住一边鼻孔，轻轻用力（两边一起用力容易使鼻腔内压力过大，鼻内病菌经咽鼓管送入中耳内）。

洗澡或游泳后耳朵进水，可以将头偏向进水侧，轻轻拉耳朵，使水流出后用干净棉棒于外耳道口吸出残留的水。

特别医嘱

家长们注意了，出现以下情况要警惕儿童分泌性中耳炎的发生！

1. 听力下降

儿童不明原因的听力下降，表现为对周围声音反应迟钝，如对别人的呼唤声不予理睬、看电视声音要调大、注意力不集中等。

2. 耳闷、耳鸣

孩子可能会告诉家长，感觉耳朵像有东西塞住，闷闷胀胀的，还有“轰轰”声。

家长们都学会了吗？

（陈乐　李文妍）

耳流液就是中耳炎吗?

耳朵，敏感又脆弱，噪音污染、挖耳不当、负压过高、游泳灌水等都会损害耳朵，造成听力下降。在耳科门诊中，比较常见的一类疾病就是中耳炎。关于中耳炎，大家有很多疑问：耳流液，就是中耳炎？治疗中耳炎，吃抗生素可以吗？对于慢性中耳炎，手术能完全恢复听力解决耳鸣？中耳炎能够被彻底治愈吗？下面，我们来一一了解一下。

中耳炎的类型

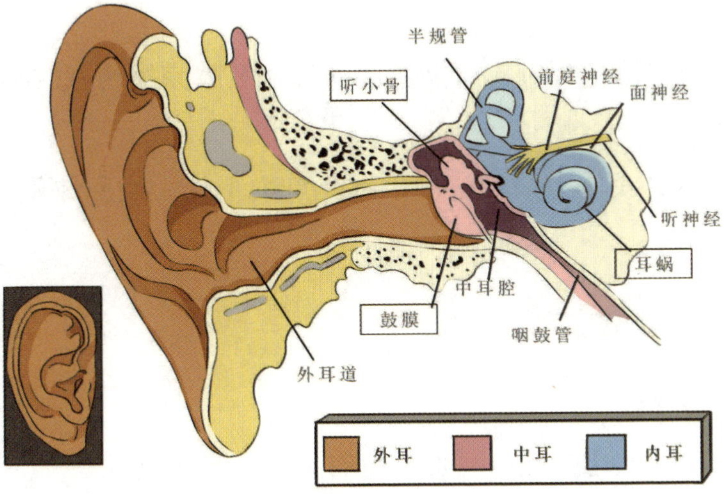

图 53　耳的解剖结构

中耳炎是中耳（包括鼓室、咽鼓管、鼓窦及乳突）的急性和慢性炎症性病变，分为分泌性中耳炎、化脓性中耳炎、中耳胆脂瘤、特殊类型的中耳炎等。

什么原因会引起中耳炎?

1. 呼吸道及鼻咽部疾病

比如感冒后咽部、鼻部的炎症向咽鼓管蔓延，这些病原体易进入耳部，引起中耳炎。

2. 游泳

游泳时应避免将水咽入口中，以免水通过鼻咽部进入中耳引发中耳炎。如果鼓膜有穿孔，水易进入中耳，引起中耳炎。

3. 平躺喝奶

婴幼儿咽鼓管较平直，平躺喝奶易导致奶液经咽鼓管呛入中耳，引发中耳炎。

4. 乘坐飞机

身体外界气压发生变化，如不能通过吞咽唾液、捏鼻鼓气等方式及时解除中耳压力变化，易诱发中耳炎。

5. 挖耳

用尖锐物体挖耳，有可能造成外耳道及鼓膜损伤、鼓膜穿孔。

6. 疲劳

睡眠不足或体力消耗过度，致免疫力下降，病原体侵入，诱发中耳炎。

中耳炎有哪些症状?

1. 全身症状

常见于急性化脓性中耳炎，可有发热、乏力症状。

2. 耳痛

耳部疼痛，可向同侧头部、牙齿放射，耳痛剧烈者夜不能寐，烦躁不安。婴幼儿多无法表述，表现为哭闹、挠头挠耳。

3. 耳闷胀感

仿佛被棉花堵住耳朵。

4. 耳流脓

耳道流出黏液、脓液，可伴有异臭味。

5. 听力下降

虽然小朋友自己不会说听力下降了，但是会表现出对父母呼唤不理睬、注意力不集中。

6. 耳鸣

一般不重，间歇性，有时转头、打哈欠或擤鼻时可闻及气过水声。

7. 中耳炎分型

不同类型的中耳炎，临床表现也不一样。

分泌性中耳炎：常表现为耳闷感、听力下降，没有耳流脓表现，对于儿童患者常具有很大隐蔽性。

急性化脓性中耳炎：症状突出，表现为耳痛、耳流脓、听力下降，可伴有全身症状。

慢性化脓性中耳炎：耳内间断或持续性流脓，听力下降。

8. 耳流液，就是中耳炎？

耳流液原因很多，除中耳炎外，其他耳科疾病也有该症状。如外耳道炎，有时表现为耳道流淡黄色液体。还要警惕中耳癌，约80% 中耳癌患者有长期慢性化脓性中耳炎病史，表现为耳痛、耳流血性分泌物、听力减退、同侧面瘫等症状。

中耳炎有哪些危害?

急性中耳炎如得不到正确有效治疗，病情可能迁延不愈（长期耳流脓、听力下降），带来生活不便。

部分慢性中耳炎还会出现难以治愈的听力下降、耳鸣，影响患者日常生活。

在个别慢性病例中，病情进展还可能引起一系列颅内外并发症，如面瘫、脑脓肿、颈部脓肿等。

中耳炎怎么预防?

（1）生活中注意耳卫生，如有上述症状，及时到正规医院就诊。重视治疗上呼吸道感染，如鼻炎、咽炎，在上呼吸道感染期注意正确擤鼻。

（2）中耳炎期间忌辛辣刺激食物、忌烟酒。

（3）采用正确的喂奶姿势，不要卧位给孩子喂奶。

（4）乘坐飞机或潜水时，感到耳压或耳痛，应通过吞咽口水或咀嚼口香糖缓解。

中耳炎怎么治疗?

1. 治疗中耳炎，吃抗生素?

中耳炎治疗方法很多，并非只是简单吃抗生素。如分泌性中耳炎，主要针对病因（鼻炎、上呼吸道感染）治疗，可使用鼻喷剂等。

慢性中耳炎反复发作，中耳胆脂瘤应尽早手术治疗。

特殊类型中耳炎，如结核性中耳炎、真菌性中耳炎，不主张普通抗生素治疗，需要针对病原菌的治疗。

2. 慢性中耳炎，手术能完全恢复听力解决耳鸣吗?

慢性中耳炎病程多较长，长期炎症刺激，影响内耳系统，可有不同程度感音神经性听力下降和耳鸣。

中耳手术可清除中耳病变和重建听骨链，但仅部分或大部分恢复听骨损伤、鼓膜穿孔引起的听力下降，而对于感音神经性听力损伤效果不佳，也不会直接减轻耳鸣。

病灶的清除对于耳鸣恢复有间接帮助。

特别医嘱

当出现耳部不适，应及时到正规医院就诊，以免延误病情。

（亓卫东　陈仲春）

乘飞机时耳朵闷、耳朵痛是不是病?

我们都知道，人耳中有一张薄薄的鼓膜，声波带动它产生振动，是我们能听见声音的重要前提。然而，鼓膜是“不透气”的，当外部环境气压急剧变化时，鼓膜外的耳道内气压随之发生改变，与鼓膜内的耳道之间可能形成压力差。过大的压力差会对耳朵造成气压损伤，我们称之为“耳气压伤”。幸而人体耳朵内有一个精巧的小结构，通过调节耳内气压来维持耳内外气压的平衡，它叫——“咽鼓管”。

正常情况下，当鼓室内气压与外界大气压保持平衡时，有利于鼓膜及中耳听骨链的振动，维持正常听力。

咽鼓管的主要功能之一是调节鼓膜两侧气压平衡。咽鼓管分为骨部和软骨部两部分，骨部管腔为开放性的，而软骨部具有弹性，在一般情况下处于闭合状态。当吞咽、打哈欠以及偶尔在咀嚼与打喷嚏时，则可使其开放。

为什么会出现耳气压伤呢?

飞机上升或下降速度过快以致中耳内外压力差快速变大（达10.7~12 千帕）时，吞咽动作或自行吹张不能使咽鼓管开放，压力差得不到调整，中耳内将处于相对正压或负压的状态，中耳黏膜随之产生一系列病理改变，形成急性气压损伤性中耳炎，甚至造成内耳气压伤。

同时，高空的气压和气温变化可能会令咽鼓管黏膜发生水肿，表面活性物质分泌减少或渗出液稀释从而造成咽鼓管功能失调。这也是造成中耳气压调节不良，形成耳气压伤的原因之一。

还有一种情况，如果长时间在高空飞行或潜水作业，会导致血液中氮气分压低于正常水平。此时，如果突然停止作业，大气中的氮气会经咽鼓管进入中耳腔。因从大气中获得的氮气分压远远高于静脉血中的氮气分压，中耳腔内氮气被弥散入血，造成中耳腔压力快速低于环境压力，可导致迟发性耳气压伤。

耳气压伤发生时有什么症状?

1. 耳闷—耳鸣—听力下降

这种情况往往出现在飞机上升阶段。在飞机上升过程中，外界气压低于中耳内压，可感觉到耳闷、耳胀。这时，如果咽鼓管及时开放调节中耳内压力，耳闷感会减轻。如果耳闷感进一步加重，则可能出现耳鸣甚至听力下降。

尤其当外界压力大于中耳内压达到一定程度时（大于 8kPa），则可能出现耳鸣、听力下降，甚至造成鼓膜破裂，使疼痛进一步加重。

2. 眩晕及恶心

当中耳内外压差达到一定程度，对内耳迷路造成负担时，则会出现眩晕、恶心、耳鸣、听力下降等症状。

如何预防耳气压伤

耳气压伤这么可怕，是不是大家就不能乘飞机、潜水了呢？其实不然。对大多数咽鼓管功能正常的普通人来说，耳气压伤一定程度上是可以预防的。在飞机上升和下降过程中，我们可以通过打哈欠、吞咽、咀嚼等动作，或者进行“捏鼻闭口呼吸法”等促进咽鼓管开放，调节中耳内外压平衡。

捏鼻闭口呼吸法，就是用手指将两鼻翼向内压紧、闭口，同时用力呼气。咽鼓管功能通畅者，此时呼出的气体可经咽鼓管进入中耳腔。反复进行，可改善中耳内外压差。

万一发生耳气压伤，应怎么办?

耳气压伤发生时，除耳闷、耳痛、听力下降等典型症状外，还可能出现鼓膜内陷、鼓膜淤血、穿孔或鼓室积液等表征。

一旦发生耳气压伤，应注意积极治疗。治疗方式主要有以下几种：

（1）改善中耳通气。如局部使用减充血剂滴鼻，咽鼓管吹张，鼓室积液者行鼓膜穿刺、切开等；

（2）鼓膜破裂者预防感染，保持干燥；

（3）迟发性耳气压伤发生时，反复进行主动和被动的咽鼓管通气；

（4）耳气压伤及内耳时，积极治疗眩晕和神经性耳聋。

最后，对于本身患有鼻炎、中耳炎等疾病，合并咽鼓管功能失常的患者，建议及时治疗，暂停飞行或潜水作业。

（鲁小玲）

听力障碍

遗传性听力障碍不遥远，三级预防是关键

在我国，大约2780万人有听力障碍，其中单纯听力障碍患者有2004万，位居各类残疾之首。

听障群体是一个庞大且每年都在增长的弱势群体，我国每年有6万余名新生儿由于遗传、药物、感染、环境等原因成为听障儿童，也就是说每1000个新生儿中就有1~3个耳聋患儿。而在入住重症监护病房的新生儿中，每100个新生儿中就有2~4个耳聋患儿。其中，60%患儿的听力障碍是由遗传因素导致的。

遗传性听力障碍离我们遥远吗?

在4岁以下的患儿中，遗传因素导致的听力障碍占了71%，随着耳聋相关基因的不断发现，这个比例还在持续增加。每100万个听力正常的父母就有6人携带耳聋突变基因，携带者会将耳聋基因传递给孩子引起聋病。

遗传性听力障碍的家人都有听障吗?

很多家长以为遗传性听力障碍就是“父母有听力障碍，孩子也出现听力障碍”，是这样吗?

答案是否定的。“父母有听力障碍，孩子也出现听力障碍”只是遗传性听力障碍很少见的一种情况，大部分遗传性听障孩子的父母是没有耳聋的。

遗传性耳聋涉及多种遗传方式，包括常染色体隐性遗传、常染色体显性遗传、性染色体（X 和 Y）连锁遗传、线粒体遗传，其中常染色体隐性遗传最常见，占 77%~88%。这种遗传方式是指父母双方听力都是正常的，但均为致聋基因携带者，有 1/4 的概率生出听障宝宝。

而遗传性听力障碍的宝宝，则有很大可能会把听力障碍遗传给下一代。对于常染色体隐性遗传模式的听力障碍患者来说，他（她）与一个致聋基因携带者结合生出一个耳聋的宝宝的概率为 1/2（50%）。

如何判断听力障碍是不是遗传性的?

目前主要通过基因检测来确诊遗传性听力障碍。基因检测检测的是一个人的 DNA。我们通过把宝宝每一个 DNA 与正常人 DNA 进行比较，找出差异 DNA，通过专业的评估，最终确定差异 DNA 为宝宝的致病基因。临床上有多种方式获取人的 DNA，最常见的方式是抽静脉血，约 2 毫升即可。

人体有 2 万多个 DNA，对这 2 万多个 DNA 进行对比和分析是一项繁重的工作，检测结果的获得需要一定时间。基因检测不同于其他检查项目，需要同时对患者的父母及亲人进行 DNA 检测，这涉及个人身体隐私，因此对于基因检测结果，医院会严格把控，只有患者本人、父母、监护人通过一定程序才能获取，避免隐私泄露问题。

如何预防遗传性听力障碍?

一级预防：结婚或生育之前夫妻双方进行耳聋基因普遍性筛查。

二级预防：怀孕后孕妇进行产前耳聋基因筛查与诊断。

三级预防：及早开展新生儿听力筛查及耳聋基因筛查，对耳聋患儿早发现、早诊断和早干预。

新生儿听力筛查联合基因筛查

听力障碍患儿如果早期进行干预治疗，尤其6月龄之前，其听力与言语功能可得到显著改善。

单纯新生儿听力筛查只能发现先天性听力障碍的患儿，会遗漏药物敏感性和迟发性耳聋患儿。新生儿听力筛查和基因联合筛查不仅能及早发现先天遗传性听障宝宝，更重要的是，能发现药物性和迟发性耳聋高危人群，第一时间为个体及其家族成员提供明确的用药指导和生活指南，降低后天错误用药或不良环境因素导致的耳聋风险。对于听障群体还可从分子水平上明确病因，及早进行助听器或电子耳蜗植入的康复治疗，避免因聋致哑导致智力缺陷；同时应指导听障夫妇优生优育，防止再次生育听障宝宝。

（俞莎）

突发性听力下降，诊疗秘诀贵在“早”

晨钟暮鼓，鸟叫蝉鸣，泉水叮咚，且听风吟……好的听力是我们享受有声世界的前提，然而人们在日常生活中可能会出现听力下降，表现为正常能听到的声音变小了、听不清了或听不见了。

出现这种情况千万不要忽视，尤其是出现突然的、短时间内发生的听力下降。因此，警惕突发性耳聋很重要！及早检查、及早治疗很关键！开始治疗的时间越早，治疗效果越好。

什么是突发性耳聋?

突发性耳聋是突然发生的，可在数分钟、数小时或3天以内，原因不明的感音神经性听力损失，至少在3个连续的频率上听力下降30分贝或以上。

突发性耳聋因何而起?

日常生活中的身体异常状况、精神紧张、压力大、生活不规律、睡眠障碍等都有可能是突发性耳聋的诱因。

尤其在当今工作、生活节奏加快的背景下，很多人因为各种各样的原因而出现恐慌、焦虑、失眠、悲观等情绪，更容易罹患突发性耳聋。

出现突然的听力下降怎么办?

1. 看症状

首先看自己身体有没有不舒服的地方。突发性耳聋的症状有时不太典型，患者并不都是出现明显的听力下降，有的患者主要症状是耳鸣，只觉得耳朵里有嗡鸣声而忽略了听力下降；有的患者表现为耳闷胀感，感觉耳朵像被塞了东西；还有的患者表现为头晕或者眩晕等等。如果出现这些情况，不要拖延，你的听力该查查了！

2. 查听力

专业耳鸣诊疗 APP——“复旦耳鸣 RS”可帮助你完成测试。请按照下述步骤 DIY 你的听力测试报告。

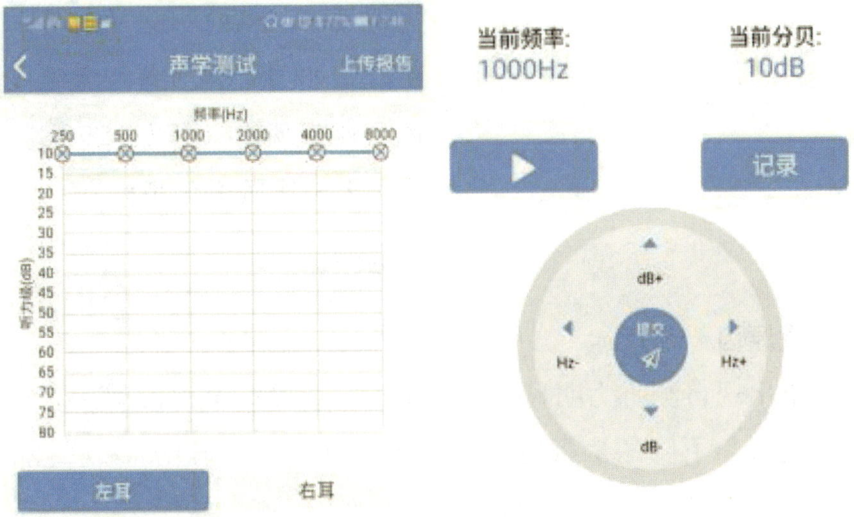

图 54　听力测试界面

（1）扫描二维码打开“复旦耳鸣 RS”APP，依次进入“耳鸣诊断”→“声学测试”。

（2）选择安静环境，戴上耳机，按提示将耳机音量调至最大。

（3）进行环境噪声检测（目的是确认测试环境是否安静，此步骤也可跳过）。

（4）分别进行双耳气导听力检测。选择左耳或右耳，通过 Hz+ 或是 Hz- 左右移动选择测听频率，通过 dB+ 或是 dB- 上下调整音量大小直至确定可听到的最小响度。

（5）测试完成点“提交”。

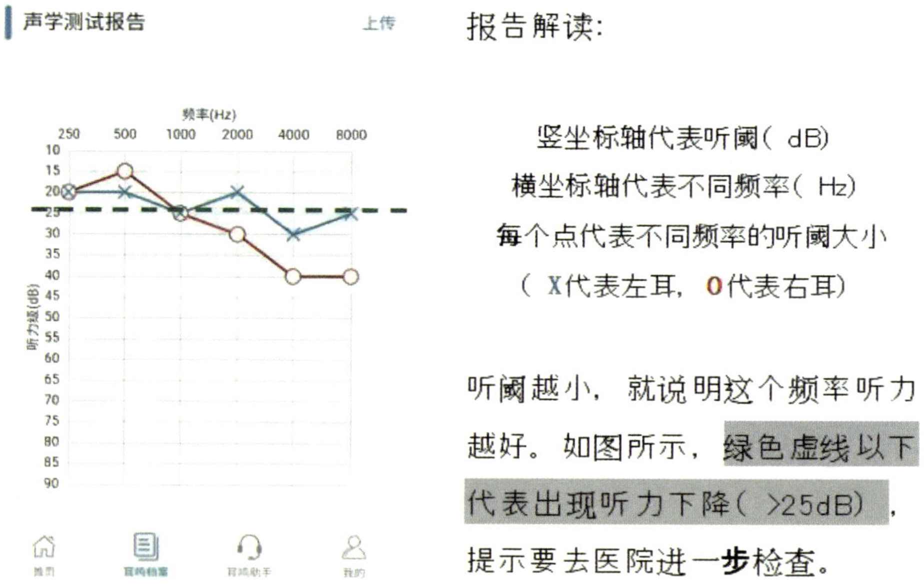

图 55　测试报告

3. 找原因

如果出现自测听力明显下降的情况，应及时至医院就诊。

引起听力下降的病因有很多，包括外耳道耵聍堵塞、分泌性中耳炎、急慢性中耳炎、耳硬化症、颅脑外伤致内耳损伤或听骨链损伤、老年性聋、突发性耳聋等。需要行耳科查体及音叉检查、纯音测听等进行明确诊断；必要时进一步行影像学等相关检查，包括头颅或内耳 MRI，排除脑卒中、听神经瘤等疾病。

如何预防突发性耳聋?

（1）生活工作中要避免精神紧张、焦虑、恐惧、抑郁等，要注意调整生活节奏。

（2）稳定情绪，勿狂喜暴怒、情绪波动，保持平和、积极的心态。

（3）要加强身体锻炼，提高免疫力，避免熬夜、作息不规律。避免不良的生活习惯，如饮酒吸烟可使血管痉挛，血循环障碍会引起突发性耳聋。

（4）有基础病的患者，包括血管性疾病、自身免疫性疾病、病毒感染性疾病等，需积极治疗控制好基础病。比如糖尿病患者和高血压患者要注意平时血糖、血压的控制，糖尿病可导致内耳微血管病变，在微血管内形成血栓，内耳局部缺血进而发生突发性听力下降；高血压患者则可能由于血压波动影响到内耳的血流灌注而发病。

（5）注意环境噪音。避免长时间接触高强度噪音，防止损伤内耳、听力下降。

（6）定期体检，早期发现相关疾病，防患于未然。

（唐冬梅　吴净芳　李华伟）

老人耳背千万别忽视，这几个误区一定要知道

大多数人都有过这样的想法：老年人的听力下降很正常，不需要治疗，也没法治疗。那么事实究竟是怎样的？事实上，针对老年人的听力下降，常规的想法或多或少都有些偏差，让我们一起来了解一下关于老年人听力问题的三个常见误区！

误区一：年纪大了一定耳背

老年人听力下降的发病率确实很高，但是有些人七老八十了仍然耳聪目明；同样的年龄，有的人听力下降得比较轻，而有的人就比较重。由此可见，年龄是听力下降的危险因素之一，但并不是唯一的危险因素，那么到底哪些情况会导致听力下降得更严重呢？

目前比较明确的危险因素包括以下几点：

首先为不可控因素。不可控因素包括性别、年龄和遗传因素。随着年龄的增长，听力下降的比例逐渐增高、程度逐渐加重。据统计，65 岁以上、70 岁以上、80 岁以上的人群分别有 1/3、1/2、2/3 的人有听力下降，几乎所有 90 岁以上的人都有听力下降；其中男性较女性听力下降得更为严重；听力下降还与遗传因素相关。

其次为可控因素。可控因素有很多，包括环境噪声暴露时长、抽烟、肥胖以及使用过耳毒性药物等。

最后，很多慢性病也可能会加重年龄相关性耳聋，例如糖尿病，高血压、高血脂、动脉硬化等心脑血管疾病。

虽然我们无法控制自己的出身、性别，也无法逆转时间，但是，通过对可控危险因素的防控以及积极控制好血糖、血压和血脂等，可以让听力下降来得更晚一些。

误区二：年纪大了耳背不需要治

著名心理学家阿尔弗雷德·阿德勒在《自卑与超越》一书里写道："只要我们活着，个体就必然和他人发生联系。"但是很多老年人由于听力下降得比较严重，逐渐失去了与他人交流的欲望，久而久之，还会产生自卑、孤僻、抑郁等心理疾病。近几年的研究发现，年龄相关的听力下降不仅与老年人认知功能障碍相关，还是阿尔茨海默病（老年痴呆症）的危险因素之一。

其实，老年性聋不仅可防，也可控。如何进行医学方面的干预呢？

首先，尽量避免接触可控性危险因素，比如戒烟、控制体重，比如控制好糖尿病、高血压、高血脂等全身性疾病，再比如尽量减少接触噪声，跳广场舞的时候音响声音小一点。

其次，如果听力下降已经开始影响日常生活交流了，建议及时佩戴助听器。佩戴助听器不仅有助于改善交流，还有助于延缓认知障碍。有些人觉得戴助听器有点难为情，其实戴助听器和戴老花镜在本质上没有什么不同。

最后，重度耳聋患者佩戴助听器改善听力的效果有限，经济条件允许的前提下可以考虑人工耳蜗植入。

误区三：即使治了效果也不好

很多老年人的听力下降不单单是“听不见”，还会出现“听得见，听不懂”。他们常常表述为：我听得见你们说话（或者我听得见音乐的声音），但是听不懂你们在说什么。这种情况在医学上叫作“听力下降程度与言语识别率不符”。

有一些老年人来门诊就诊时说“我助听器也用了，但还是听不见”“我花了好几万买了个助听器效果也不好”。为什么会出现这种情况呢？

出现上述问题主要有三方面原因。第一，听力下降已经很严重了。第二，听力下降虽然不严重但是言语识别能力明显下降。言语识别能力下降是由中枢听觉功能衰退所导致的。换句话说，部分老年人大脑处理语言的功能衰退得比听觉器官更厉害。因此，老年人在验配助听器前后除了常规听力检查外，最好还测试一下言语识别率。第三，助听器市场目前良莠不齐。验配助听器建议前往正规医疗机构或者有验配资质的单位，并且助听器也不是买回家就完事了，后期还需要进行调试。

“老吾老以及人之老”，跟老年人打交道时，可以适当地降低语速、吐字清晰、提高音量。年龄大了耳背需要治，也可以治；关爱老年听力健康，助力晚年生活质量。

（王云峰　尹彦波　石小玲）

耳硬化症

30 岁的年纪竟是 80 岁的听力

30 岁的小美初为人母并且事业有成，但自从孩子出生后，她就觉得自己的听力越来越差了。到医院进行相关检查后，医生发现小美已经中度耳聋，听力相当于 80 岁的老太太，初步诊断为耳硬化症。小美百思不得其解：什么是耳硬化症？是耳朵变硬了吗？怎么 30 岁就耳聋了呢？

耳硬化症有什么表现？

耳硬化症是一种好发于 30~40 岁中青年（女性多见）、无明显诱因出现听力下降的疾病。听力下降缓慢进展，早期多为单耳听力下降，随时间进展可累及双耳，大部分属于传导性耳聋，后期可发展为混合型耳聋。

为什么会发生耳硬化症？

耳硬化症具体病因不明，具有一定的遗传倾向，还可能跟内分泌功能紊乱有关。女性患者常在怀孕或分娩后听力下降加速，可能与激素水平有关。

耳硬化症是哪个部位出了问题?

我们先来了解一下耳朵的构造，耳朵可分为外耳、中耳和内耳三部分。

外耳包括耳廓和外耳道，外耳道也就是我们平常用掏耳勺所到达的地方。外耳与中耳相隔一层薄薄的鼓膜。中耳结构比较复杂，中耳里有三块听小骨相互连接，其中最内侧的小骨叫作“镫骨”，它与内耳相连。由于镫骨与内耳相连的部位发生了一系列不明原因的骨质吸收、破坏、疏松、沉着和致密的新骨形成等反复交替的改变，导致镫骨活动欠佳甚至固定不动，使声波不能顺利传入内耳。从这里我们可以看出，耳硬化症病变部位不是单纯的骨质变硬，还可出现骨质破坏与骨质疏松，但是因为原名已长时间沿用成习惯，至今未作变更，仍称为“耳硬化”。

糟糕的是，耳硬化症不仅累及中耳，后期还可波及内耳，内耳病变还会出现神经性的听力下降。一旦波及内耳，意味着病情更加复杂了。

除了听力下降，耳硬化症还有别的症状吗? 临床如何诊断?

除了听力下降，很多患者还出现“嗡嗡”样耳鸣；相比安静环境，部分患者觉得在嘈杂环境中听力更好；部分患者因“自听增强”——听自己说话声音变大，因而会把自己说话的音量放小；还有一些患者可出现眩晕，即视物旋转。临床耳科医生根据病史及耳部薄层 CT 可以诊断，但不典型的耳硬化症需要做鼓室探查手术方可明确诊断。

耳硬化症该如何治疗?

比较遗憾的是，目前尚无药物可以有效治疗耳硬化症，耳硬化症仍以手术治疗为主。轻度听力下降可以继续随访观察，一旦听力下降加重，并且影响日常生活，建议手术治疗。通过手术大部分患者可以有效地改善听力，手术创伤较小，大部分患者次日即可出院。不能进行手术的患者可佩戴助听器以改善听力。目前除了传统助听器外，新型的牙骨导助听器可以比较理想地解决美观和音质的问题。

（石小玲）

耳石症

天旋地转找不到原因？可能是耳石跑错了地方

张太太最近很苦恼，她只要一倒头碰到枕头，就立马感觉天旋地转，持续时间倒是不长，就十几秒，但是特别难受，还会恶心甚至发生呕吐。张太太起初以为是颈椎病犯了，但去看了骨科没查出有什么特别问题；又想是不是年纪大了，发生了“小脑梗”，去神经内科检查了也都没有问题。

张太太急得睡不着觉，这时好心的邻居提醒：之前她也犯过类似的毛病，耳鼻喉科的医生说这是一种叫“耳石症”的毛病，医生在床上给她左翻翻右翻翻就好了。张太太像是抓住了最后一根救命稻草，立刻来到耳鼻喉科进行检查。

医生问诊

根据张太太的病情描述，耳鼻喉科汤医生问了她这样几个问题：眩晕发生的时间有多久了？是第一次发生这样的情况吗？每次是不是在特定的体位下才会发生？发生的时候看房子有在转吗？发作时持续时间有多长？

每次发作的时候意识清楚吗？发病之后有没有出现听力下降的情况呢？

张太太对此一一作答："眩晕发生有一周了，第一次发生这样的情况。在睡觉躺下去的时候特别容易出现，尤其是头向右侧倒下去的时候，现在只敢往左边慢慢躺了。发作的时候房子是转的，持续时间大概十几秒钟吧。发作的时候意识是清楚的，没有出现听力下降。"

根据张太太的回答，汤医生初步判断张太太患耳石症的可能性较大，但确诊仍需一项特殊的检查——耳石检查。

耳石检查

张太太来到了耳石检查室，进门的一台大机器把她吓了一跳，看起来很像是电视里那种训练宇航员平衡用的太空椅。

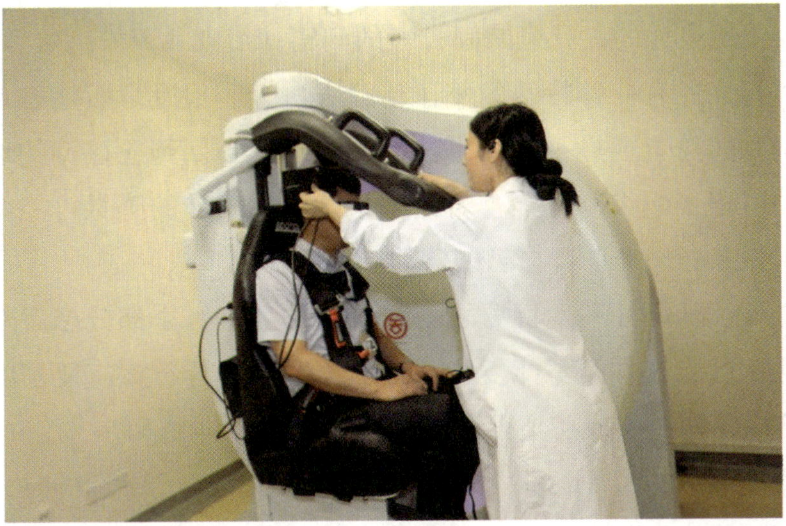

图 56　耳石检查

负责耳石检查的田医生看过张太太的病史后指导她坐上椅子，并嘱咐她不要紧张，到时候椅子会转几个位置看看能不能诱发出眩晕，如果在椅子转动过程中发生了眩晕也不用太害怕，一般持续时间不会超过 1 分钟；如果想要呕吐就及时说，会马上停止检查让她休息。

这个检查是诊断耳石症的“金标准”，最重要的一点是一定要全程保持眼睛睁开，哪怕是发生了眩晕也要把眼睛睁大，医生是通过观察眼球震动来判断患者是不是得了耳石症。

按照医生的指导，张太太进行了检查，在“太空椅”向右后方倒下的几秒内张太太感觉到了天旋地转。医生让张太太放松，睁大眼睛让医生看到眼球转动的方向，并询问她有没有感到恶心、是否想要呕吐。经过几次反复的检查，田医生诊断张太太确实得了耳石症，检查结果显示她右后半规管的耳石掉出来了。

耳石症复位治疗

耳石症是一种良性病变，就像感冒一样，大多数人经过休息之后都会慢慢自愈的，就是时间长短的问题，短则几天长则数月。

耳石症还有一种特殊的复位治疗方法，和检查耳石症有点像，需要坐在转椅上通过一定的章法旋转，让耳石回到应该待的地方。复位的过程当中像刚才检查时候发生的天旋地转的感觉可能会多次出现，要有心理准备看自己能不能承受。

另外，复位并不是百分之一百成功的，有一小部分患者对复位不敏感，可能有耳石不能复位的情况。并且，耳石症有复发的可能性，这次即使复位成功了也不能保证以后不会再复发。

经过慎重的考虑，张太太选择进行复位治疗。幸运的是，经过田医生的治疗，张太太一次就复位成功。治疗结束后，田医生嘱咐张太太仍然需要注意以下几点：

（1）短时间内所有动头的动作都要尽量慢，如抬头晾衣服、低头系鞋带以及转头的动作，尤其是别人喊你的时候千万不要猛地转头，最好是身体慢慢转过去而头不要转动；

（2）复位成功后几天内，会出现走路像踩棉花一般脚软绵绵的感觉，可以到门诊找主诊医生开药改善，注意休息，此类症状会慢慢消失；

（3）如果耳石症复发，务必请专业医生进行治疗，切勿网上看视频自己操作复位，有可能会弄巧成拙。

（汤玮晶）

耳石症治疗不仅要复位，还要前庭康复

如前一节所讲，耳石症也叫“良性阵发性位置性眩晕”，是眩晕最常见的原因之一。它是耳朵里面感知和控制身体平衡的器官功能出现异常导致的。

我们的耳朵里有三对半规管，其内充满液体，当耳石脱落进入半规管内，会随着头部位置的改变在管中运动，带动半规管内的液体流动，使人产生眩晕的感觉。当耳石在重力作用下运动到最低点，便不再继续运动，眩晕就会很快停止。

神奇吧！那么如何定位逃跑的“石头”呢？

通过 Dix-hallpike 试验来明确诊断：

（1）首先坐在床上适当位置，头向右转 45°。

（2）躺下使头悬空，保持低于床边 20~30° 不动。此时如果感到明显的眩晕，并且出现上跳、逆时针扭转的眼震，持续 <1 分钟，则试验结果为阳性，说明右侧的后半规管内有耳石。

（3）类似可以进行左侧后半规管的检查。

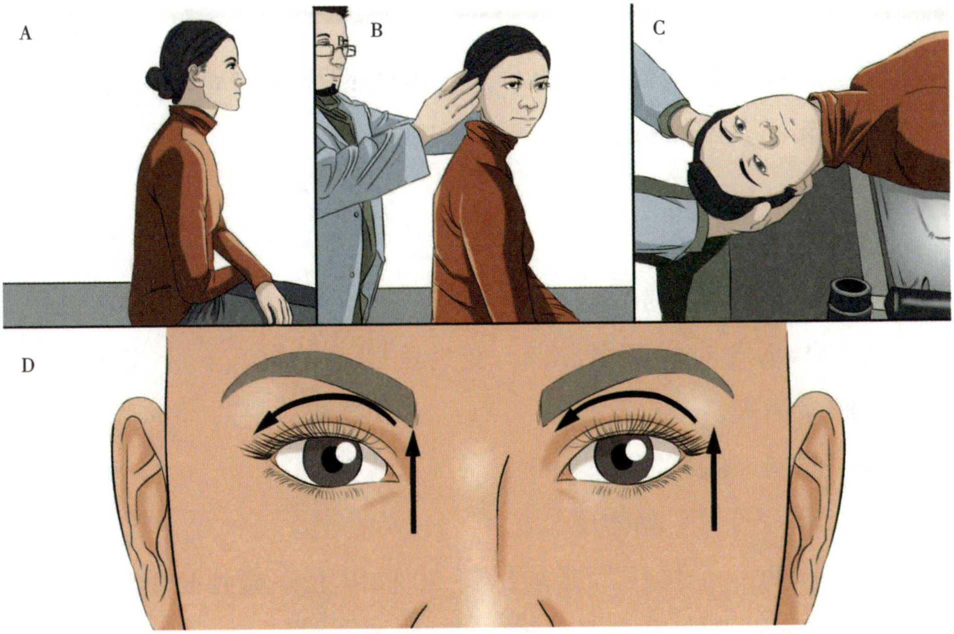

图 57　右侧后半规管的检查示意图

如果平时睡觉翻身的时候容易出现眩晕，则可以进行水平半规管耳石症的 Roll-test。

（1）平躺在床上，头部抬高 30°。

（2）头向一侧转 90°，保持不动。出现明显眩晕伴有向地性或者离地性眼震时为阳性。将上述步骤左右各进行一次，对比转向哪一边诱发的眩晕感更严重、眼震更强烈，推测是嵴顶耳石症还是管内耳石症。

耳石症怎么治呢?

耳石症不需要服用任何药物，只通过耳石复位让脱落的耳石“归位”即可获得很好的疗效。根据前面的体位试验判断自己的耳石症类型，以及是哪一侧的耳朵患病（患侧），使用对应的复位方法。

1. Epley 法

（1）首先诱发明显的眩晕，头向对侧转动 90°，变为向另一侧倾斜 45°。

（2）头向对侧继续转动 90°，身体同时跟着转动，变为头朝下的体位坐起，头部保持直立。

2. Barbecue 法

（1）平躺面朝上。

（2）向对侧翻身 90°。

（3）继续向对侧翻身 90°，变为面朝下的体位，保持 30 秒以上，至眩晕消失。

（4）向同一侧继续翻身 90°。

（5）最后转为平躺体位。

TIPS：每一个体位都必须保持 30 秒以上，直到眩晕感消失，否则复位可能失败。

耳石复位后还有不稳感怎么办？

前庭康复是针对前庭功能减退的一类物理性治疗方法的总称，包括眼动、头动、躯体运动等动作练习。

哪些患者可能从前庭康复中获益？

（1）外周前庭病变患者（非急性发作期），伴有行走不稳、漂浮感等。

（2）脑梗或颅脑外伤后患者出现眩晕、头晕、不平衡感。

（3）有跌倒史、走路不稳者。

前庭康复可改善哪些症状？

（1）不稳感。

（2）头动产生的眩晕、视觉模糊。

（3）颈紧张感。

（4）欲摔倒感。

（5）头懵、朦胧感。

常见的前庭康复动作：凝视稳定性练习

（1）摇头固视：眼睛盯住一个静止的视靶，左右摇头、上下点头，斜对角方向摇头。

（2）反向固视：手持视靶水平或垂直方向移动，眼睛盯住视靶，视靶移动的方向与头动方向相反。

TIPS：以上训练动作均持续 1 分钟以上，每天 2~3 次。应量力而行，逐渐增加难度，注意防跌倒，头晕较重的患者应有家人陪护。

（唐冬梅）

听神经瘤

听力下降，是“听神经瘤”惹的祸？

刘先生是一位46岁的职业男性，1周前突然出现左耳听力下降，虽然没有耳痛、流水这些症状，却严重影响了他的工作和生活。刘先生急忙去了当地医院就诊，医生按突发性耳聋给予治疗，1个月后仍毫无效果。于是，当地医院给刘先生拍了耳部MRI，结果提示左侧内听道占位性病变。

听到“占位”两个字，刘先生觉得问题严重了，可能耳朵里“长东西”了……

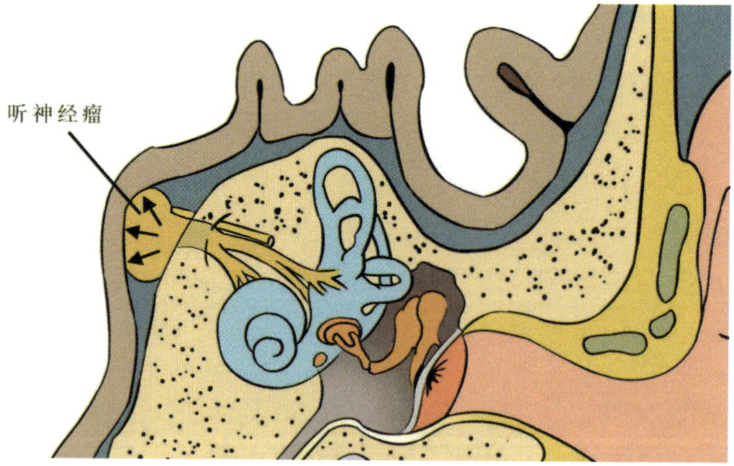

图58 听神经瘤占位示意图

为了更好地诊治，刘先生来到专科医院。进一步做了耳部增强 MRI 的检查，最后结果提示为左侧听神经瘤可能。

听神经瘤究竟是一种怎样的疾病？我们应该如何看待它？

“听神经瘤”这个病名，听起来让人感觉就是长在“听神经”上的肿瘤，这种感觉没错，但却不够精准。之所以会出现这种情况，全因为最开始给它命名的医生。医学上其实有很多病名都是这样，开始时不见得认识有那么精确，但因为习惯，所以就会一直延续下去。

其实，听神经瘤绝大部分来源都是“内听道内前庭神经”鞘膜的施旺细胞。而真正能够让人感知到听觉的神经叫“耳蜗神经”。这两种神经常常合在一起并行，难以分离，因而统称为“听神经”。

前庭神经是用来调节人类平衡的神经，为了理解前庭神经的这一功能，我给大家举个例子。不知道大家有没有这样的生活经验，当你坐在一辆快速行驶的火车上，两旁都是高崖悬壁，而且距离火车很近，当你用双眼凝视悬壁时，你可能会有一种天旋地转的感觉，这种感觉在医学上叫“眩晕”，而它产生的原因，就是“前庭神经”受到激惹所导致的。

因此，听神经瘤更精准的叫法应该是“前庭神经瘤”，极少的人才会发生在耳蜗神经上。

听神经瘤是一种很常见的颅内良性肿瘤。它的发生率大概占所有颅内肿瘤的 8%~10%，如果进一步将脑部细分解剖的话，占它所在桥小脑角区肿瘤的 80%~90%，也就是说这一细分部位的肿瘤绝大部分都是它，所以得这个疾病的人，并不“孤独”。30~60 岁的人群较其他人群更容易患此病，不过它不挑性别，男女发病率差不多，而且大部分也是只发生在一侧，两侧同时患病或者先后患病的可能性很小。

如何发现和治疗听神经瘤呢?

可惜的是，尽管在医学科技如此发达的今天，关于听神经瘤的发病机制，依然知之甚少。由于缺乏病因的了解，预防也就无从谈起。我们只能通过尽早发现、尽早治疗这项策略，来减少该疾病对我们的伤害。

若突然出现听力下降，且越来越严重，一般治疗方法又无效时，就要怀疑是这种疾病，因为大部分人是出现这样的情况而被发现的。而至于耳鸣、耳痛、流脓、头晕、面瘫这些症状都不是必然出现的，当然也有很少一部分患者是因为这些症状而发现的；但是相比于听力下降，比例还是要低得多。然而，不管怎样，只要出现上述症状，并有加重趋势时，就应该进一步检查，以明确诊断。

一旦确诊为“听神经瘤”，该如何治疗?

听神经瘤的治疗有三种方案可选择，手术切除、伽玛刀放射治疗或观察肿瘤生长速度再决定治疗方案。其主要依据是肿瘤的大小及目前各脑神经功能状态。直径小于 2.5 厘米为小肿瘤，直径 2.5~4 厘米为中等大肿瘤，直径大于 4 厘米为大肿瘤。可以根据这个标准，对照 MRI 的描述来判断自己肿瘤大小的属性。

目前一般主张对于肿瘤较小又无明显功能损害，如无听力下降的患者，建议观察随访。因为有研究结果显示：59% 的患者肿瘤年增长速度小于 1 毫米，只有 12% 的患者年增长速度大于 3 毫米，甚至还有 6% 的患者肿瘤缩小了。但是因随访观察发现有听力下降的风险，又有人对此做了研究，小肿瘤和大肿瘤对听力保存的概率分别是 75% 和 32%，相差一倍。也就是说，等肿瘤长大了再手术，那么保存听力的可能性就更小。

因此，对于小肿瘤患者，不介意随着肿瘤增大而听力逐渐下降甚至丧失的，可观察随访；而对保存听力意愿较为强烈的患者，就算发现时听力无影响，也建议尽早治疗。手术方法有很多，具体选择哪种手术方式，还需结合具体的情况由医生来决定。

对于一些小肿瘤、不愿手术的患者，也可选择立体定向放疗（伽玛刀），但伽玛刀治疗也有并发症，如远期听力丧失等。手术则可以根据具体情况，对听神经和面神经进行很好地保护。如果肿瘤能完全切除，则预后良好。但无论是何种治疗方式，都可能出现并发症，甚至死亡。随着医疗水平的提高，目前手术死亡率小于1%。

最终，刘先生经手术治疗，肿瘤完全切除干净，听神经和面神经也得到了完整保护。

（黎长江）

面神经麻痹

面神经麻痹问答

25岁的王小姐在去爬雪山旅行的第二天起床洗脸、刷牙时，突然发现左半闭眼不能、口角歪斜。

返沪后，她立即来到医院就诊。医生仔细询问后得知，她在之前两天有耳痛病史，经过检查发现这就是常见的疱疹病毒感染引起的面神经炎导致的面神经麻痹，俗称“面瘫”。重者会表现为病侧面部表情肌完全瘫痪、前额皱纹消失、眼裂增大、鼻唇沟变平、口角下垂。

虽然大部分的急性面瘫都可以完全恢复正常，但小部分人会留有面瘫后遗症。

引起面瘫的原因有哪些?

面神经麻痹，也称面瘫，通常是因为面神经病变或损害，导致神经支配的面部表情肌的瘫痪，造成一侧面部肌肉乏力或无力。常见病因有病毒感染（Bell’s 面瘫、Ramsay Hunt 综合征）、外伤（颞骨骨折），手术切除相关（面神经肿瘤或者听神经肿瘤等术后），罕见的还有出生缺陷，如先天性面神经面肌发育不良（Moebius 综合征等）。

面瘫都有哪些症状?

面神经发自脑干，经颞骨内的走行进入皮下。面神经一般分五支，即颞支、颧支、颊支、下颌缘支和颈支，支配分布在额、眼、颜面、鼻翼及口角周围的表情肌，完成喜怒哀乐的精确表达。不同分支的面神经受到损伤，就会出现相应区域的面瘫，比如支配眼部的分支神经受伤后，眼睛就闭合不全。

面瘫应该看哪科?

由于导致面瘫的病因多样、发病急缓不一，面瘫的诊治往往涉及耳科、神经科和整形外科的多学科协作。

急性面瘫大多源于炎症感染，如 Bell's 面瘫、面神经炎，建议首诊耳科或者神经科，目前多采用以药物为主的综合治疗，其中类固醇激素为首选（但 Lyme 病引起的面瘫应使用大剂量抗菌药，禁用激素）；有明确骨折的早期外伤性面瘫，面神经减压是有效手段；面神经肿瘤或者其他肿瘤压迫面神经导致的面瘫，则需要耳科和神经外科联合手术。

对于 12 个月内的早期外伤或手术等外伤性面瘫，及超过 2 年的慢性面瘫患者，由于失去了急性期的治疗机会，除了承受面部表情运动障碍的痛苦之外，可能还会合并面瘫的各类后遗症。最常见的如口眼异常联动、眼睑无法闭合导致的角膜溃疡，长期还会使心理负担加剧、导致社交障碍。为了改善静态对称、恢复动态表情，此时就需要向擅长面部修复手术的整形外科医生求助了。

面瘫的面部修复手术有最佳时机吗? 需要做哪些准备?

面瘫修复手术的最佳时机是尽早，尤其是外伤和手术后的面瘫。只要条件允许，都应该尽早恢复面神经对表情肌的支配，因为一旦失去面神经的控制，面肌就无法正常运动。此外重要的是，面神经递质中还有营养成分，面肌失营养时间越长，就越易导致面肌萎缩，形成晚期面瘫，治疗难度增加。

面瘫的治疗要求医生熟悉面神经解剖、深刻认知面神经疾病的病理机制。比如，临床上常见的面肌口眼联动为主要症状时，内因是自身修复时神经纤维走行紊乱，治疗联动是药物和康复为主，手术为辅；而晚期面瘫的面肌萎缩则以手术为主，药物和康复为辅。因此，术前详细的评估非常关键。此外，人类的表情复杂多样，所以对面部的分区评估尤为重要。就诊前不妨从准备 8 个不同表情的自拍照开始：静态、抬眉、轻闭眼、紧鼻、微笑、大笑、噘嘴、露齿。

此外，常用的术前评估方法还有 House-Brackmann 面神经评级（Ⅰ—Ⅵ级）、面神经肌电图和面神经电图等。

面瘫手术都有哪些方法？不同的方法效果差异如何？

面瘫手术的目的就是尽最大可能恢复面部表情的动力。前面也提到过，面瘫病情各有不同，所以治疗的方法也从最简单的神经吻合修复，到神经移植修复，再到最复杂的肌肉移植手术。

早期的神经损伤，很多可以通过代价最小的神经吻合或者单纯神经移植修复原有面部肌肉的动力。

晚期面瘫（大于 2 年）则推荐肌肉移植手术，移植带神经血管的肌肉是面瘫重建中难度最高的手术，其他方法还有使用非生理性的修复方法如软组织填充术、颞肌瓣转位术及对侧注射肉毒素治疗等。

“破镜重圆”是现代医学的目标，面瘫手术也不例外。为了重现完美表情，需要完善的术前评估、精准的手术方案设计和术中操作，以及术后坚持不懈的康复训练。

（谢友舟）

No. 1656812

处方笺

鼻科

热点问题

医师：______________

临床名医的心血之作……

鼻部炎症性疾病

如何防治过敏性鼻炎？

每到换季，有时会莫名其妙地鼻痒、打喷嚏，接着开始流清涕、鼻塞……给日常生活造成很多不便。很多人产生了这样的疑问：是换季气温变化感冒导致的吗？其实不然，这可能与过敏性鼻炎有关。

过敏性鼻炎≠感冒

和感冒不同，过敏性鼻炎一般没有畏寒、发热、头痛、乏力等全身症状，主要表现为鼻痒、打喷嚏、流清涕、鼻塞等局部症状，也可伴有眼痒、流泪、耳痒、腭部痒等症状。感冒一般为自限性疾病，1 周左右可自愈；而过敏性鼻炎则没有此限制，只要接触过敏原就可发病。

过敏性鼻炎不可忽视

根据发病持续时间的长短，过敏性鼻炎可分为间歇性过敏性鼻炎和持续性两大类。

1. 间歇性过敏性鼻炎

顾名思义，其发作为间歇性，间歇期间可无任何症状。例如花粉症，主要在春秋季节发病，其发作与接触花粉相关，在非花粉播粉期，一般不会发病。

2. 持续性过敏性鼻炎

不论季节，常年均可发病，其致敏原范围很广，并非局限于花粉。

3. 高发性

过敏性鼻炎是一种常见病，发病率因国家和地区而有所差别。欧美发达国家发病率较高，大约为 10%~20%，甚至高达 30%。而发展中国家发病率相对较低，约为 5%，甚至更低。我国的发病率介于 5%~10%。农村地区发病率较低，城市发病率较高。总的来说，过敏性鼻炎的全球发病率有逐年升高的趋势。

4. 高花费

虽然过敏性鼻炎发病不会危及生命，但确实影响生活质量。烦人的症状不仅影响工作与学习效率，对正常的生活也造成了影响。过敏性鼻炎还有可能诱发哮喘发作，以及发展为鼻窦炎、咽炎、喉炎、气管炎和支气管炎等。由于患者为数众多，大约 10 人中就有 1 人患此病，每年用于过敏性鼻炎防治上的费用数以亿元计，给社会造成了巨大负担。

发病的诱因

1. 接触过敏原

过敏性鼻炎患者在接触过敏原后，会触发机体产生过敏反应。根据接触的方式，过敏原可分为吸入性的、食入性的和接触性的。

2. 易感体质

并非所有人接触过敏原都会引发过敏性鼻炎，只有易感个体（具有过敏体质的个体）接触过敏原后，才可能诱发产生过敏症状。而非易感个体（非过敏体质的正常个体）接触过敏原，不会引发过敏症状。

3. 遗传因素有一定影响

过敏体质与遗传因素有一定关系，有过敏性疾病家族史的人，其患过敏性疾病的危险较无过敏性疾病家族史的高 2~6 倍。

4. 外在因素同样起作用

是否患病也受非遗传因素影响。一项对 7000 对孪生儿的调查显示，只有 21% 的成员同时患过敏性鼻炎。提示即使是遗传物质完全相同的双胞胎，日后由于生活环境与生活方式的不同，也不一定易患同样的疾病。说明外在因素如环境、生活方式等对疾病的发生发展起作用。有研究提示，生命早期接触大量过敏原，易患过敏性鼻炎等过敏性疾病。

综合防治见成效

如今的医疗技术尚未能达到从基因上改变易感体质。因此，目前的治疗对策主要有以下几种：

1. 避免接触过敏原

食入性过敏原比较容易避免，对于诱发产生过敏症状的食物，只要不再食用，就不会引起发病。

对于吸入性过敏原，则难以做到完全避免接触。可使用杀螨剂，经常更换床单、被套，常用吸尘器吸尘，开窗通风，尽量将生活环境中的过敏原降至最低。避免接触宠物、播粉期尽量减少外出、戴口罩等措施将有助于降低疾病发作次数和程度。

2. 药物治疗

药物治疗主要用于控制症状，针对不同症状，选用不同的药物。常用药物有抗组胺药、鼻用类固醇激素、色酮类、鼻用抗胆碱制剂、减充血剂以及中草药等。从用法上分为口服的和喷鼻的两大类。

口服类药物，主要为抗组胺药，方便服用，每晚服1片。

喷鼻类药物，市面上常见的鼻喷剂（鼻滴剂）主要有四类：

（1）固醇激素类，该类药物具有广泛的抗炎作用，适用于过敏性鼻炎和非过敏性鼻炎的治疗。激素喷鼻由于是局部用药，全身副作用小，故被认为是安全有效的治疗过敏性鼻炎的一线用药。

（2）抗组胺制剂，主要用于减轻过敏性鼻炎鼻痒、喷嚏、流涕等症状。

（3）血管收缩剂，主要用来缓解鼻塞症状。但血管收缩剂（如麻黄素等）作用时间较短，短期反复使用将使血管反应性降低，降低疗效，长期使用还将引起药物性鼻炎，故不可长期使用，一般不宜连续使用7天以上。

（4）抗胆碱能受体制剂，主要用于减轻流涕症状。

3. 免疫治疗（脱敏治疗）

免疫治疗是将过敏原浸液以不同的稀释浓度，定期给患者注射或舌下含服，由稀至浓，逐渐增加浓度，使患者对过敏原产生一定耐受性，下次再接触过敏原后，就不易产生症状，或症状明显减轻，从而达到控制疾病的目的。由于药物治疗有副作用，所以免疫治疗结合药物治疗，既可以加强治疗效果，又可以明显减少使用的药物剂量，降低不良反应发生率。

对于鼻腔解剖结构异常的病例，如鼻中隔偏曲、下鼻甲肥大等，适当的外科治疗对减轻症状有帮助。需要指出的是，过敏性鼻炎患者应在医院医师指导下，采用综合防治的方法，方能达到控制症状、减少并发症及不良反应的目的。

（郑春泉）

过敏性鼻炎的食疗大法

初秋时节天微凉，
刚刚摆脱了夏季的燥热，
本应是最宜人的季节。
然而你是否：
鼻子一直不通，
阵发性打喷嚏，
每次连打十几个，
还伴有大量清水样鼻涕，
每天要用上一两卷卫生纸，
鼻子痒得像无数只小虫在里面爬……

很多人在出现了上述症状以后，想当然地以为自己得了感冒，胡乱找些感冒药吃了了事，却发现症状并没有缓解。

其实，你有可能得了季节性过敏性鼻炎。

什么是过敏性鼻炎？

过敏性鼻炎又称“变应性鼻炎”，是由于特异性个体接触过敏原后鼻黏膜发生的慢性炎症反应。临床表现以阵发性鼻痒、喷嚏频作、流大量清水鼻涕为特点，伴有鼻塞，眼、耳、咽、喉等部位作痒。过敏性鼻炎通常可分为持续性和间歇性两种。

持续性过敏性鼻炎患者大多是对尘螨、猫狗毛、真菌等物质过敏，一年四季都有症状。

间歇性过敏性鼻炎以季节性发作多见，好发于春秋季，特别以秋季为主。患者一般对空气中大量悬浮的植物花粉过敏。到了秋季，如果长时间出现流鼻涕、打喷嚏的情况，最好去医院检查一下。如果延误病情，很有可能会引发其他的病症，比如哮喘、鼻窦炎、鼻息肉、影响嗅觉等，降低生活质量。

过敏性鼻炎的秋用药膳

由于过敏性鼻炎的发病因素多与肺、脾、肾有关，再加上秋季气候干燥，故在饮食上可多吃益气生津、滋阴润肺、健胃补脾的食物，如百合、生梨、萝卜、山药、莲子、扁豆等。以下是一些适于秋季服用的过敏性鼻炎药膳。

1. 百合大枣粥

做法：百合 30 克、大枣 8 枚、粳米 50 克淘洗净，同放入砂锅中，加适量水，共煮成粥，调入冰糖，稍煮即可。

功效：有养阴润肺、健脾补中的作用。

适用：适用于素有过敏性鼻炎属肺脾气阴两虚者，入秋前后服食。

2. 扁豆淮山粥

做法：扁豆 60 克、山药 60 克、粳米 50 克淘洗净，同放入砂锅中，加适量水，共煮成粥即可。

功效：有益气养胃、健脾补中的作用。

适用：适用于脾胃虚弱、大便稀的患者，小儿过敏性鼻炎患者最为适合。

3. 鳝鱼煲猪肾

做法：将黄鳝 250 克洗净，切段，猪肾 100 克洗净去筋膜，同煲熟，调味即可，佐餐食用。

功效：有温补脾肾、祛风通络的作用。

适用：适用于过敏性鼻炎属脾肾虚寒者。

（臧朝平）

拒绝背锅！来自“鼻用激素”的自白

王姐最近很是忧愁，她家小孙女的过敏性鼻炎又犯了，天天打喷嚏。

来院就诊后，医生给她的小孙女配了支鼻喷剂，王姐把这事在小姐妹群里说了，小姐妹们却有不一样的看法。

那么，事实真的如小姐妹们所说的吗？

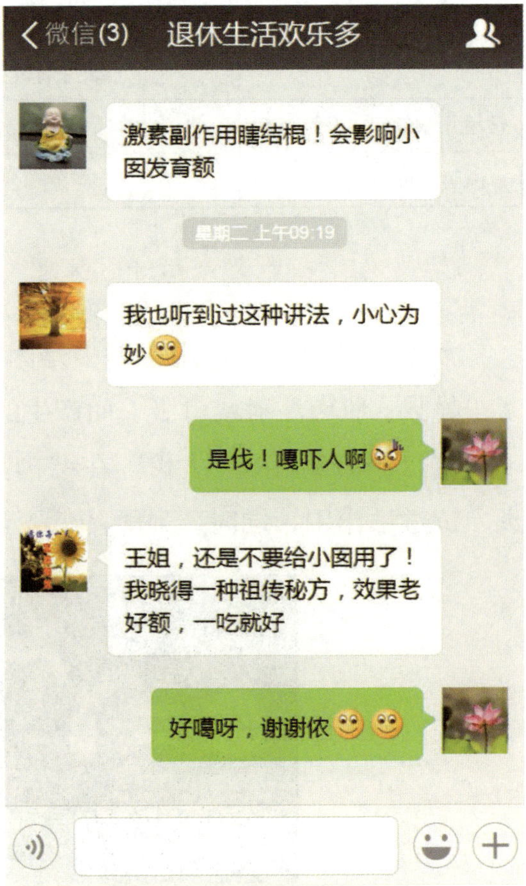

图 59　王姐的微信聊天截图

“我”是谁?

我的全名叫作“鼻用糖皮质激素”（简称“鼻用激素”），指成分中含有糖皮质激素的各种喷鼻剂。我是目前治疗过敏性鼻炎、慢性鼻窦炎的一线首选治疗药物。

我有明显的局部抗炎、减轻水肿的作用，可促使病变的鼻黏膜恢复至正常，临床上能有效缓解鼻炎患者的鼻塞、流涕和打喷嚏等症状。

表 5　鼻用激素的一些临床常用用法

糠酸莫米松鼻喷雾剂 50 微克 / 喷（内舒拿）	
常用成人剂量 / 每侧鼻孔	2~4 喷，每日 1 次； 维持剂量：1 喷，每日 1 次（≥ 12 岁）
常用儿童剂量 / 每侧鼻孔	1 喷，每日 1 次（3~11 岁）
说明书推荐使用年龄	≥ 3 岁

丙酸氟替卡松鼻喷雾剂 50 微克 / 喷（辅舒良）	
常用成人剂量 / 每侧鼻孔	2~4 喷，可每日 1 次或分 2 次使用； 维持剂量：1 喷，每日 1 次（≥ 12 岁）
常用儿童剂量 / 每侧鼻孔	12 岁以下儿童应在医生指导下使用本品
说明书推荐使用年龄	≥ 12 岁

“我”和全身用激素有什么区别?

大家常听到的副作用，大多是因为使用了全身应用的糖皮质激素（静脉、肌肉注射或口服）而产生的，副作用效果确实不容低估。

与口服激素相比，“我”在结构上进行了改进，加强了局部抗炎、抗过敏作用，同时，显著降低了药物生物利用度。

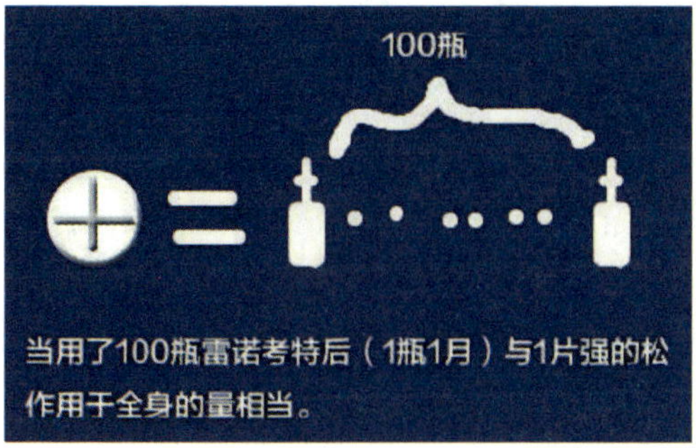

图 60　两种药品药效对比药物剂量

“我”的激素含量是以微克计的，用药量大约相当于口服或注射每次用药量的 1%，药物在局部发挥作用时，又只有很少的剂量被全身吸收，因而其对全身产生的副作用微乎其微。上图是经过换算得到的更为直观的数据。

儿童使用“我”安全吗？

目前已有的研究数据显示，长期（1~2 年）使用推荐剂量的鼻用激素，未见儿童生长有影响的报道。所以说“我”的安全性是非常高的。

当然，并不是说“我”没有任何副作用，有少数患者长期应用可能出现鼻腔干燥、鼻出血等不良反应。临床上，可以通过配合正确的喷药方法、控制剂量和使用疗程等达到最佳治疗效果和最小副反应。

“我”的用药选择？

不同的激素鼻喷剂之间没有发现本质上的差别，但存在使用年龄的差别，这与药物当时所做的临床试验的年龄段有关。

目前临床一般会优先根据药品说明书中对儿童使用年龄的限制而选择用药。因为伦理限制，国际上通常不对 3 岁以下的婴幼儿开展药物临床研究，所以鼻用激素最小使用年龄限定在 3 岁以上。

然而，这并不意味着 3 岁以下的儿童绝对禁忌使用，在医生的指导下，谨慎短期小量使用，是可以接受的。

“我”的合理使用

医生会根据患者的症状和具体病情个体化用药，因此在使用“我”的时候要严格遵医嘱，避免出现以下情况哦！

（1）随意停药。鼻用激素一般在几个小时后起效，但需要几天甚至几周才能达到最大疗效，通常需要坚持用药 2~4 周后复查。

（2）随意减量。首次治疗剂量一般是该年龄段的最大推荐剂量，一旦症状得到有效控制，才逐步减少剂量或使用次数，直至维持剂量。

（3）无规律地间断用药。对于确诊的疾病，临床一般遵循连续给药的治疗原则。除非特殊情况（如需要接触已知过敏原），才按需使用。

（4）随意加量。用药以后症状明显改善，即使为了保持舒适的感觉，也不可随意增加用药次数或剂量，以避免出现副作用。

（张秀雯）

鼻腔鼻窦肿瘤

眼球突出竟是鼻腔肿瘤！精准放疗保眼球

爱美的张女士有些苦恼，她右眼外突，看东西重影的毛病已经许久了，辗转多家医院眼科也没查出病因，症状也越来越严重，抱着最后的希望，张女士再次来就诊。医生凭借多年临床经验，经过头颈部增强 MRI 检查、活检病理等综合判断，张女士被诊断为鼻腔鼻窦恶性肿瘤，腺样囊性癌、筛状型，且已处于晚期。

小小鼻腔也会生肿瘤?

鼻腔鼻窦恶性肿瘤占头颈部恶性肿瘤的 9.7%~11.9%；因为鼻腔位居颜面部，一旦患肿瘤，对患者的生活质量影响巨大。

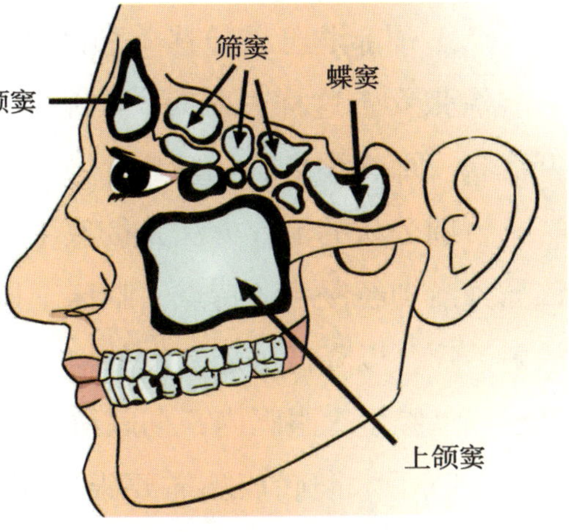

图 61　鼻腔鼻窦空腔性的解剖特点的手绘图

案例中张女士所罹患的是鼻腔鼻窦恶性肿瘤中最常见的类型——腺样囊性癌（以下简称 ACC），这是源于涎腺组织的肿瘤，最多见的原发部位为上颌窦，其次为鼻腔。ACC具有独特的生物学行为，包括生长相对缓慢，具有嗜神经侵袭性，易发生局部广泛浸润侵袭等特点，导致治疗难度增加。由于鼻腔鼻窦空腔性的解剖特点，发病早期肿瘤在空腔中生长，症状往往不明显，常常被患者忽略；约 72% 的鼻腔鼻窦 ACC 患者确诊时处于局部晚期（T3 或 T4 期）。

哪些症状需要提高警惕？

早期鼻腔鼻窦肿瘤无明显症状或者症状不典型；当肿瘤体积较大或者超越鼻腔鼻窦范围、破坏骨壁时，会出现临近器官等相应不适症状。

（1）鼻部会出现血涕、渐进性鼻塞、嗅觉减退、脓臭涕、鼻外形改变等。

（2）眼部会出现眼球移位、复视、眼球外突、视力下降甚至失明等。

（3）颜面部会出现面部麻木、肿胀甚至皮肤溃破等。

（4）肿瘤累及鼻咽及颅底会出现耳鸣、听力减退、头痛、脑神经损伤表现等。

（5）颈部淋巴结转移（颈部肿块）或远处转移（肺、骨、肝）。

像张女士这样右眼外突，看东西重影，就是鼻腔鼻窦肿瘤的典型症状。那么该如何治疗呢？

目前公认的治疗方法是彻底手术切除，术后辅以放射治疗。由于该瘤种沿神经侵袭的特点，临床上即使是早期病变，也建议进行术后放射治疗，以降低肿瘤复发的概率。本病例中由于张女士腺样囊性癌已超越鼻腔侵入眼眶内，彻底清除需剜除眼球，可能导致毁容。

一听手术彻底切除需要眼球剜除，张女士顿时感觉天都要塌下来了，因顾忌毁容，张女士拒绝接受治疗。外科医生将张女士转诊至放疗科。

精准放疗保眼球

ACC 被公认的最佳治疗方法是手术彻底切除 + 术后放疗。随着医学技术和计算机技术的不断进步，精确放疗具有高度的适形性、精准性和有效性。对于 ACC 这种具有沿神经侵袭特性的肿瘤，精确放疗技术沿神经路径追踪杀灭肿瘤的能力，使得鼻腔鼻窦 ACC 的治疗效果得到了极大的提高。

在进行了一系列准备工作后，放疗科医生对张女士予以实施根治性放疗（IMRT 技术）。放疗后肿瘤完全退缩，复视基本缓解。

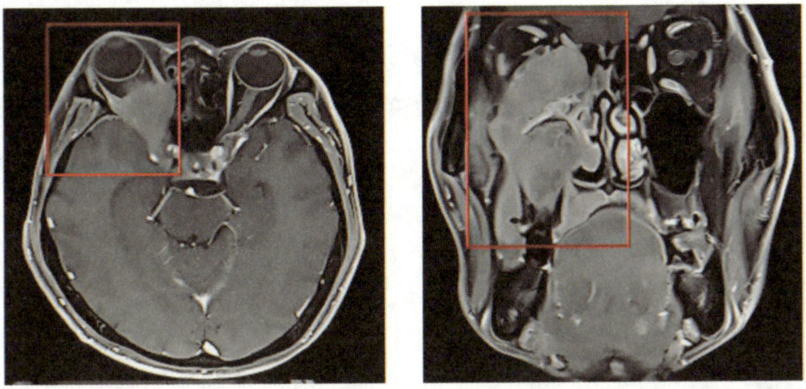

图 62　放疗前 MRI：肿瘤占据右侧上颌窦，并突破眼眶底部骨质，侵入右眼眶内

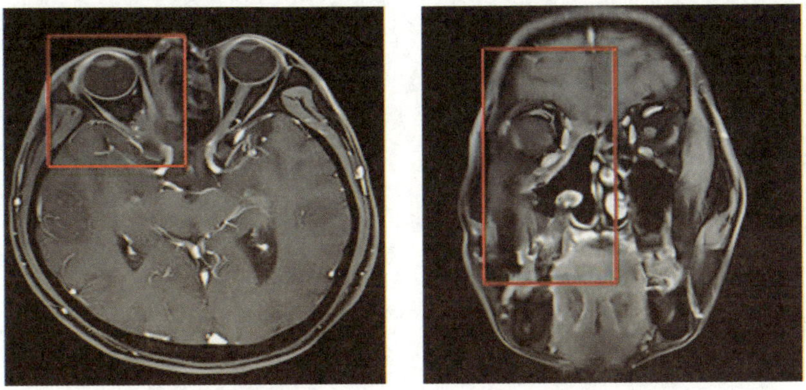

图 63　放疗后 3 年 MRI：右眼已无明显突出

张女士到目前为止已疗后3年，生活正常，视觉功能良好。

即使处于肿瘤晚期阶段，也不能轻易放弃治疗。现代医学技术仍有可能既根治肿瘤，又最大限度地保护生活质量。

但目前的医学技术，尚无法在治疗前精准地检测出单纯放疗即可完全击退肿瘤的病变，仍需首选先手术彻底切除肿瘤，再行术后放疗，以期获得最佳的治疗效果。

特别医嘱

（1）虽然鼻腔鼻窦ACC具有高度侵袭性的特点，但如早期发现和诊断，予以彻底手术切除，并辅以术后放射治疗，患者可以长期生存。

（2）不幸在晚期才确诊、无法手术切除的病变，可试行单纯放疗，对于很多病例仍可以取得很好的治疗效果。

（3）复发转移性病例，可以施行挽救性手术，视具体情况选择性应用放射治疗。

（李骥　王丽）

鼻涕

“鼻涕”能咽下去吗?

一年一度的体检又开始了，公司里许多人被检查出有过敏性鼻炎。小陆也不例外，患过敏性鼻炎的他经常鼻塞、流清涕、打喷嚏。而最难以启齿的是鼻腔内好多鼻涕无法擤出，有时难以忍受或场合不方便，就仰头回吸到口内把鼻涕吞下，鼻子瞬间就通畅了。然而，没过多久鼻子又堵住，又要“故伎重演”。小陆内心很纠结，这样吞下鼻涕感觉很脏，怕鼻涕内细菌吞下去对身体有害，又怕被人发现很尴尬。

我们的鼻涕内到底有没有细菌?
如果吞下去会对人体有害吗?
总用这种方法使鼻腔通畅好不好呢?

鼻腔里的大千世界

我们的鼻腔内有三个鼻甲，位于外侧壁，分别为上、中、下鼻甲。其中下鼻甲最靠下、最大，也最重要。每个鼻甲下方有一个鼻道，分别为上、中、下鼻道。两个鼻腔中间为鼻中隔，鼻甲与鼻中隔之间的腔隙形成了总鼻道。正常人鼻道宽敞，可以让我们自由呼吸。

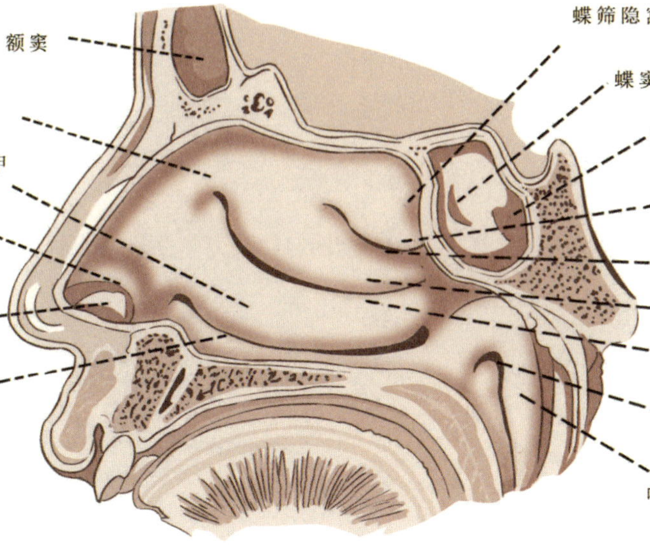

图 64　鼻腔外侧壁解剖图

鼻腔内所有结构表面还覆有一层黏膜，黏膜下富含杯状细胞和腺体细胞，可以产生大量分泌物。正常情况下，鼻腔时时都在分泌黏液，可以加湿、加温空气，吸附悬浮在空中的粉尘和微生物，这就是鼻涕。正常人每天可产生数百毫升鼻涕。

这些鼻涕都顺着鼻黏膜纤毛运动的方向，流向鼻后孔到咽部，加上蒸发和干结，一般就看不到它从鼻腔流出了。而鼻毛和鼻腔黏液阻挡与吸附空气中的灰尘、微生物，组成了鼻屎的主要成分。

鼻涕到底脏不脏?

正常情况下，鼻腔内有许多菌群，如表皮葡萄球菌、金黄色葡萄球菌、非致病性奈瑟菌、α－溶血性链球菌、非溶血性链球菌、微球菌等，但这些都是条件致病菌，对人体无害。只有在受凉感冒、免疫力下降等情况下可成为致病菌，对人体产生危害。

过敏性鼻炎是由于过敏体质对外界的过敏原，如花粉、螨虫、羽毛、霉菌等产生过敏，使鼻腔产生了一系列的病理变化。包括鼻甲充血肿大、鼻道狭窄、鼻腔黏膜下杯状细胞和腺体大量分泌物产生，出现许多临床症状，如鼻痒、打喷嚏、鼻塞、流清水样鼻涕。

此时鼻涕内的主要成分包括水分、黏蛋白、免疫球蛋白、溶菌酶、空气中吸附的灰尘、细菌等物质，所以吞下的鼻涕内确实含有细菌。但细菌一般可被鼻涕内溶菌酶、免疫球蛋白破坏或形成条件致病菌，而且吞下后在胃酸的作用下细菌一般也难以存活，所以对人体并无危害。如果合并有感染，如鼻窦炎，鼻涕可变为黏稠的黄绿色，此时的细菌多为致病菌，自身难以杀灭，吞下后对人体可造成危害，建议尽量吐出、擤出，不要吞咽。

过敏性鼻炎患者，要警惕过敏原

虽然许多过敏原如花粉、尘螨、空气污染等是难以避免的，但是采取一些措施，会对预防过敏性鼻炎的发作有着意想不到的效果。例如，在家中经常开窗通风，保持室内空气的流通和干燥；经常打扫室内卫生，减少灰尘；经常翻晒和清洗卧具，减少尘螨的滋生；花粉季节尽量少去户外，尤其是公园；家中尽量避免饲养宠物，等等。过敏性鼻炎发作时使用抗过敏药物、鼻喷激素类药等也能较好控制症状。

（丁国强）

鼻腔合理用药之“鼻涕虫”清理记

在使用鼻用激素之前可以先清理鼻腔，清理掉其中的细菌、病毒、过敏原、鼻涕等，既可以缓解鼻痒、流鼻涕等不适症状，也能提高后续鼻用激素的疗效。

如何清理鼻腔?

小朋友主要使用生理盐水进行鼻腔喷洗的方法清理鼻腔。

（1）开启生理盐水瓶子的防尘罩，头稍微后仰，将喷嘴置于鼻前，轻按手动泵，生理盐水呈喷雾状喷出。

（2）每次每侧鼻孔 4~8 喷，用纸巾擦除鼻分泌物及多余生理盐水。

（3）清洁喷嘴，盖上防尘罩。

（4）每天 2~6 次。

鼻腔喷洗的物理刺激可能会引起小朋友打喷嚏，起到了清理鼻腔的作用。

辅助吸鼻器（橡胶软头）清理分泌物，经上述操作后如鼻子通畅，后续可使用鼻用激素或抗组胺药；如鼻子仍不通畅，可悬头位滴减充血剂（注意减充血剂使用的时间和剂量），之后再使用鼻用激素（在鼻子不通的情况下使用激素，大部分只能作用到下鼻甲前端，效果有限）。

在门诊，经常有患者对医生说：“听说医院有自己配的“神药”，滴完鼻子就通了，我们也要开这个！”

非也非也，所谓的“神药”是指地麻、苯麻和磺麻，它们的本质是鼻用减充血剂联合抗过敏或者抗生素药物成分，能够短时间内改善症状，但不应该长期使用。

注意事项

（1）对清理鼻腔后仍有严重鼻塞的患儿，可以短期内使用鼻用减充血剂（连续使用不超过 1 周）。

（2）滴鼻时，患儿可侧卧头偏向一侧或仰卧床上，肩下垫枕，头仰起（悬头位），将药滴入鼻腔 1~2 滴，轻捏鼻翼数次，同法滴另一侧，5 分钟后坐起。

重要的事说三遍：谨遵医嘱！谨遵医嘱！谨遵医嘱！

关于鼻用减充血剂的使用剂量，6 岁以上儿童给药浓度同成人，3~5 岁儿童给药浓度减半，3 岁以下儿童不推荐使用。

浓度过高、疗程过长或用药过频时容易诱发药物性鼻炎，或因反跳性鼻黏膜充血导致鼻塞，故应在医生指导下谨慎使用。

近年来市面上所谓的“鼻炎神药”，其主要成分也是减充血剂，由于立竿见影的缓解鼻塞效果，使得很多人对其产生依赖，越喷越多，越喷越勤，最后可能导致鼻黏膜萎缩，产生永久性损伤。药不能乱用啊！

（陈乐　李文妍）

鼻科急症

医生说，看这个病好像在鼻子里“开盲盒”，宝爸宝妈一定要保持警惕

今天的急诊值班医生用尽“洪荒之力”，从一个宝宝两边的小鼻孔里，掏出2块隔着鼻中隔牢牢吸附在一起的吸铁石！参与救治的医生说，每次看急诊仿佛“开盲盒”，你永远不知道下一个鼻腔异物可能是什么！

小朋友生来好奇，他们喜欢探索，经常将玩具、小零件、食物甚至石子等塞进鼻孔。这是非常危险的！异物会损伤鼻腔黏膜，例如，尖锐的异物会带来疼痛，食物会在鼻腔内腐烂，电池等具有强腐蚀性的异物则会对鼻腔黏膜造成腐蚀性破坏，甚至造成鼻腔外形的改变，严重的可能会危及生命！

医生取出的鼻腔异物都有哪些?

非生物异物：如吸铁石、纽扣、石块、玩具、玻璃弹珠、纸卷、泥土等。

植物类异物：如瓜子、花生、豆类、果核等。

动物类异物：如昆虫、蛔虫、蛆、水蛭、毛滴虫等。

腐蚀性异物：如纽扣电池等。

发现宝宝鼻腔内有异物怎么办?

如果宝爸宝妈们发现孩子一侧持续性鼻塞、流脓涕、鼻出血或涕中带血以及呼吸伴有臭味等现象，需要立即警惕起来。

（1）平稳情绪。切勿过于慌张，紧张的情绪可能会引起孩子的哭闹，致使异物周围的鼻腔黏膜组织充血水肿，从而加大了取出异物的难度。不仅如此，孩子在剧烈的哭闹中更容易将异物吸入气管，引起气道异物，甚至危及生命。

（2）及时就医。当发现孩子有异物塞入鼻腔时，应立即带着孩子就医取出鼻腔异物，而非自行使用手指或其他器械（镊子）试图取出，不恰当的操作手法只会将异物越推越深并造成鼻腔周围黏膜组织的不必要损伤。

宝宝鼻腔异物应如何预防?

（1）宝爸宝妈们应从小培养孩子的良好习惯，禁止玩小玩物。一旦怀疑有异物误入鼻腔的可能，应立即就医，切勿拖延，耽误病情。

（2）春夏昆虫较多的季节，尽量少带幼儿到花圃等地玩耍。

（3）将容易进入鼻孔的危险物品，如玻璃弹珠、纽扣、豆类等放置幼儿不易拿取的地方。

（4）家住农村的孩子不使用稻田水洗脸，以免水蛭、昆虫等爬入鼻腔。

（江英芳）

鼻出血的那些事

在冬季，许多人家中都会启用各种取暖设备，比如空调、取暖器等等。然而，一些人早上起床后会发现擤出的鼻涕中有血，或者鼻子无缘无故有血流下来。下面，就和大家谈谈我们日常生活中最常见的一种情况——鼻出血。

鼻出血是所有人在日常生活中都会遇见的情况，是鼻腔、鼻窦疾病最为常见的症状之一，也是某些全身性疾病的一种表现。鼻出血可轻可重，轻者仅仅是鼻涕带血或者回吸涕带血，严重的大量出血甚至可以导致失血性休克、窒息等危及生命的危险境况。

鼻子为什么会出血?

原因很简单，就是血管破了，血流出来了。那好端端的血管为啥会破？就涉及本地问题和上游问题了，也就是鼻子局部和全身病因的可能。

我们先来了解一下鼻子的结构。笼统地说，鼻子主要由鼻腔、周围的四组鼻窦（前额部的额窦、内眦处的筛窦、眼球后方的蝶窦、眼眶下方牙槽骨以上的上颌窦），以及后部的鼻咽部组成。其中，鼻腔由中间的鼻中隔也就是鼻梁骨一分为二，到鼻咽部处又合二为一。整个鼻腔表面由黏膜覆盖，黏膜内有血管，所以黏膜破了常常就会引起鼻出血。

鼻子局部病因主要指鼻腔和鼻窦及其周围结构的炎症（鼻炎、鼻窦炎、鼻咽炎等）、外伤（挖鼻、揉鼻、用力擤鼻、摔伤等）、肿瘤、畸形（鼻中隔偏曲等）、异物（小孩常见）等引起的鼻出血。

相信大家在电视剧中或小说中常常看到主人公鼻子出血了，结果一查是白血病的情节。这就是全身病因中血液系统疾病引起鼻出血的一种情况。

全身病因中只要是能引起血压增高、凝血功能障碍或血管变脆的病因均有可能引起鼻出血。其中常见的疾病包括心血管疾病（高血压、血管硬化、心力衰竭等）、血液病（血友病、白血病、再生障碍性贫血、血小板减少性紫癜等）、肝肾等慢性疾病（尿毒症、肝功能损害等）、中毒（苯、汞、砷等化学物质中毒）、内分泌失调等等。

鼻出血怎么办?

首先不要慌张，先自己初步估计一下出血是否严重以及出血量的大小。

绝大部分鼻出血患者的出血量都不会太大，主要表现为涕中带血丝，塞入鼻腔的纸巾或棉球上有血丝或鲜血，或者鲜血自鼻孔滴下但速度不快、不连续。

这些情况常常见于鼻腔前部的出血，因为在鼻中隔前下方有血管丛，由于天气干燥、慢性鼻炎等导致鼻腔黏膜充血、变薄，再加上挖鼻、用力擤鼻、剧烈喷嚏等导致充血黏膜糜烂或损伤而出血，儿童以此种情况多见。还有一部分患者是由于鼻中隔或者下鼻甲、中鼻甲前端小血管瘤破裂出血引起的，这种情况下患者的鼻出血常常反复发生，尤其在打喷嚏、用力屏气或者提重物时易发生，这是由于小血管瘤在上述动作下反复破裂出血所致。

一般出血量不大的患者大多可以通过休息、按压鼻翼（将鼻孔两侧向内侧鼻梁骨方向按压）等方法达到自行止血的效果，止血后可再去医院进行进一步的检查和治疗。

如果鲜血为连续滴下，甚至成为血流，那么说明鼻腔内的出血速度不算慢了，这时可以考虑去医院就诊。

如果血先从一侧前鼻孔流出，同时迅速向后经鼻咽流下至口中吐出大量鲜血，鲜血也不停自对侧鼻孔涌出，甚至有患者表现为口鼻大量鲜血涌出，那么对于这种出血迅速且量大的情况应立即就近就诊。就诊途中注意让患者尽量将口中鲜血吐出、不要下咽，一方面避免咽下去的血液对胃部刺激引起后期呕吐，另一方面有利于到医院后医生估计出血量。

上述鼻出血量大的情况，其出血点往往位于鼻腔的后部或鼻咽部，常见为较粗大的血管或血管瘤破裂出血，或者前面提到的全身性疾病导致的凝血功能障碍所致出血不止。

民间对于鼻出血常常有以下一些说法：

（1）出血时头要仰起来：这样的说法是没有科学及临床依据的。头仰起来只会使本来从前鼻孔流出的血液向后经鼻咽部流至口中，或者咽下至胃内，这样似乎看起来出血量减少了，其实只是血流途径变换了而已。因此，正确的姿势是采取坐位或半卧位，略微低头前倾，怀疑休克者应取平卧低头位。

（2）用冷毛巾敷头：这是正确的方法。采用冷水袋或冷毛巾敷前额和后颈部，可促使血管收缩从而减少出血。

（3）鼻腔内塞纸巾或棉球：鼻子出血时，不建议在出血鼻腔内塞入纸巾或棉球。建议用手指捏紧两侧鼻翼，主要是起到压迫鼻中隔前下部的目的。同时在日常生活中不可经常将纸巾或棉球塞入鼻腔内擦鼻涕、挠痒等，因为反复摩擦会损伤鼻腔黏膜从而引起鼻出血，或者使原有的鼻出血加重或经久不愈。

（4）正确做法：不要慌张，略微前倾低头，手指按压一侧或者双侧鼻翼10~15分钟，有条件的还可以用冷毛巾敷前额或者后颈部。

鼻出血的一般治疗

活动性鼻出血，尤其出血量大者属于急诊。至医院后，医生首先会对患者的出血量及全身情况进行评估。为了能使医生快速、准确地了解患者病情，患者或家属最好能较为准确地提供以下信息：鼻出血的时间、频率、诱因、开始出血时的表现（血首先从哪侧鼻孔流出，先从前鼻孔流出还是口中吐出）、是否经过治疗（如在其他医院就诊过，请带好相关的医疗记录）、平时身体状况及用药情况等。

通过简单的测血压、心电图、血常规、测凝血功能等检查，能初步排除高血压、常见心血管系统和血液系统疾病等引起的鼻出血。通过前鼻镜或者鼻内窥镜的检查有助于发现鼻腔黏膜充血、糜烂、损伤、血管瘤、新生物、异物等情况。如果能发现引起鼻出血的原因，那么针对病因进行治疗即可。

（1）当能找到出血点时：通过前鼻镜或鼻内镜的检查能够发现鼻腔前部的活动性出血点，常可通过铬酸烧灼（就是将铬酸点在出血点处）、双极电凝（电凝血管）的方法进行止血。对于鼻腔黏膜糜烂的情况，可通过填塞明胶海绵等止血材料，或涂抹金霉素油膏等方法保护、促进鼻黏膜的修复。

（2）当找不到出血点时：但实际临床上并不是所有的鼻出血都能发现或找到引起出血的原因，当排除全身性疾病引起的鼻出血且未明确出血点时，通常医生会对患者采取前鼻孔填塞或前后鼻孔填塞的方法进行止血，填塞后需维持48~72小时再到医院抽出填塞物。

如果在门急诊通过鼻腔填塞的方法仍不能有效止血，或者出血点位于鼻腔后部而在诊室内无法处理时，那么患者就需要至手术间在鼻内窥镜下进行全面的鼻腔探查，寻找出血点、彻底止血。可即便是在手术间进行鼻止血手术的患者，仍有相当一部分在术中无法找到明确的出血点，这种情况下患者可能再次、反复出血。

怎么预防鼻出血?

除去全身性疾病引起的鼻出血，生活中应注意饮食、休息，清淡饮食，避免挖鼻、揉鼻、用力擤鼻，特别是孩童。天气干燥时注意保湿等。尤其需要提醒家长朋友们的是，目前儿童过敏性鼻炎的发病率日趋增高，许多患儿由于鼻痒常常会挖鼻、揉鼻等，从而引起鼻出血，因此除了治疗鼻出血外还应该积极治疗原发疾病，从而从根本上避免鼻出血的反复发生。

总的来说，鼻出血是小事也是大事，当发生鼻出血时无需慌张害怕，首先自行进行压迫止血，如该方法无效或出血量特别大，应及时就近就诊。此外，千万不要忽略全身性疾病引起的鼻出血。

（张帆）

鼻子被撞成了“塌鼻子”怎么办？

生命在于运动。然而，剧烈运动或工作生活中的意外受伤可能会导致鼻骨骨折、鼻梁塌陷畸形。鼻骨位于面部的最高点，骨质薄而宽，很容易受伤，鼻骨骨折是面部外伤最常见的骨折类型。鼻骨骨折多由于直接外力作用引起，如剧烈撞击和交通事故等。

鼻子的长度占据面部长度的 1/3，同时鼻子也是面部最突出的部分，在形态上有明显的人种差异，中国人额骨鼻部低平，鼻梁小巧细窄。鼻子是面部整形中一个非常重要的器官。鼻骨骨折后可能会导致鼻梁塌陷、鼻梁偏斜和鼻中隔骨折等，将严重影响鼻部美学形态和功能。

鼻骨骨折的分类

鼻骨骨折可分为单纯性和粉碎性、移位性和无移位性、伴有或不伴有鼻中隔骨折。严重的鼻骨骨折可累及到筛骨和眶壁骨，形成“鼻额筛眶复合体骨折”。

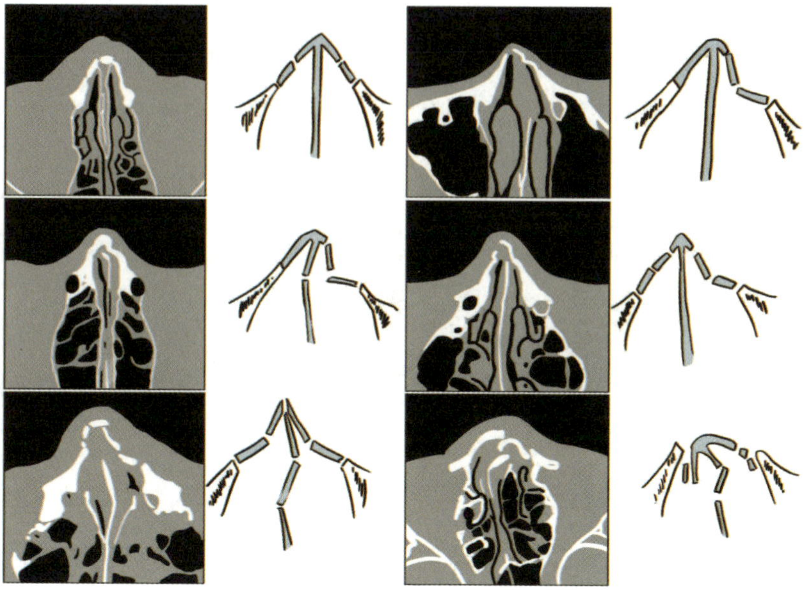

图 65　鼻骨骨折的分类影像图

鼻骨骨折的临床表现

鼻骨骨折后，鼻部会出现疼痛、肿胀、出血等症状，鼻部形态学变化是鼻骨骨折的常见表现。鼻中隔骨折可导致单侧或双侧鼻塞。

鼻骨骨折的诊断

严重的鼻骨骨折可观察到外鼻肿胀、淤血、歪斜畸形等。鼻骨侧位片和鼻骨 CT 可观察到鼻骨骨折和移位情况。鼻骨骨折的诊断要结合病史、体格检查和影像学检查。

鼻骨骨折的手术时机选择

鼻骨骨折的治疗包括单纯闭合式鼻骨骨折复位和手术治疗。鼻骨骨折应在外伤后尽早处理，但是如果鼻部明显肿胀，待肿胀消退后再行治疗。单纯闭合式复位适用于单纯性移位不明显的鼻骨骨折，复位时间一般不超过 2 周。对于伴有鼻中隔血肿或鼻中隔偏曲累及眼眶，复杂性、粉碎性、明显移位性鼻骨骨折，或者伴有开放式外伤的患者，要进行手术治疗。相对于急性鼻骨骨折患者来讲，陈旧性鼻骨骨折患者则需要行复杂的开放式手术治疗。

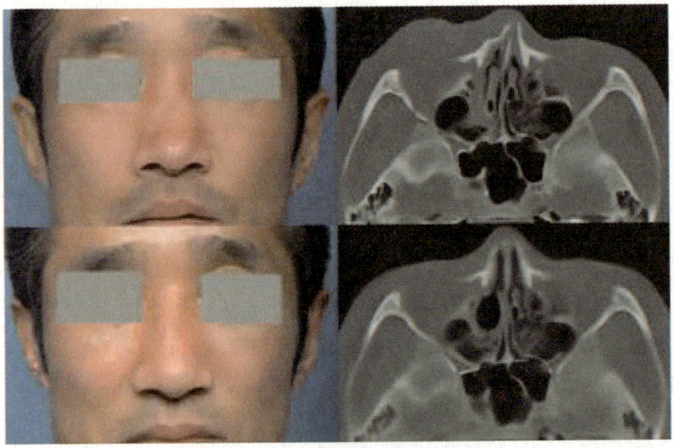

图 66　两种鼻骨骨折示意图

术后恢复

（1）注意保护术区，勿用手触碰手术区域。鼻腔内填塞物会在术后适时取出。

（2）定期复诊，随访。

（3）禁食辛辣等刺激性食物，禁烟酒。避免剧烈运动。

（4）戴眼镜者暂时不能戴眼镜。

（于金超）

鼻整形

美不美，鼻尖说了算

在眼耳鼻整形外科门诊经常会遇到咨询鼻整形的求美者，他们中很多人可以明确地说出自己鼻子哪个部位不够好，也能比较明确地表述想达到什么样的术后效果，像这样提前做好功课的沟通交流是十分高效的。下面，我们先来说说鼻外形中最精细复杂的部位——鼻尖。

鼻尖的解剖范围

鼻尖就是日常生活中常说的“鼻头”，困扰少男少女们的痘痘和油腻中年大叔的酒糟鼻都爱发生在这个地方，还有鹰钩鼻、蒜头鼻、朝天鼻等都主要是描述这个部位的形态异常。鼻背下 1/3 部由鼻翼软骨支撑构成，从观察鼻孔的角度来看，鼻翼软骨的形态就像一位翅膀略张开准备飞翔的小天使。鼻翼软骨穹隆最突出的部位大致就是鼻尖部所在范围，也就是小天使脑袋的位置。鼻尖形态与周围的鼻翼软骨和上部的鼻中隔软骨关系密切。

什么样的鼻尖才算美?

鼻尖位于面部正面观和侧面观最突出的部位，是极其重要的个性特征。因此，鼻尖形态对人形象的塑造具有直接的作用。

那么，什么样的鼻尖才算美呢？

1. 大小形状

鼻尖宽度占眉间距 75% 为宜；外形对称，与周围结构过渡平滑自然。

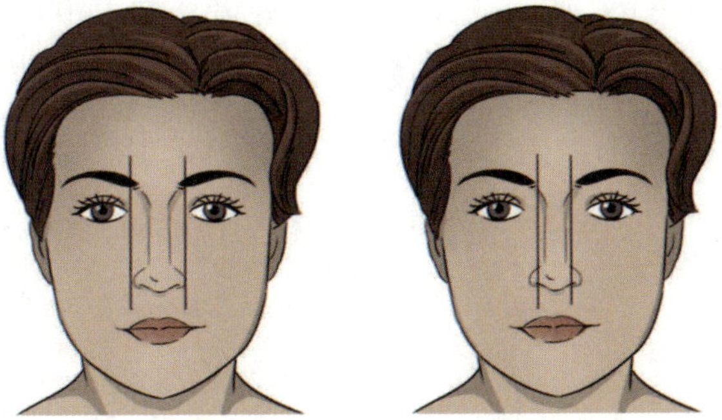

图 67　鼻尖大小形状示意图

2. 空间位置

正面观鼻尖应居于面部中线上（眉间至下巴尖连线），侧面观鼻尖与周围结构比例合适，具有恰当的鼻尖突出度，鼻唇角在 90°~110° 之间。

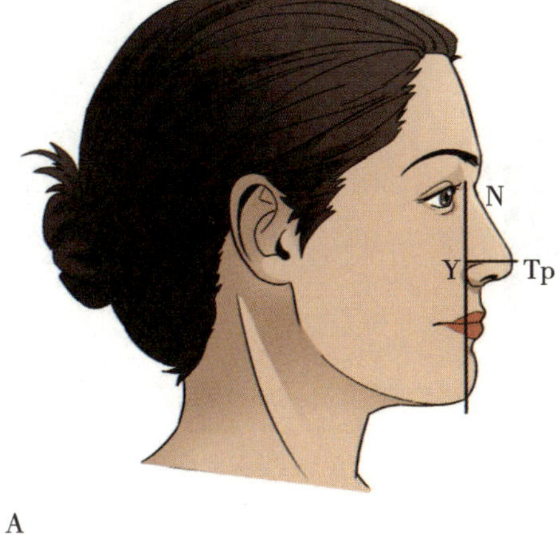

图 68　鼻尖空间位置示意图

3. 皮肤状态

鼻尖部皮肤健康才有美丽外观，皮肤疾病会显著影响鼻尖部美观。例如，皮脂腺炎症造成痤疮反复发生，皮脂腺功能亢进导致油脂分泌旺盛。此外，囊肿、瘢痕、色素痣、血管瘤等都是需要治疗的皮肤疾病。

以上指标有助于整形医生对鼻尖部进行系统的评价，以给出完善的治疗方案。但美的标准是多种多样的，不同国家、不同人种、不同民族之间都有细微差异，对待不同个体时需要个性化分析。

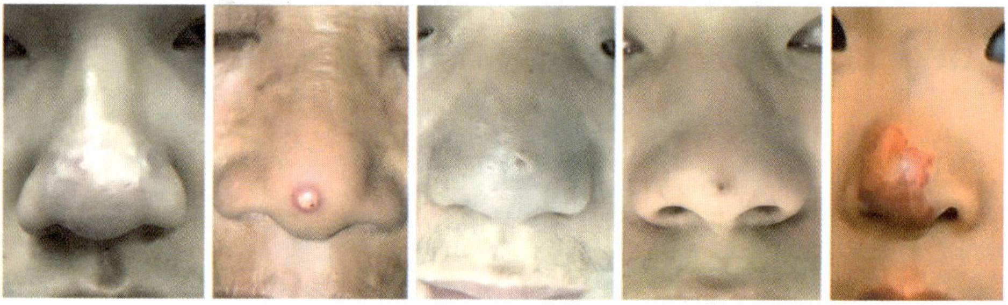

图 69　鼻尖皮肤疾病示意图

鼻尖畸形有哪些?

鼻尖畸形有先天性畸形和后天性畸形两大类，后天性畸形由外伤、感染、肿瘤、手术等不同原因引起。根据鼻尖形态又可以分成以下几种畸形类型：

1. 鼻尖上旋

俗称“朝天鼻”，鼻背过短、鼻唇角过大，平视时鼻孔过度显露。

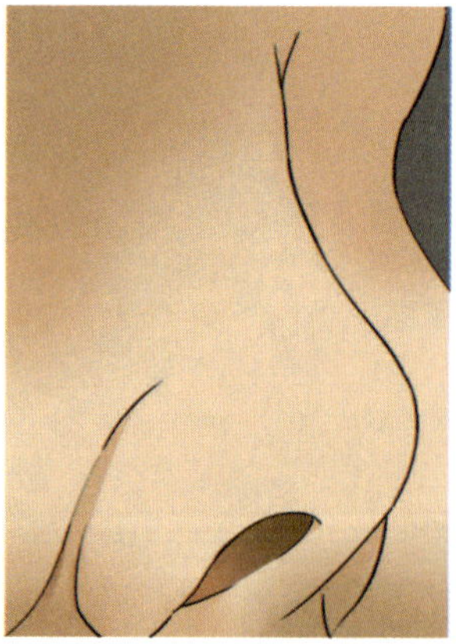

图 70　朝天鼻

2. **鼻尖下垂**

俗称“鹰钩鼻”，鼻尖过长、向尾端过度突出，鼻唇角过小。

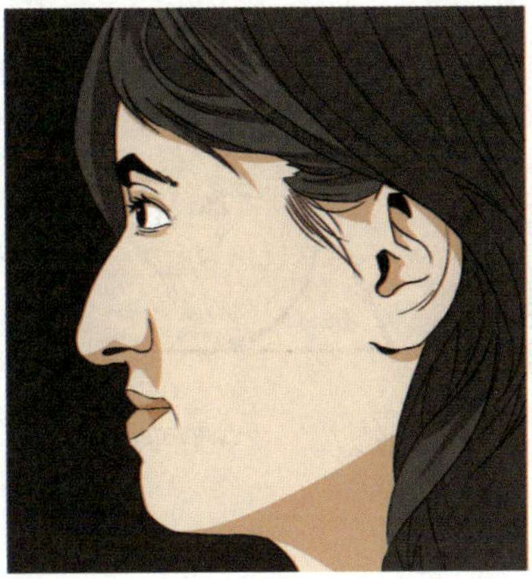

图 71 鹰钩鼻

3. **鼻尖分叉**

双侧鼻翼软骨内侧脚间距异常增宽，称为“方形鼻尖”，皮肤菲薄时可见到明显的横向鼻尖双峰。

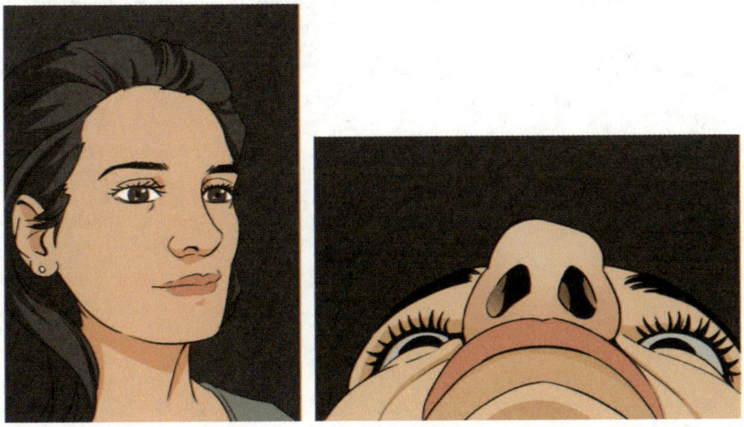

图 72 方形鼻尖

4. **鼻尖低平**

鼻翼软骨内侧脚长度不足、外侧脚过度外展、穹隆部发育不足导致鼻尖突出度不够，缺乏立体感。鼻尖部皮肤及软组织肥厚时形态臃肿，俗称“蒜头鼻”。

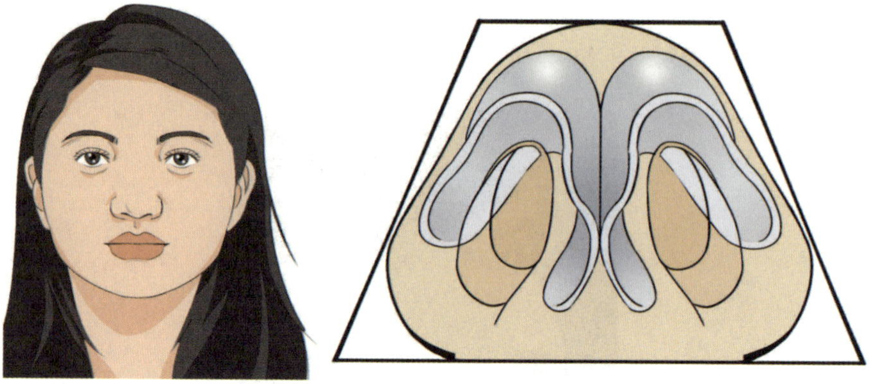

图 73　鼻尖低平

5. **鼻尖偏斜**

两侧鼻翼软骨外侧脚和内侧脚长度、位置不一致，导致鼻尖左右外形不对称，轻微偏向一侧；鼻中隔偏曲可导致鼻尖在内的鼻尾端整体偏向一侧。

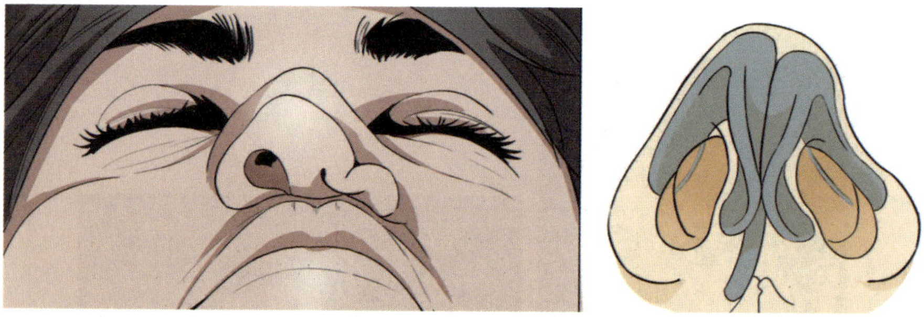

图 74　鼻尖偏斜

鼻尖畸形如何治疗?

根据不同的鼻尖畸形类型我们需要对鼻尖突出度、鼻尖旋转度、鼻尖表现点距离、鼻尖丰满度等不同方面进行治疗。多种成熟的技术已经被广泛应用于鼻尖畸形矫正。

1. **软骨缝合技术**

包括穹隆间缝合、贯穿穹隆缝合、内侧脚缝合等。

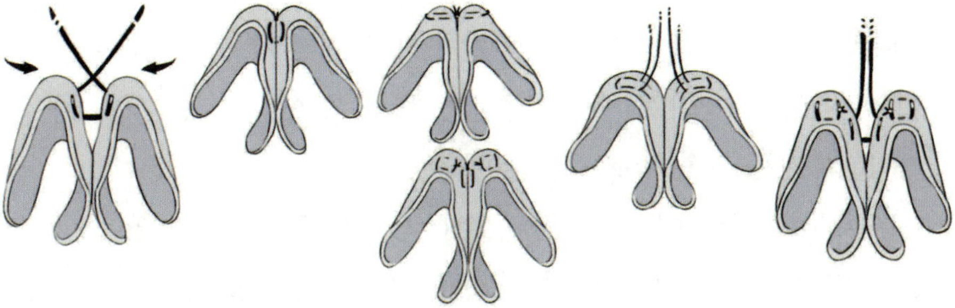

图 75　缝合技术示意图

2. 软骨修剪技术

包括外侧脚头侧去除、外侧脚垂直重叠、内侧脚尾侧缘修剪、内侧脚垂直重叠、鼻中隔尾侧端切除等。

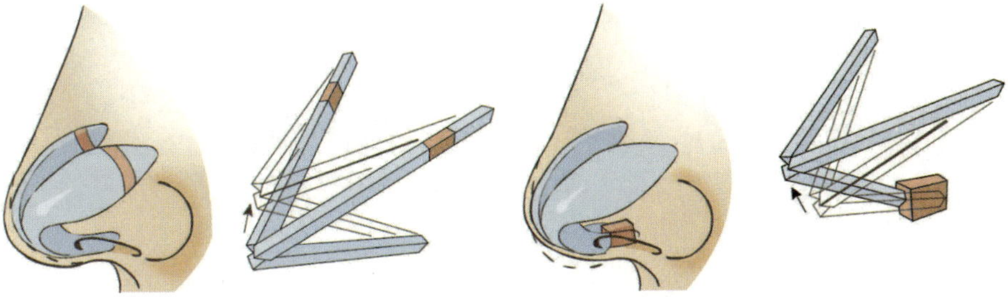

图 76　修复技术示意图

3. 软骨移植技术

包括鼻尖移植物置入、鼻小柱支撑移植物置入、外侧脚支撑移植物置入、鼻翼撑杆移植物置入等，材料主要来源于自体鼻中隔软骨、耳廓软骨、肋软骨。

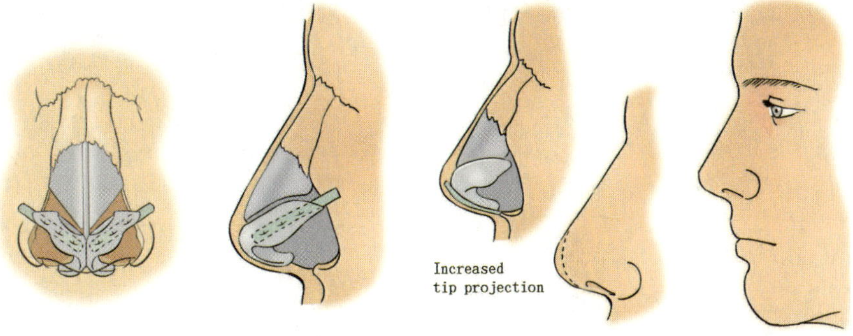

图 77　移植技术示意图

鼻尖畸形矫正方案的制定需要考虑到鼻尖与鼻部和面部整体的美学关系，针对不同的个体需要有个性化的手术方案。经验丰富的整形医生会综合运用不同的技术组合量体裁衣，以获得理想手术效果，塑造出为每一个人专属定制的完美鼻尖形态。

完美的鼻外形犹如人们的精致衣着，体现着一个人的气质。在物质生活丰富的现代社会，人们对美的追求愈加迫切，美丽五官的内涵也愈加细化。我们常说细节决定成败，而鼻尖畸形便是很多人容易忽视的美丽细节。

（童华）

歪鼻手术篇

俗话说“面部一枝花，全靠鼻当家”，可见鼻子在一个人的脸部美观上起着非常重要的作用。有个好看的鼻子，不光脸型看起来立体了，也起到“神奇”的调节作用，给一张相貌平平的脸增添色彩。一副直挺、线条流畅的鼻子，给人们以聪明伶俐及俏美的印象；粗犷挺拔的鼻外形，赋予刚毅帅气之感。但是如果鼻子存在歪曲畸形，则会对容貌造成很大的影响。

歪鼻，即鼻部歪斜，包括鼻骨、鼻中隔软骨等部位的单纯或联

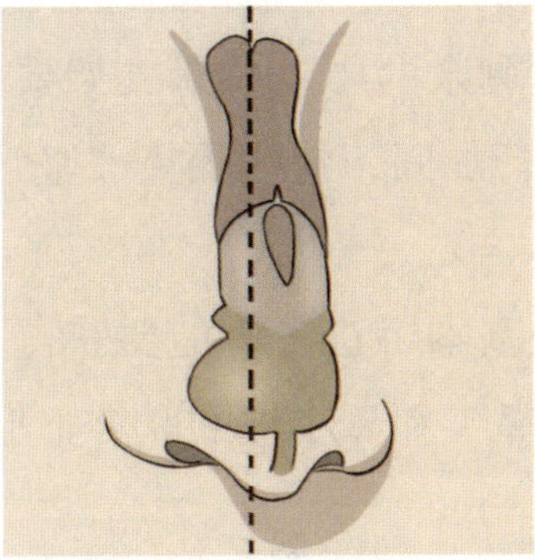
歪鼻

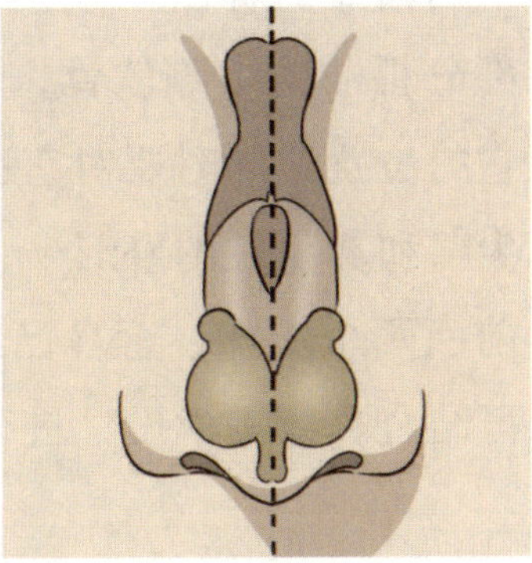
正常鼻

图 78　歪鼻的形态示意图

合性歪斜，多由外伤或鼻部软骨和骨组织先天性发育不良引起。歪鼻畸形在影响患者外观的同时，常伴有鼻部功能障碍，如鼻塞等，亦影响患者的生活质量。

歪鼻的形态

1. 偏斜型。即单纯性歪鼻，其特点是鼻梁中下部偏向中轴线一侧，以鼻尖点离中轴线最远。

2. C 型。该型特点是，鼻根与鼻尖均位于轴线上，鼻梁中部弯曲呈 C 形离开中轴线。

3. S 型。该型又称“复杂型歪鼻”，鼻软骨部及骨锥部向不同方向偏曲呈 S 形。

歪鼻畸形矫正术

根据骨部或软骨部的不同情况，可行歪鼻畸形矫正术。经典的手术方法主要包括以下三大步骤：

1. 鼻骨偏曲的矫正

对歪曲的鼻骨行截骨矫形，并重新把它塑形，在正确的位置上重新愈合。

2. 鼻中隔偏曲的矫正

切除部分歪曲的中隔软骨，对剩余的中隔软骨支架要充分地松解，摆正它的位置，同时要对它进行加固，使中隔更“坚强”。

3. 鼻尖部和鼻小柱的整形

经过前面两个步骤，歪鼻已经基本矫正了，但要获得更好的外观效果，可结合鼻部美学设计进行鼻尖和鼻小柱的联合整形。

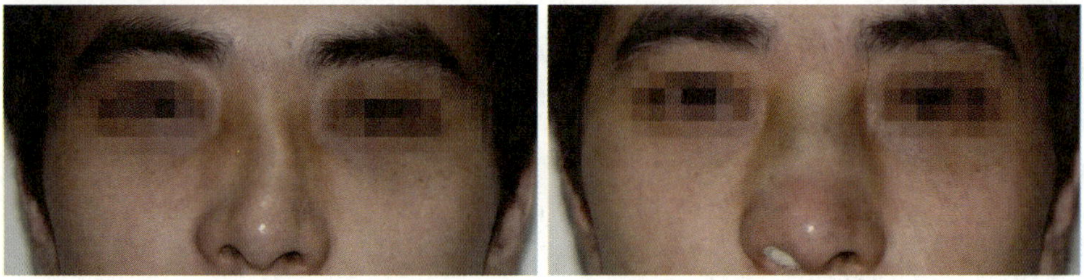

手术前　　　　　　手术后即刻

图 79　上图为 1 例歪鼻患者手术前后对比照

歪鼻整形问答

1. 歪鼻整形会疼吗，术后会有疤痕吗?

歪鼻整形是在局麻或全麻下进行的，不会有很明显的疼痛。根据患者的情况，微创手术切口是在鼻孔内，不会留疤痕。如为开放性手术，在鼻小柱部位会有较小的疤痕，恢复好的疤痕不明显。

2. 歪鼻整形是否可以同时纠正鼻骨偏曲和鼻中隔软骨偏曲?

可以的，根据患者的临床表现和术前要求，我们会制定个性化的治疗方案，在一次麻醉下同时纠正鼻骨偏曲和鼻中隔软骨偏曲，并结合鼻部美学设计，可同时改善鼻尖、鼻翼、鼻小柱等部位的形态，综合改善歪鼻畸形外形和功能障碍。

3. 歪鼻整形术后有何注意事项?

患者术后鼻腔填塞纱条，可于术后 1~2 天内取出；局部制动，可使用外固定装置固定，以免骨折再次移位；适当口服抗生素，以免伤口感染。

（刘宁华）

No. 1656812

处方笺

咽喉

热点问题

医师：

临床名医的心血之作……

气管、食管异物

一颗毛豆的故事

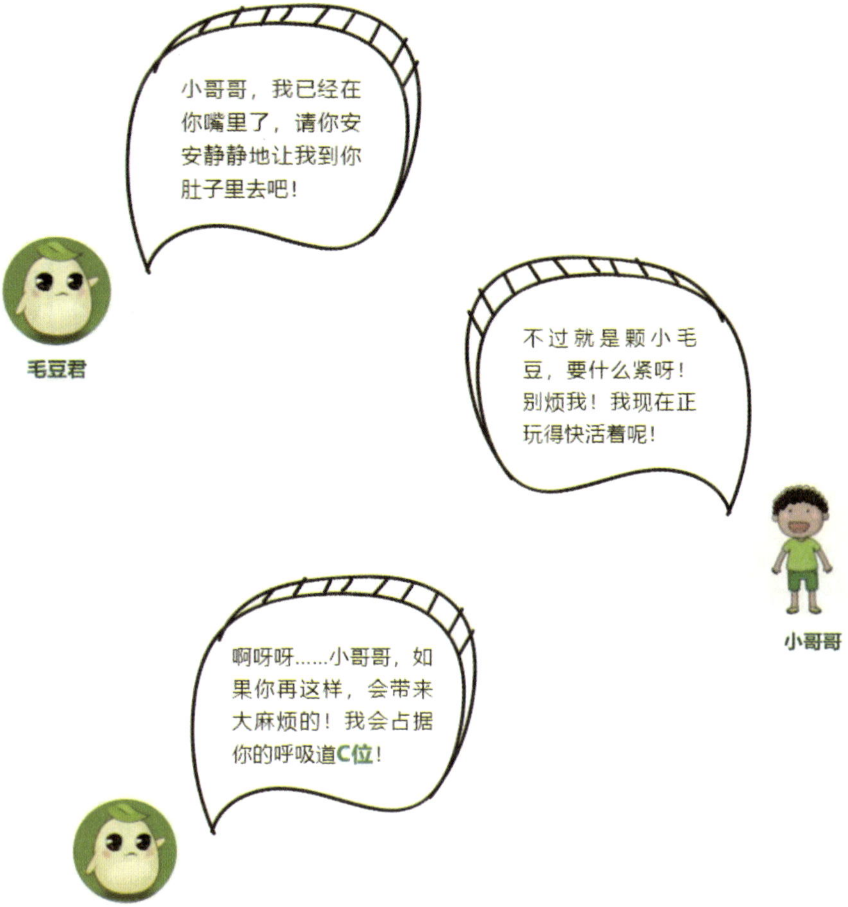

不听毛豆君劝告的小哥哥
依旧我行我素

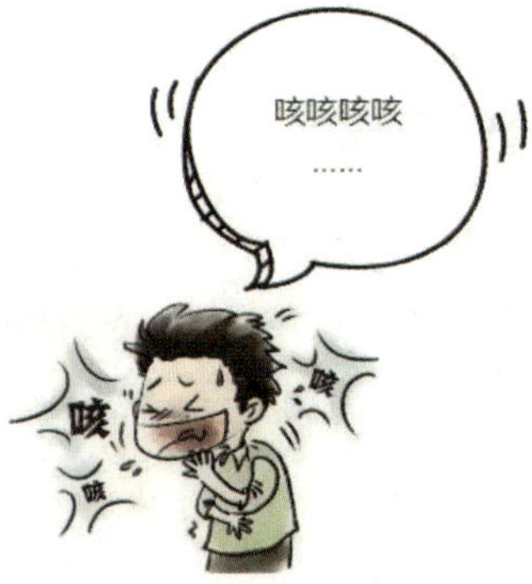

毛豆君被迫走了不同寻常之路

这条“不同寻常的路”就是五官科常见的——气道异物

气道异物

临床上一般是指喉、气管及支气管外入性异物。通俗地说，气管异物就是指本不应该在气管里出现的东西跑到气管里去了。

气管可能是处女座的吧，它就像一个有洁癖的人，不允许任何脏东西污染它的环境、侵占它的地盘。也就是说，除了空气之外的一切跑进气管的东西，都可以叫“气管异物”。

因病情危急、致死率高，气道异物是耳鼻喉科非常危险的急症之一。据统计，我国每年因气管异物阻塞等引起意外窒息而死亡的儿童近 3000 名。多发于 1~5 岁儿童，农村多于城市，秋冬季多于春夏季，男宝宝多于女宝宝，以花生、瓜子、豌豆、毛豆等植物类异物最常见，当然也有宝宝的小玩具……

发生气道异物的原因

咽喉是人体气道和食道共同通行的通道。所谓“气道”，就是呼吸时气体进出的通道，也就是气管，只供空气通过，容不得任何异物进入；而食道则是吞咽食物的必经之路，也就是食管，同样，气体也不应由此进入。将气体和食物有效地分流的装置就是我们咽喉部结构器官——会厌，它就像一个自动的井盖。

当进食时，会厌的盖子向下运动，自动盖住声门，食物顺利进入食道，以免误入气管。当呼吸时，会厌会抬起盖子，使空气顺利进入喉腔。

除了某些疾病因素以外，我们吃东西时说话、大笑、哭泣、跑跳等，都可能导致应该关闭的会厌来不及关闭遮住喉部，东西就容易呛进气管里，尤其是宝宝特别容易发生！

婴幼儿咽喉肌发育慢，缺乏协调能力，磨牙尚未发育，咀嚼不充分，咳嗽反射不健全容易发生气道异物。宝宝进食时或者将东西放入嘴中时，因哭闹、嬉笑、奔跑、蹦跳、跌倒等情况，容易误将异物吸入气管中造成气道异物。

发生气道异物的征兆

异物进入宝宝气道，会有一些特征性的临床表现。若出现类似情况，家长应立即采取相应措施哦！

1. 较大的异物

宝宝会立即出现“三不”症状，即不能咳嗽、不能呼吸、不能发声，继而出现呼吸困难、面色青紫、烦躁不安，严重者会出现心脏骤停，危及生命。

2. 较小的异物

宝宝会出现剧烈呛咳，严重者出现吸气性呼吸困难、三凹征等症状，异物也可能因剧烈咳嗽或由肺内的气体从气道被冲击出来，也可能冲击不出来。

三凹征，指吸气时胸骨上窝、锁骨上窝、肋间隙出现明显凹陷，是由于上部气道部分梗阻所致吸气性呼吸困难。

宝宝发生气道异物时的紧急处理方法

首先需要正确识别气道异物梗阻的类型，是“不完全梗阻”还是“完全性梗阻”。

若宝宝出现“完全梗阻症状”需要立即实施 CPR，即心肺复苏急救。

若宝宝出现“不完全梗阻症状”可使用海姆立克急救法（即海氏手法）进行院前急救。

1. 海姆立克急救法的具体原理

利用冲击腹部膈肌下软组织，产生向上的压力，压迫两肺下部，从而驱使肺部残留空气形成一股气流。这股带有冲击性、方向性的长驱直入于气管的气流，就能将堵住气管、喉部的食物硬块等异物驱除，使人获救。

2. 海姆立克急救法的具体手法

急救者站在或者是跪在孩子的身后，双臂环抱宝宝的腰部。一手握拳，将握拳的拇指，紧紧抵住宝宝的脐部以上、胸部以下的腹部正中线上，另一只手握住握拳的手，反复快速按压孩子的腹部，直至异物的排除。

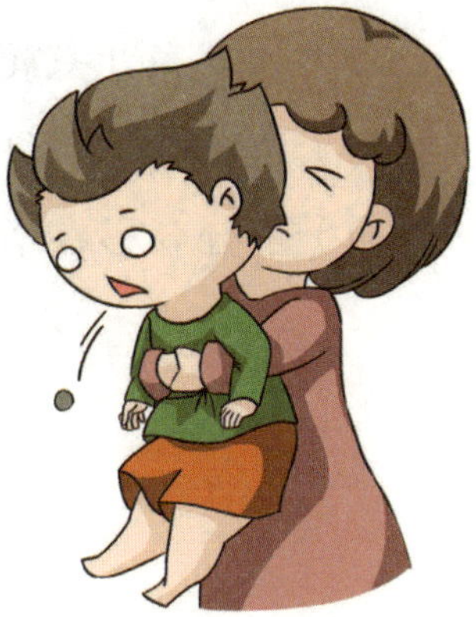

图 80　海姆立克急救法示意图

需要提醒大家的是，海姆利克急救法

不适用于意识丧失的或者 1 岁以下的婴幼儿，1 岁以下的婴幼儿的急救方法是拍背压胸法。

采取上述方法仍不能排出异物时，应及时来医院就诊。医务人员可通过有关的医疗器械，如支气管镜、直接喉镜等手术处理方式取出异物。

气道异物有可能危及生命，尽早手术，发现异物及时取出。对于气道异物此类事件，手术风险非常大！但它其实是一种完全可以预防的疾病。因此，最好的措施是：重在预防，防大于治！

主要预防措施：

（1）进食时宝宝应注意力集中，避免嬉笑、打闹或奔跑，家长不要惊吓、训斥、责骂宝宝，或在宝宝哭闹时喂食。

（2）不要给 5 岁内的孩子吃果冻、爆米花、坚果（花生、瓜子等）。

（3）看护好孩子，经常叮嘱宝宝不要随便将东西和玩具放入口内，以免误吸。

（4）叮嘱宝宝养成充分咀嚼再吞食的习惯。

（5）尽量将食物切小切碎再食用。

（6）玩玩具前，做好安全教育，检查是否有零部件松散易脱落的情况。

（7）加强患儿家属的安全教育。

（8）建议参加“红十字”相关急救培训。

（9）争分夺秒在送医院前自救，送医救治很重要。

故事结尾

异物取出

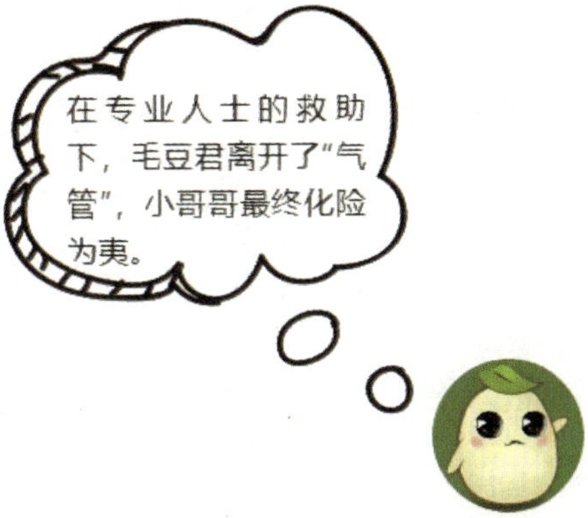
在专业人士的救助下，毛豆君离开了“气管”，小哥哥最终化险为夷。

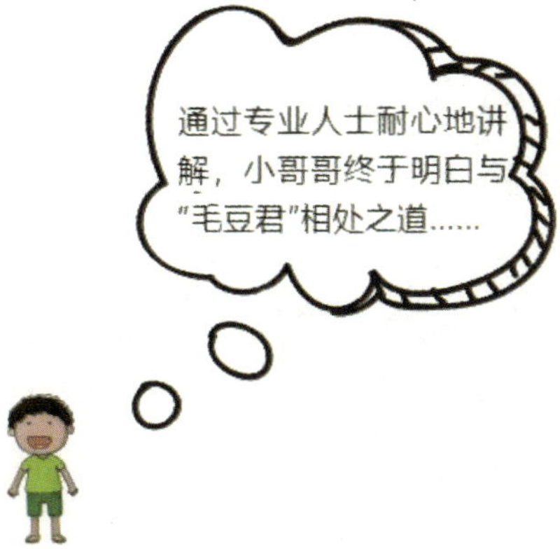
通过专业人士耐心地讲解，小哥哥终于明白与“毛豆君”相处之道……

（蒋成芳　黄晶梦）

“致命”的鸡骨
——关于食道异物你应该知道的小知识

一根鸡骨引发的灾难

常言道，能吃是福。可是，金先生却因为“吃”而吃了大苦头。故事还得从朋友聚餐说起，没吃几口金先生就好像被骨头卡住了，咳嗽了几声，只觉得喉咙有点疼，也没当回事，在朋友的建议下他还喝了几口醋，咽了几大口饭。没想到第二天，他的喉咙更疼了，迫不得已，金先生才到当地卫生院求医。

辗转求医　病情加剧

当地卫生院检查之后便立即建议金先生前往上级医院就诊。金先生先后辗转市级医院以及多家综合医院，经检查发现鸡骨头已经部分穿破到食道外面，但均未能取出。

在上级医院就诊时，这枚鸡骨已经在金先生的颈部卡了 4 天，颈部的疼痛已经越来越剧烈，金先生出现了颈项强直体位，就连吞一口水都很困难，不敢吃饭，也睡不着觉。经头颈外科专家复查颈部增强 CT，发现这根长约 1.5 厘米的鸡骨头已经穿出食道，到了右侧咽后及咽旁间隙，并且继发感染形成了明显的脓肿。最可怕的是这根鸡骨距离颈总动脉仅有约 7 毫米的距离，如果鸡骨继续向外侧移位刺破颈总动脉就会引发致命的大出血！

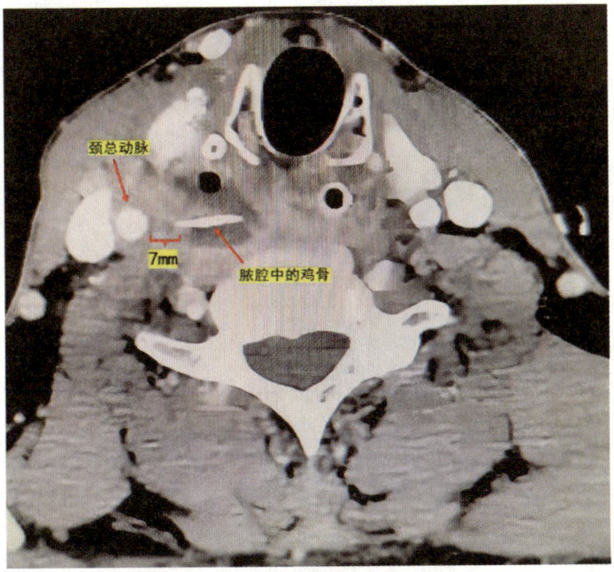

图 81　上图为颈部增强 CT 影像

几经周折　化险为夷

头颈外科一开始的治疗方案是在急诊食道镜下探查取出异物，但插入食道镜后发现右侧食道入口附近咽后壁黏膜明显隆起，局部有脓液溢出，没有发现明显的鸡骨异物。而此时金先生出现明显的高热和白细胞异常升高。为了防止脓肿向下往纵膈方向扩散，导致致命的纵膈感染和感染加重导致致命的败血症可能，头颈外科专家制定了立刻行右颈部脓肿切开排脓及颈部探查异物取出术的治疗方案，并在手术室麻醉科的通力配合下，准确定位脓腔，排出脓液，从脓腔中顺利取出了这枚尖端锋利的“罪魁祸首”——鸡骨。

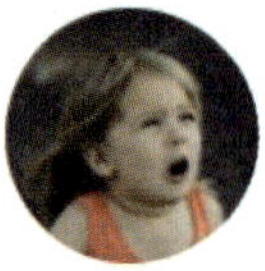

天呐！万万没想到这小小的鸡骨能引发如此大的“事故”，以后吃饭我可不得战战兢兢了？

食道异物并不可怕，了解这些食道异物的小科普，你就可以放心吃饭啦！

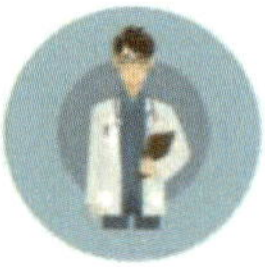

什么是食道异物?

食道异物是指在食管内因难以排出而滞留的各类物体，是临床中常见的一种急症。可发生在任何年龄，但以儿童和老人多见。在异物类型上，儿童中常见为电池、硬币、玩具、别针等，成人多为动物骨骼（家禽骨、鱼刺等）、坚果核、义齿等，其他异物如药物、刀片等可见于精神异常者、罪犯等。食道有四个狭窄处，如果异物不小心吞咽进食道，一般会嵌在食管狭窄处，其中最容易卡在第一狭窄即食道入口处。若不及时取出或者强行咽下延误治疗可引起食管周围炎、纵隔炎和脓肿、食管瘘，甚至穿破大血管引起致命的大出血。

食道异物常见的原因

儿童常因为好奇贪玩，甚至进食时嬉戏或哭闹而将异物误咽，再加上吞咽功能不健全，增加了食道异物的危险性；成年人饮食时注意力不集中（边玩手机边饮食、边工作边饮食）或狼吞虎咽的生活习惯等常为发生食道异物的原因；而老年人口咽部敏感性减弱，食管、胃肠蠕动能力差，牙齿或义齿不慎脱落，佩戴义齿后咀嚼能力下降无法充分咀嚼食物，容易发生食道异物。

食道异物的临床表现

（1）异物梗阻感。若异物在颈部食管时则症状更为明显，患者通常可指出异物在胸骨上窝或颈下部；若异物在胸段食管时，可有胸骨后异物阻塞感。

（2）疼痛。疼痛常表示食管异物对食管壁的损伤程度，较重的疼痛是异物损伤食管肌层的信号，应加以重视。通常光滑的异物为钝痛，边缘锐利和尖端异物为剧烈锐痛。食管黏膜损伤常为持续性疼痛，且随吞咽运动阵发加重。有时疼痛最剧烈处可提示异物的停留部位，但其定位的准确性很有限。

（3）吞咽困难。吞咽困难与异物所造成的食管梗阻程度有关。个别患者吞咽困难较轻，甚至没有任何症状，可带病数月或数年而延误治疗。

（4）呼吸道症状。主要表现为呼吸困难、咳嗽、发绀等。多发生于婴幼儿，特别是在食管入口及食管上段的异物。

（5）感染、炎症。异物较大或尖锐时，可压迫喉或损伤黏膜引起炎症。食管若被穿破引起继发感染，则可导致食管周围炎症、脓肿、出血、纵膈炎、纵膈脓肿以及其他颈部软组织炎症等。

（6）严重并发症。由于机械性梗阻导致摄入量不足可继发脱水、营养不良、酸中毒等症状。

发生食道异物后处理方式

（1）立即就诊于耳鼻喉科，必要时请消化科、胸外科等科室进行会诊。

（2）通过上消化道造影及颈胸部 CT 明确食道异物的位置及性质。

（3）可首选硬质食道镜局麻下夹出食道上段的异物，如异物较深可考虑胃镜协助或经过胃肠液消化后自然排出。但如假牙、尖锐的鱼刺、临近大血管的尖锐异物，胃镜硬取异物风险极大。目前食道异物的取出方法多样化，根据患者的具体情况，择优选择手术方式。

（4）临近大血管、异物与组织接合紧密、穿破食道肌层不易取出的可考虑胸外科会诊，必要时通过胸腔镜甚至开胸取异物。

（5）合并纵膈炎、局部脓肿等并发症时，应用抗生素进行治疗，强调选用覆盖厌氧菌的抗生素。

预防食道异物

近年来随着人们的生活节奏不断加快，在外用餐者日益增多，食道异物发生率有不断增高的趋势。

养成正确的用餐习惯尤为重要，进餐时应专心，不宜大声嬉笑，更应避免边看电视边进餐，避免口含食物时说话，食物应充分咀嚼后再下咽；对于佩戴义齿者，应经常检查义齿是否松动。

加强对高龄老人、婴幼儿进食时的看护。老人和小朋友的咀嚼和吞咽能力较弱，是造成食道异物的主要原因，建议以下两类人应该从根本上避免食用鸡鸭鱼类和大枣等食物，即 70 岁以上老年人和 3 岁以下的小朋友。如果要食用，务必请家属处理后食用。

特别提醒

发生异物阻塞需首先判断有无呼吸困难、皮肤紫绀、剧烈咳嗽等呼吸道症状，以排除外气道异物可能，可尝试呕吐排出异物，但不要继续进食，这样反而可能造成二次损伤等风险，加大取异物的难度。

（彭柏人）

声带

小孩的声带也会长茧?

7 岁的小泽生性活泼，爱说话，
近半个月，他觉得说话越来越费劲，
声音也和平时不太一样。
小泽的家长带他去医院，
做了喉镜检查，
医生说小朋友有声带小结。
什么是声带小结?
声带小结严重吗?
声带小结该如何治疗?
小泽的家长心中充满了疑问……
关于声带小结的热点问题，耳鼻喉科医生为你一一解答!

什么是声带小结?

声带小结又叫作“歌唱者小结”或“喊叫者小结”，是一种特殊类型的慢性喉炎。声带小结不是肿瘤也不会恶变。

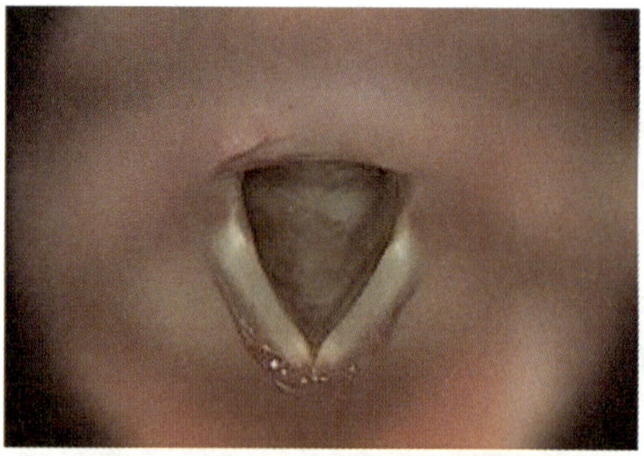

图 82　正常声带的喉镜下表现，双侧声带光滑、对称

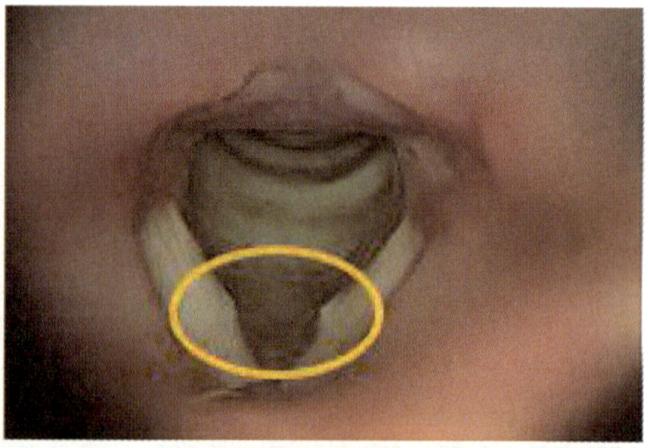

图 83　声带小结的喉镜下表现，双侧声带前 1/3 局部黏膜增厚、突起

声带小结就好比手掌的茧，手掌的皮肤由于长时间大力摩擦会增厚形成茧。声带小结也是类似的原理，如果说话过多，两侧声带不停地碰撞、摩擦，声带黏膜也会增厚，就像长了“茧”。

声带小结的主要症状为声音嘶哑，早期声音嘶哑为间歇性，容易出现发声疲劳，随后逐渐加重，可发展为持续性声音嘶哑。

为什么会出现声带小结?

我们前面提到，声带小结与用声过度有关。除了用声过度，用声方式不当也可能会导致声带小结，例如长时间用假声、男生说话音调过高、儿童大喊大叫等等。因此，声带小结除了好发于说话较多的职业如歌手、教师、销售员，也好发于儿童。

如何确诊声带小结?

喉镜大致可以确诊。典型的声带小结是在声带游离缘前中 1/3 交界处黏膜增厚，通常表现为两侧声带同时出现病变，呈对称性，也可表现为一侧小结较大，或者仅为单侧病变。

如何治疗声带小结?

由于声带小结与用声过度相关，因此最主要的治疗方式就是声休。所谓“声休”，是指让声带休息，也就是尽量少说话。以手工为主的体力劳动者如果长时间不劳作，手掌的茧也会慢慢消退；声带小结通过2~3周的声休，常可变小或消失。需要注意的是，让儿童做到声休具有一定的难度，需要家长们加强看护。

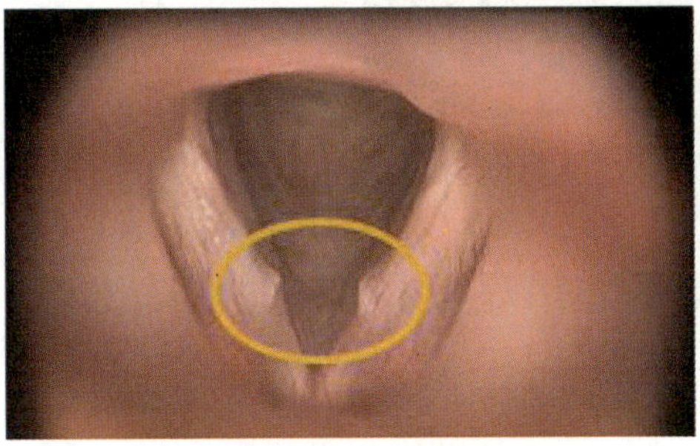

图84　双侧声带小结

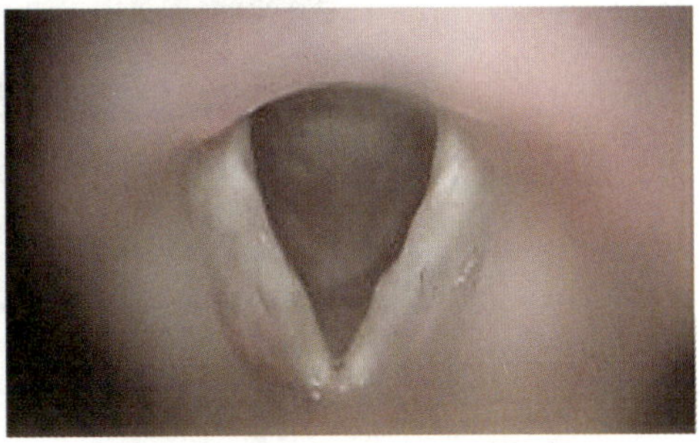

图85　声休3周后小结消退

如果声休一段时间效果不明显，建议及时进行发声训练。发声训练需要在专业人士的指导下进行，包括声带日常保养、咽腔扩展等“迷你”运动以及吹吸管等发音练习。安全有效的嗓音训练也有助于声带小结减小或消退。

此外，还可试着用一些对症的中成药。如经过一段时间的上述保守治疗还是无效甚至加重，建议手术治疗。

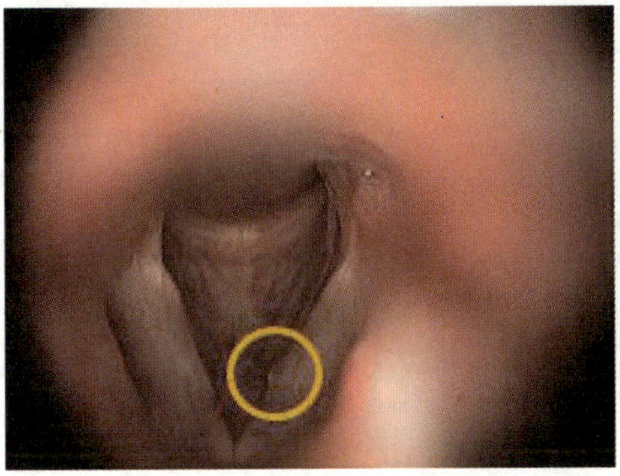

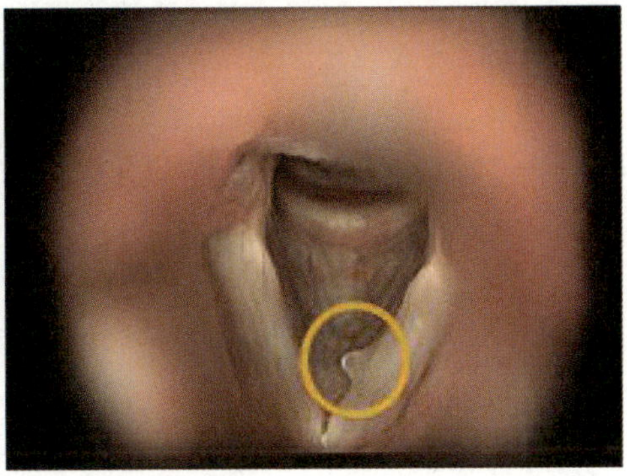

图86　声带小结保守治疗后加重

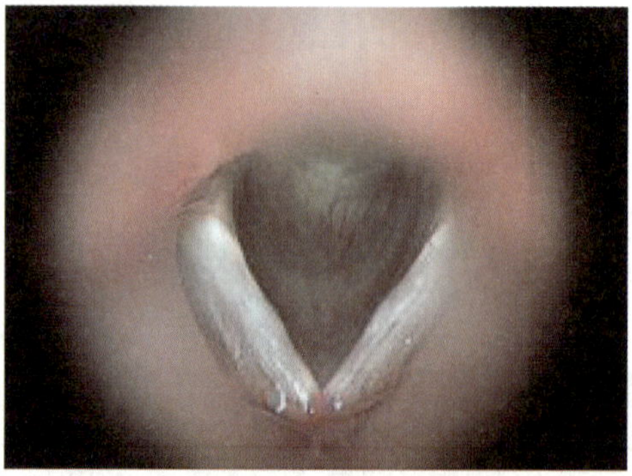

图 87　手术治疗后的喉镜下表现

儿童时期的声带小结通常不需要手术治疗，大多在青春期消失。

如何预防声带小结复发?

由于声带小结与长期用声过度或者用声不当有关，因此可以通过发声训练，纠正不恰当的发声习惯，或者降低说话的频次来预防声带小结的复发。

（石小玲）

声带粘连、嗓音嘶哑，有好的治疗方法吗?

声音嘶哑

喘鸣

呼吸困难……

喉狭窄，耳鼻咽喉科的常见疾病，顾名思义，它是指由于各种原因导致的喉腔缩小、狭窄，影响呼吸和发声功能，主要的症状有声音嘶哑、喉喘鸣、呼吸困难等，严重者还可能发生窒息。根据狭窄的部位，喉狭窄一般可分为声门上、声门、声门下或联合性狭窄。

声门型喉狭窄是怎么造成的?

声门型喉狭窄主要是声带粘连所导致，可分为先天性和后天获得性。

先天性声带粘连较少见，大约占先天性喉畸形的 5% 不到。后天获得性声带粘连相对常见，常源自喉部创伤，包括喉外伤和医原性损伤，如气管插管、喉部手术等；其他还有一些少见的原因，包括放疗、喉结核、白喉、咽喉反流、Wegener 肉芽肿、结节病、淀粉样病变等。

需要了解的是，声带粘连并非喉部手术常见并发症，也并非手术技术造成。事实是，由于声带前连合特殊的解剖结构，当病变涉及前连合，尤其是跨前连合病变，术后常会发生声带粘连。

声带粘连的治疗

1985 年，美国 Cohen 教授首次提出 Cohen 分级，最先应用于先天性声带粘连分级，后来，逐渐被应用于后天获得性声带粘连分级。根据粘连长度与粘连占声门长度的比例，Cohen 分级将声带粘连分为四型：

Ⅰ型：粘连长度占声门 < 35%，无声门下侵犯；

Ⅱ型：粘连长度占声门 35%~50%；

Ⅲ型：粘连长度占声门 50%~75%；

Ⅳ型：粘连长度占声门 > 75%，常伴声门下侵犯，声带结构不可分辨。

如何治疗取决于前连合粘连范围及患者的临床表现

（1）范围较小且无明显症状的粘连，可以先观察或辅助嗓音训练。例如，当前连合粘连范围小于 2~3 毫米，通常无明显症状。

（2）范围较大的粘连可引起发声障碍、呼吸不畅，甚至窒息，当出现伴有发声障碍和气道阻塞的严重粘连，就需手术治疗。

声带粘连重在预防，发生后可根据范围以及临床表现决定治疗方式，目前除了上述两种治疗方法，暂无药物治疗。

声带粘连的手术方式

声带粘连的治疗主要为手术治疗，包括开放式手术（如喉裂开）及支撑喉镜下喉显微术。

随着喉显微术技术的不断发展，具有创伤小、副作用少、术后恢复快等优点的喉镜下喉显微术逐渐成为主流术式，开放式手术目前基本不作为首选手术治疗方案。

支撑喉镜下喉显微术可以采用传统冷器械或激光。其中，经口 CO_2（二氧化碳）激光显微手术最为常见。CO_2 激光波长为 10.6 微米，容易被水吸收。当激光能量被组织吸收时，会汽化组织内水分，以此产生切割、烧灼、凝固等作用。如今，CO_2 激光在早期喉癌、声门狭窄中得到了广泛应用。

与传统冷器械相比，CO_2 激光手术具有精准、损伤小、术中出血少等优点，更利于声门区的精细操作。

激光手术

病例：62 岁的张先生，声音嘶哑 1 年，诊断为声门型喉癌，接受喉显微 CO_2 激光切除术，术后 1 个月出现声带粘连，Cohen 分级Ⅳ型，就诊耳鼻咽喉头颈外科。

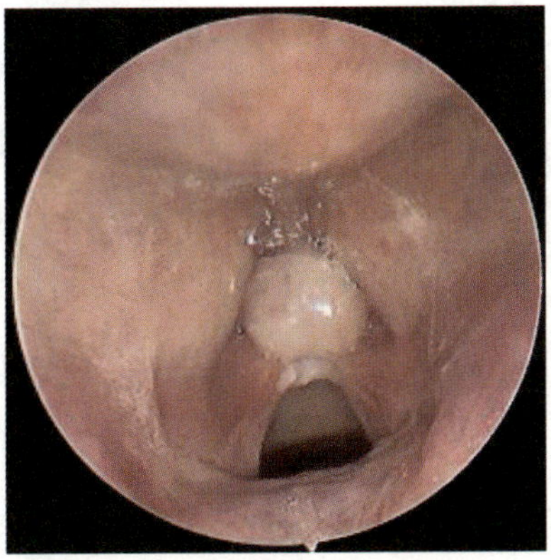
图 88　喉镜下见声门型喉癌

经过仔细检查，医生为患者制定了“经口 CO_2 激光声带粘连松解 + 喉内黏膜瓣修复 + 喉膜置入”的手术方案，按照“分离粘连组织，解除气道狭窄；合理处理创面，预防粘连复发”的原则，手术的过程主要包括：

（1）经口 CO_2 激光，切除瘢痕组织，进行粘连松解；

（2）利用 CO_2 激光，切取一侧声门上黏膜瓣，蒂部位于前连合上方；

（3）进行喉模置入，固定黏膜瓣于前连合创面；

（4）术后定期复查喉镜，术后 3 周，局麻下取出喉模。

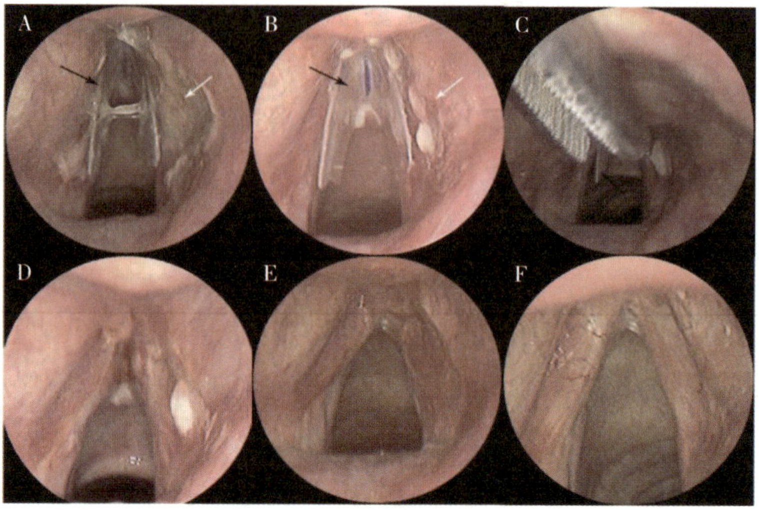

图 89 （A）（B）：术后第 1 天、第 14 天喉镜；（C）：术后 3 周局麻下取喉膜；（D）（E）（F）：喉膜取出后第 1 天、1 个月、2 年半

在手术过程中，预防前连合粘连在首次处理前连合病变及治疗声带粘连中至关重要，利用喉内带蒂黏膜瓣重建前连合，可缩短喉模置入时间，减少相关并发症的发生，并且能有效预防前连合再次粘连。

术后，一要避免呼吸道感染、剧烈咳嗽；二要保持颈部清洁卫生，避免颈部过度活动及重体力劳动；三要按时复诊，定期检查创面。

发生声带粘连，是不是越早手术越好?

发生声带粘连不一定需要立即手术，应根据粘连的范围以及患者的临床表现决定。粘连范围较小且无明显症状的，可以先采用观察或辅助嗓音训练。伴有发声障碍和气道阻塞的严重粘连，需及时手术治疗。

（孙广滨　李旭茂）

原来嗓子也会“假”疲劳

病例：王老师，32 岁，中学教师。以前学校课程安排很多，王老师虽然讲话特别多，但很少出现声音嘶哑、不愿多讲的现象，除非一天连续上 4~5 节课才会有这种感觉。

但最近王老师忧伤地发现，经常一节课讲下来就会有声音嘶哑、不想讲的疲劳感，同时还伴有咽喉干痛等症状。去医院就医后，医生初步诊断为慢性喉炎，但经各种药物治疗 3 个月也未见明显改善……

这到底是怎么回事呢？原来嗓音疲劳分为“真疲劳”与“假疲劳”。

真疲劳：王老师以前一天连续讲 4~5 节课后才会有的这种声音嘶哑、嗓音疲劳感觉，是真疲劳。主要原因是超极限讲话，超出了嗓子的承受能力，使嗓子产生劳损，用坏了嗓子引起嘶哑，并产生不想讲的强烈愿望。

治疗关键：这种因话讲得过多引起的嗓音疲劳，容易引起重视，治疗也较为容易，只要合理用嗓，避免滥用嗓音就能解决问题。

假疲劳：而王老师现在的情况与以前不同，现在稍多讲一点就声音嘶哑、感觉讲话费力，这是因为王老师嗓子经不起多讲、嗓子耐受力下降，是假疲劳。这种假疲劳的特点是，稍多讲一点，或一讲话就会出现声音嘶哑，或感觉嗓音不清脆，同时伴有咽喉干燥、疼痛等症状。检查也只发现声带仅慢性充血，休息一个晚上后会恢复正常，第二天仍会重复声音嘶哑。这种“嗓子累”的主要原因是劳累，是由于身体处于亚健康状态而引起的。这种情况平时很容易被疏忽，易被误诊为慢性咽喉炎。如找不到嗓音疲劳的原因，或按慢性咽喉炎治疗，可能久治不愈。

治疗关键：治疗好相关的慢性全身性疾病，增强体质。

预防和缓解嗓音疲劳的方法

1. 改善睡眠质量

特别是 50 岁左右女性，处于更年期，体能下降明显，工作量又没减负，很容易出现稍多讲话后就嗓子嘶哑、嗓音疲劳现象。

只有通过早睡、改善睡眠质量，才能精力充沛，讲话才不容易疲劳、不容易嘶哑。另外，也要治疗内科慢性疾病，保证身体正常运转。

2. 劳逸结合，适当锻炼

特别是 30 岁以上女性，白天工作很忙，晚上回家还要处理家务，管儿女学习，天天睡得很晚，白天没精神，人累、疲劳。在如此亚健康状态下，发声疲劳、嗓子累，很难通过药物治疗好。

治疗的关键是解决“嗓子累”，所以要调整生活节奏，避免频繁熬夜，要休息好，适当锻炼，保证正常体能，这样才能克服发声疲劳。

3. 发音方法要正确

避免发音过度、滥用嗓子，如有必要，可去医院进行适当的嗓音训练，学会发声技巧，合理用嗓，确保嗓子健康。

4. 中医调理补气

嗓音疲劳、嗓子累，中医认为是气虚、中气不足，50 岁以上女性可进行中医调理补气。

5. 泡茶缓解疲劳

胖大海、石斛泡茶等可缓解嗓音疲劳。

6. 中午午休

中午休息片刻，让嗓子午休来缓解嗓音疲劳。

一副好嗓子是工作的本钱，只有精力充沛，不感觉累了，嗓子才能经得起多讲，多讲后也不会感觉嗓子疲劳。科学合理用嗓才能保证发音的音量和音质不受影响，避免嗓音疲劳、嗓子累。

（吴海涛）

咽喉炎症疾病

话说咽喉

慢性咽炎防治问答

患者：医生，我最近一段时间总感到喉咙里有东西，特别是早上刷牙容易恶心，不知道怎么回事?

王医生：这可能是慢性咽炎的症状，需要进一步检查确认。

患者：慢性咽炎是什么情况?这个病要紧吗?

王医生：慢性咽炎是耳鼻喉科常见病、多发病。临床症状主要为咽部有不适、异物、发痒、灼热、干燥等感觉，说话时有微痛、费力感，咽反射敏感，易作呕，可伴有刺激性咳嗽等。

患者：我之前没有什么不良生活习惯，怎么得了慢性咽炎?

慢性咽炎的病因较复杂，可能与下列因素有关：① 急性咽炎长期反复发作或迁延不愈；② 环境因素：如受粉尘或者其他空气污染物长期刺激；③ 因各种鼻病（鼻窦炎、鼻息肉或者鼻中隔偏曲等）而长期张口呼吸以及呼吸道慢性炎症；④ 胃食管反流病；⑤ 饮食及不良习惯：如进食刺激性食物、抽烟；⑥ 全身性因素：如贫血、消化不良、内分泌功能紊乱等；⑦ 长期精神紧张等，均可导致慢性咽炎的发生。

患者：这个病看起来问题不大，就是难受，该怎么治疗？

在治疗上，首先是要去除诱因，如戒除烟酒、改善工作环境、尽量少食用辛辣食物，日常生活避免熬夜、作息规律，积极治疗鼻、鼻窦、下呼吸道和口腔、消化道等相关疾病；其次是要放松心情、保持积极向上的生活态度，注意锻炼身体、增强机体免疫力。如果症状明显，可根据医生建议，服用或局部使用（含化或喷雾）清热解毒、清咽利喉、化痰消肿的中草药。

患者：我的家人要想预防慢性咽炎有什么好办法吗？

针对慢性咽炎的预防，需注意以下几点：适度、科学锻炼身体，逐步改善体质，同时尽可能养成经鼻腔呼吸的习惯；戒烟戒酒，规律饮食，注意细嚼慢咽，少食辛辣、过冷、过烫及刺激性食物；尽量避免粉尘、烟雾及刺激性气体，保持室内合适的温度和湿度；注意科学用嗓，减少清喉咙动作，避免剧烈干咳；积极治疗胃酸反流，勿在餐后2～3小时内就寝或者取屈曲体位等。

生命的要道——喉

人们常用“咽喉要地”来形容军事上地位重要或形势险要的地方，这也说明了日常生活中人们早已认识到咽和喉的重要性，但也会使人误解咽和喉是同一个地方。其实，咽和喉是不同的部位。

喉是生命的要道，居于颈前正中，作为生命的要道，是由一组软骨、韧带、喉肌及黏膜构成的锥形管状器官。主要承载着发音、呼吸、保护及辅助吞咽等功能，在人体的各项生理活动中起着重要作用。

1. 发音作用

俗话说：“未见其人，先闻其声。”作为“人的第二面容”，声音不仅能传递信息，同时还能反映发音者的年龄、性别、情绪及个性等。而这发音的过程是在喉、共鸣器官、构语器官及神经系统的协同作用下完成的。发音时，在高级中枢神经系统调控下，由动力器官提供的呼气气流振动声带产生原始的声音，后经口腔、咽腔、鼻腔、胸腔等共鸣器官的作用而增强，同时经过口腔内舌、腭、唇、颊等构音结构的构语作用，形成最终我们所能理解的语言。

2. 呼吸作用

喉不仅是发音器官，更是呼吸空气的通道，对人体气体交换有一定的调节作用。在不同条件下，声带可通过内收及外展运动来调节声门裂大小，以改变呼出空气时所受阻力，从而辅助肺泡换气及保持体液酸碱平衡。

3. 保护作用及辅助吞咽的作用

喉作为呼吸道及消化道的汇合之处，吞咽时喉的位置改变及呼吸抑制，对于防止误吸是十分必要的，即：吞咽时，会厌软骨盖住喉入口，呼吸受抑制，食管入口开放。

随着社会经济的发展，在日趋频繁的社会交往活动及环境污染等因素的影响下，喉部疾病（包括嗓音疾病）发生率显著提高。喉的慢性炎症性疾病为常见疾病，包括慢性喉炎、喉息肉、声带小结等，其治疗一方面针对病因治疗、去除相关刺激因素及进行局部药物治疗；另一方面必要时需行手术治疗，且在此过程中伴有的吞咽问题也需要重视。

总的来说，由于慢性咽喉炎使患者产生咽部或喉部不适感，且病程较长、症状顽固，因此，增强保健意识和及时治疗慢性咽喉部疾病尤为关键，同时需保持一个良好的心态，避免抑郁、焦虑等情绪产生，提高生活质量。

（王家佳）

“如鲠在喉”的慢性咽炎

“如鲠在喉”的慢性咽炎

嗓子难受，长期感觉有东西，吐也吐不出来，咽也咽不下去，如鲠在喉，真是难受啊！这可能是慢性咽炎的典型症状。

慢性咽炎，是指咽黏膜、黏膜下组织及其淋巴组织的慢性炎症。这是一种病程较长、症状顽固且较难治愈的疾病。

长期患有慢性咽炎会导致口臭，抵抗力下降，感染邻近器官如耳、鼻引起急性鼻炎、鼻窦炎、急性中耳炎等有害影响。所以也应该引起重视，不可大意啊！我们就从以下几个方面来说说慢性咽炎吧。

慢性咽炎的病因及危险因素

（1）急性咽炎反复发作可转为慢性。

（2）各种鼻病、慢性扁桃体炎、牙周炎、上呼吸道慢性炎症的影响。

（3）烟酒过度、粉尘、有害气体、辛辣刺激性食物及胃食管反流等使咽部长期受刺激。

（4）长期张口呼吸、用嗓过度以及过敏因素等亦可引起本病。

（5）多种慢性病如贫血、消化不良、下呼吸道慢性炎症等与本病发病相关。

（6）职业因素，如教师、歌手因长期用嗓，容易口干舌燥，发病率高。

慢性咽炎的临床表现

（1）疼痛感：偏一侧或某一部位咽喉痛，检查时可见咽喉红肿充血。

（2）喉咙干：喉咙干燥灼热，像火烧，想要经常喝水。

（3）常咳嗽：经常咳嗽或“半声咳”，咳不出，咽之不下。

（4）异物感：常有黏稠分泌物不易清除，痰多或者恶心、呕吐。

（5）声音嘶哑：嗓子不适，说话声音小、沙哑，不敢大声。

（6）咽喉痒：很像蚂蚁爬的感觉，要经常清嗓子。

慢性咽炎的治疗方案

1. 病因治疗

戒烟戒酒，改善工作和生活环境；含漱剂漱口以利局部清洁消炎；积极治疗急性咽炎、扁桃体炎、牙周炎、呼吸道慢性炎症及其他全身疾病。

2. 对症治疗

口服薄荷含片；雾化吸入；使用抗组胺类药物等。

3. 中医治疗

中医理论认为，慢性咽炎是脏腑阴虚，虚火上扰，治宜滋阴清热。可用增液汤加减，也可使用中成药含片及中药饮片等如双参咽炎颗粒。

4. 局部治疗

有研究显示咽部封闭治疗、射频治疗、激光治疗、低温液氮冷冻治疗、等离子低温消融术治疗以及微波治疗等对不同类型的慢性咽炎有不同效果。

平时生活中应该注意什么呢?

（1）进食清淡富含营养的饮食并注意补充维生素，多饮水，少食辛辣油煎等刺激性食物，戒烟酒。

（2）改善生活和工作环境，保持室内空气清新，避免接触有害气体。

（3）坚持局部用药，注意休息。

（4）保持口腔清洁，遵医嘱给予含漱剂漱口。正确的含漱方法为：含漱时头后仰、张口发“啊”音，使含漱液能清洁咽喉壁，但注意不要将药液咽下。

（5）积极治疗全身及邻近组织的慢性疾病。

（6）坚持户外活动，增强体质，提高抵抗力，防止急性咽炎反复发作。

（曹文竹）

警惕！有一种咽痛会致命

我喉咙很痛，很痛……不能咽东西……

患者

嘴巴张开，让我看一下！

医生

啊——呕……

患者

你的会厌很肿，发展下去会影响呼吸！需要立即住院治疗和观察！

医生

据上海市眼耳鼻喉科医院急诊科统计，平均每天因咽喉疼痛来院急诊就诊的有 20 余例，其中被诊断为急性会厌炎的有 1~2 例。

急性会厌炎

急性会厌炎是一种可能危及生命的耳鼻喉科急症！

什么是会厌？它长在哪里？

平时，会厌在呼吸道上方，是“站”在那里的，空气可以自由出入呼吸道，让我们舒畅地呼吸。

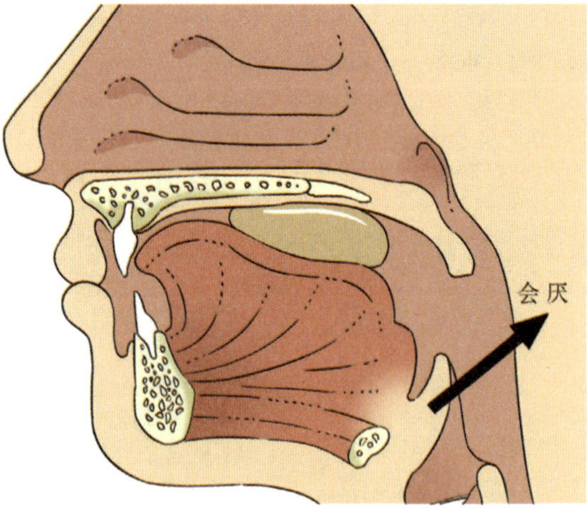

图 90　会厌部位示意图

当我们吃饭吞东西时，会厌就主动“趴下”，像盖子一样盖住呼吸道，不让食物掉进去，这样就避免了呼吸道被食物堵住、透不过气等各种大麻烦。

会厌发炎了，为什么这么危险？

当会厌生病发炎时，就肿起来，变大了，不能再自由轻盈地活动在呼吸道和食道之间。人的咽喉本来就狭窄，而会厌所在的位置是咽喉最狭窄的地方，一旦感染特别容易水肿，水肿后变得像个“球”盖在喉头抬不起来，严重时极易引起窒息。此病进展十分迅速，多数患者经及时治疗可获得痊愈，少数病情凶险，很快窒息，死亡率较高。

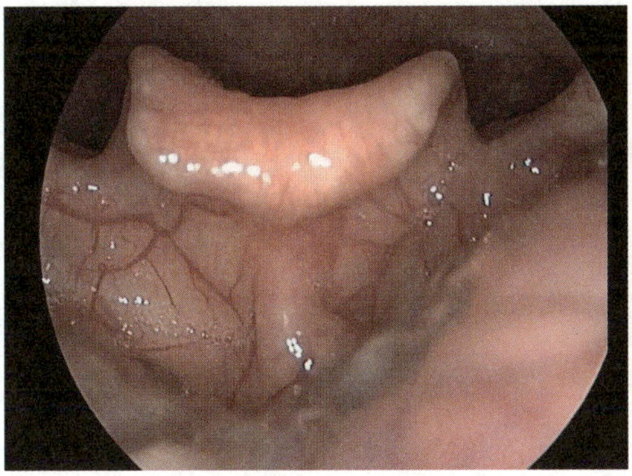

图 91　正常会厌

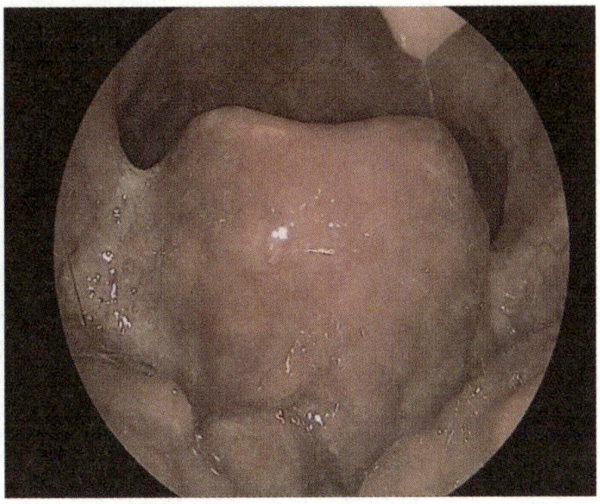

图 92　肿胀会厌

什么原因会引起急性会厌炎、会厌肿大？

急性会厌炎大多是由细菌或病毒引起的，吸烟，酗酒，受凉，过度疲劳，邻近器官炎症如急性扁桃体炎、扁桃体周围炎、咽旁感染等，过敏等原因也可能诱发急性会厌炎。

急性会厌炎有哪些临床表现呢？

急性会厌炎起病急骤，病程进展非常迅速，主要症状有：

（1）起病急，多有发热、畏寒、头痛、全身不适，严重时可伴有呼吸困难；

（2）喉痛剧烈，吞咽时加重，故常有唾液外溢；

（3）因会厌肿胀，以致语言含糊不清，似口中含物。

病例：X 先生是忙碌的上班族，经常熬夜。

X 先生年底工作比较忙，喉咙痛了一段时间没有重视，喝酒抽烟一样没耽误，自己到药房买了些药吃，一点没见好，喉咙痛得越来越厉害，吃东西吞咽困难，下午咽口水时喉咙有撕裂感，晚上已经明显感觉到了呼吸困难，像被人掐住了脖子，讲话含糊不清，甚至快说不出话来了。他急急忙忙赶到医院，医生检查后，发现会厌已经肿成一个球，几乎完全盖住了呼吸道，立即收治入院，随时做好气管切开抢救准备。

入院后X先生放下手头的工作，每天保证充足的睡眠和休息，放松情绪。每天吊盐水，使用有效的抗生素消炎，激素消肿。在饮食方面，从一开始吃不下东西只能喝一点营养液，到一两天后慢慢能喝下粥，多吃富含维生素的清淡菜肴增加免疫力，在配合治疗了一段时间后，会厌不肿了，危险解除，安然出院。

哪些人群更容易“中招”？

会厌炎在每个年龄段都可能发生，但一般以中老年人居多。会厌炎还常与我们的生活习惯有一定联系，比如饮食辛辣、烟酒、疲劳等都会刺激到会厌，虽然不是直接的联系，但对病情的发展会产生不好的影响。

平时如何做好预防?

预防急性会厌炎的发生，平时应加强锻炼，增强机体抵抗力，对于会厌邻近器官的急性炎症，要及时治疗，防止蔓延感染。

大家在大吃大喝、唱K的同时，须少吃辛辣刺激食物，避免过度饮酒，酒精过敏者尤其要注意。此外，唱歌时间不宜过长，同时要保持口腔卫生，注意保暖。

大家出现严重嗓子疼的症状时，千万不要大意！如果你喉咙痛的同时存在呼吸不畅等感觉，应立即到医院进行检查治疗。对于会厌炎要提高警惕、正确就医、对症用药及密切监测，才能使这个“杀手”不致命！

（郭燕君）

喉癌

这种方式治疗早期喉癌，保喉保功能

喉癌

喉，是人体呼吸道的起始部位，除了承担着呼吸和发音两大基本功能外，还对人体起着保护作用：当人们进食时，喉部“大门”（会厌软骨）关闭，避免食物落入喉腔引发窒息，即使不慎有“漏网之鱼”，喉也可以通过咳嗽反射使食物排出；当人们呼吸时，喉部“大门”（会厌软骨）打开，新鲜空气顺着喉腔进入肺部。发生于喉部的癌统称“喉癌”，Ⅰ—Ⅱ期的喉癌为早期喉癌。

确诊喉癌后的治疗

国际、国内临床实践指南权威推荐：

（1）早期喉癌可选择单纯放疗或单纯手术，放疗不伤“声”；

（2）中晚期喉癌一般需要考虑“手术 + 放化疗”综合治疗。

放射治疗

放射治疗是通过电离辐射作用杀死癌细胞的一种方法。它是恶性肿瘤治疗的三大方法（手术、放疗和化疗）之一。约 70% 的肿瘤患者需要在疾病的不同阶段进行放疗。

当代放疗技术特点：精、准、狠。“杀敌三千，自损三百”的时代已经过去。

放疗的优势

早期喉癌的放疗和手术效果一样，但对发音功能保护明显优于手术。

放射治疗具有无创性，不会对患者外观有所影响。

病例 1：患者，Q× ×，男，76 岁，Ⅰ期声门型喉癌，右侧声带局部病变，10 年前行放射治疗，保留了声带结构；患者目前声音完全恢复正常，生活正常，无不适主诉。

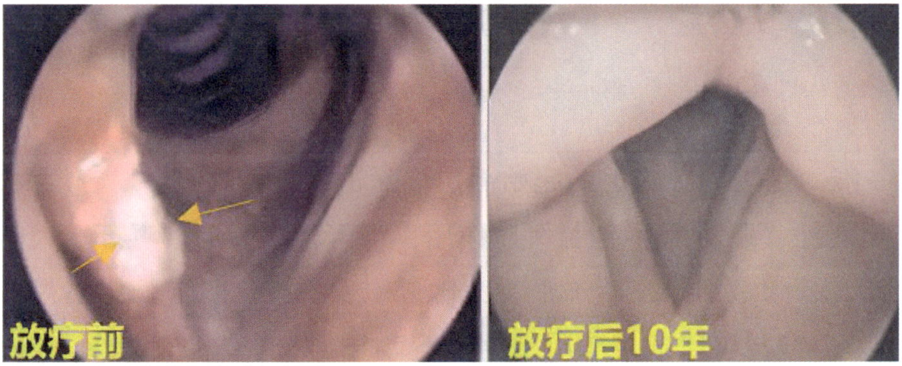

图 93　Ⅰ期声门型喉癌放疗效果

病例 2：患者，Z× ×，男，48 岁，Ⅱ期声门型喉癌，患者双侧声带广泛病变，2016 年行放射治疗，放疗后双侧声带完全保留，生活正常，声音质量良好。

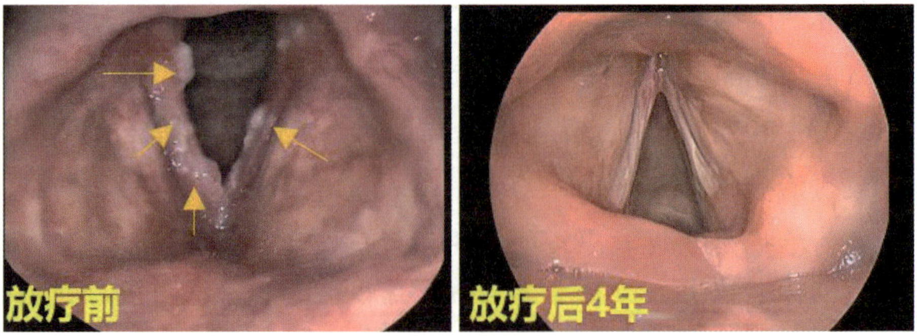

图 94　Ⅱ型声门型喉癌放疗效果

早期喉癌放射治疗治愈率高达90%。即使放疗后肿瘤复发，还可采用手术挽救治疗，同样可以取得良好治疗效果。因此，放射治疗在早期喉癌治疗中占重要地位。

（王丽）

扁桃体

扁桃体切除，做还是不做？

扁桃体切除术在儿童手术中，是最常见的手术。

在美国，15 岁以下的儿童中，每年有 15% 的患儿接受了这一手术，约有 50 多万例；其中在门诊进行扁桃体切除术的患儿就有 29 万。而在我国接受扁桃体切除术患儿的数量，远超这个数字。

随着人们对健康和生活质量要求的提高，扁桃体切除术这一看来简单又常见的手术，可以说已走进“千家万户”。但任何手术都有适应症，不是人体所有器官一发生病理改变就想到切除，认为这样“一了百了”；也不是病变发展到需要手术，也坚决拒绝手术治疗。这都是错误的看法。

对很多患者来说，一旦决定要手术，又因缺乏必要的知识，面对手术风险，过于瞻前顾后、犹犹豫豫，很容易患得患失。需要解决这些顾虑，就应对扁桃体切除手术有一个客观的认识。

在“战略上”，扁桃体是人体次级淋巴免疫器官，最大的免疫活性在 3~10 岁之间，也就是在这一年龄段的患儿，扁桃体的免疫功能最强。不幸的是，儿童扁桃体出现问题，也往往在这一期间。因此问题来了——

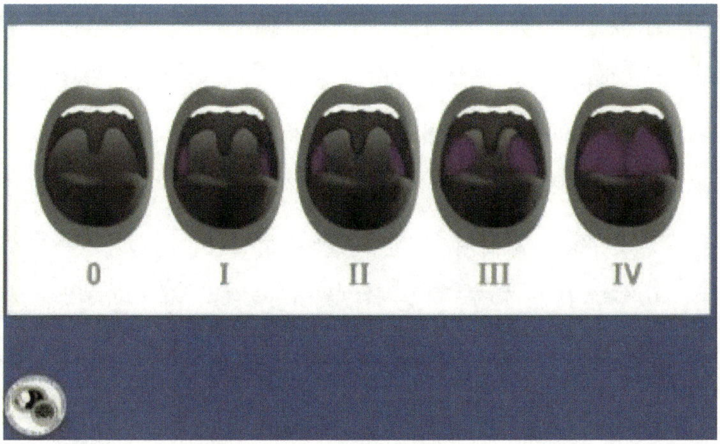

图 95　扁桃体的分度：Ⅲ度和Ⅳ度肿大往往可引起症状

在儿童 3~10 岁期间切除扁桃体，对人体免疫有没有影响？

对于这个问题，目前国际上尚无完全一致的共识。尽管如此，综合目前已发表的研究结果，比较趋向性的结论是：总体上认为扁桃体切除术后 1 个月内，患儿的免疫功能有一定的下降，但是 3 个月后一般又会逐渐恢复。因此大可不必为此而担心，反复询问和担忧术后免疫功能会受到很大影响。事实上，对于一个反复感染的病变扁桃体来说，切除扁桃体并不会影响免疫功能，但对于一个只是偶尔感染的扁桃体，切除它就显得有些可惜，毕竟还要承担手术风险。

因此，扁桃体是否切除，需要医生的专业建议，再结合这些因素，综合做出一个合适的判断，以达到“利大于弊”。

什么情况下，切除扁桃体最合适，能获益最大呢？

目前一般在临床上，扁桃体切除术是治疗反复扁桃体感染和阻塞性睡眠呼吸暂停综合征（OSA）较为有效的方法。国内外学者的研究证实了这一点，80% 的患者是因 OSA 而做的扁桃体切除术，只有 20% 的患者是因为反复感染。

2019 年，美国耳鼻咽喉头颈外科学会又对儿童扁桃体切除术临床实践指南做了更新，对于 1 年内扁桃体炎发作超过 7 次；或过去 2 年，每年发作超过 5 次；或过去 3 年，每年发作超过 3 次，才强烈建议手术切除扁桃体。此外，对于经常引起并发症，如反复发烧、咽喉疼痛、扁桃体流脓、颈部肿胀化脓，以及出现生长缓慢、学习不良、夜尿症、哮喘和行为问题等症状时，建议手术切除扁桃体。剩下的一些症状比较轻、发作时间比较短的（如小于 3 个月），则完全可以观察等待，不必急于手术。

Table 4. Summary of Evidence-Based Statements.

Statement	Action	Strength
1. Watchful waiting for recurrent throat infection	Clinicians should recommend watchful waiting for recurrent throat infection if there have been <7 episodes in the past year, <5 episodes per year in the past 2 years, or <3 episodes per year in the past 3 years.	Strong recommendation
2. Recurrent throat infection with documentation	Clinicians may recommend tonsillectomy for recurrent throat infection with a frequency of at least 7 episodes in the past year, at least 5 episodes per year for 2 years, or at least 3 episodes per year for 3 years with documentation in the medical record for each episode of sore throat and ≥1 of the following: temperature >38.3°C (101°F), cervical adenopathy, tonsillar exudate, or positive test for group A beta-hemolytic streptococcus.	Option
3. Tonsillectomy for recurrent infection with modifying factors	Clinicians should assess the child with recurrent throat infection who does not meet criteria in Key Action Statement 2 for modifying factors that may nonetheless favor tonsillectomy, which may include but are not limited to: multiple antibiotic allergies/intolerance, PFAPA (periodic fever, aphthous stomatitis, pharyngitis, and adenitis), or history of >1 peritonsillar abscess.	Recommendation
4. Tonsillectomy for obstructive sleep-disordered breathing	Clinicians should ask caregivers of children with obstructive sleep-disordered breathing (oSDB) and tonsillar hypertrophy about comorbid conditions that may improve after tonsillectomy, including growth retardation, poor school performance, enuresis, asthma, and behavioral problems.	Recommendation

图 96　扁桃体切除术的手术指征

扁桃体切除术可能出现哪些并发症?

虽然扁桃体切除术是一个比较小的手术，但是也会出现一定的并发症。如今，医生技术水平得到很大提高，医疗设备等获得极大改善，严重的并发症已很少发生，但仍有可能出现的并发症主要包括以下几种。

（1）出血：约有 2%~3% 的患儿术后会出现扁桃体出血，常在术后 24 小时以内发生；其次在术后 5~7 天，这也是扁桃体切除术后再次急诊入院的最常见原因。

（2）疼痛：这是术后最常出现的，试想咽喉部有两个“大溃疡”，而平时舌头或口腔上一点溃疡都疼痛难忍。

（3）恶心、呕吐、干燥和其他一些全麻后的并发症：这些症状大部分会自愈或改善。

术后如何进行护理？

对于扁桃体切除术后的护理也是一个非常重要的问题。为了减少术后并发症，医生往往会推荐使用一些药物。很多家长很抗拒用药，其实在医生指导下用药是很安全的，一方面可以减轻患儿的不适，让其术后更舒适些，尽早进食，补充营养，使术后创面愈合加快；另一方面也可以减少以上并发症的发生。

（1）布洛芬：可以显著减轻术后疼痛，减少术后恶心、呕吐，减少血氧饱和度下降事件的发生率，且并不会增加术后出血率。

（2）阿片类止痛药：一般不推荐使用，尤其是对于不到2岁的患儿或者呼吸暂停指数大于10的患儿，要极度小心。

（3）地塞米松：激素是家长最抗拒的，短暂小量的应用是非常安全的，是利大于弊的，有利于减轻术后疼痛、恶心、呕吐，且不会增加术后出血风险。

（4）克他命：可以减少麻醉性镇痛药的使用以及缓解术后疼痛。

（5）局部麻醉性止痛药：如利多卡因，只在首个24小时以内有效，追加后并不会再有明显止痛效果。

因此，当患儿出现反复咽痛、口腔异味、睡眠打鼾、张口呼吸、呼吸暂停伴有憋气等症状时，应及时至医院就诊。若符合手术指征，可考虑行手术切除扁桃体。

在新的临床实践指导下，放弃原有的“顽固态度”，可更好地得到“治疗前途”。

（黎长江）

孩子扁桃体又双叒叕发炎了！扁桃体和腺样体都肥大，能不能只切一个？

扁桃体为什么会发炎？

扁桃体是人体的免疫器官，同时又是一个“藏污纳垢”的地方，里面潜伏一些机会致病菌，如链球菌等，当机体免疫力下降，这些病原体大量繁殖，就可能导致扁桃体发炎。

扁桃体发炎会有哪些表现呢？

扁桃体发炎后，扁桃体红肿，有时会化脓。主要症状包括发热、咽喉疼痛、口臭、异物感，以及扁桃体肥大导致的吞咽困难、睡眠打鼾或呼吸不畅。

如何预防扁桃体发炎？

（1）感冒及时处理。

（2）养成良好生活习惯，保证足够的睡眠。

（3）锻炼身体，提高抵抗力。

（4）多喝水，饮食均衡，少吃刺激性食物。

扁桃体发炎怎么办?

1. 药物治疗

急性扁桃体炎多为链球菌感染，主要应用抗生素，高热伴有全身酸痛者可联合应用解热镇痛剂。

2. 手术治疗

以下情况可考虑手术切除扁桃体：①反复发作的扁桃体炎（近1年发作超过7次，近2年平均每年发作超过5次）；②有扁桃体周围脓肿病史者；③引起其他部位病变，如肾炎、关节炎等；④反复感染刺激导致扁桃体过度肥大引起上呼吸道阻塞，影响吞咽和正常呼吸，言语含糊不清。

切除扁桃体会影响免疫功能吗?

在婴幼儿时期，扁桃体有一定的免疫功能，但其不承担主要的免疫功能（起主要免疫功能的是骨髓和血液）。

如果孩子已经达到扁桃体切除的手术指征，意味着不手术切除，就可能损害孩子的健康，这个时候切掉扁桃体是利大于弊的。

随着儿童年龄增长，免疫系统逐渐完善，扁桃体的作用也在弱化，手术一般不会影响孩子的免疫力。

扁桃体炎发作时可以手术吗?

一般情况下，急性扁桃体炎发作时不实行手术，炎症消退2~3周后才考虑进行手术。

扁桃体和腺样体都肥大，能不能只切一个呢?

扁桃体和腺样体同为免疫组织，一个切除后，另外一个可能会代偿性肥大（比切之前更大）。

因此，如果家长选择只手术切除扁桃体或腺样体中的一个，另外一个有再次手术的风险。

扁桃体术后饮食要注意什么?

（1）术后当天：扁桃体术后当天需进食冷流质食物，一般推荐的饮食有牛奶、酸奶、冰激凌等。

（2）术后 2 周内：多漱口，多进食（少量多餐）。食物宜为温凉半流质，以免损伤手术创面形成的白膜。若因进食过硬、过烫食物，导致白膜异常掉落，进而可能会出血。

（3）术后约 2 周：白膜完全脱落后可正常进食。

（陈乐　李文妍）

鼾症

孩子注意力不集中竟然和睡觉打鼾有关

小莉是新晋宝妈，
对宝宝的一切都非常关注和好奇，
这天，小莉在朋友圈发了条消息：
“原来小宝宝也打鼾，看他睡得多香！”

殊不知，日常生活中大家习以为常的“鼾声”，
并不意味着睡眠质量好，
而是身体的“预警”！

据统计，5%~10% 的儿童经常睡眠打鼾，其中 1%~6% 的儿童可能患有阻塞性睡眠呼吸暂停（简称 OSA）。

儿童 OSA 是指儿童睡眠过程中频繁发生部分或完全上气道阻塞，干扰儿童的正常通气和睡眠结构而引起一系列病理生理变化。2010 年香港报道儿童 OSA 的患病率为 4.8%，男孩和女孩的 OSA 患病率分别为 5.8% 和 3.8%。

如果儿童长期睡眠打鼾，伴有呼吸暂停等症状，可能对其生长发育产生全方位的影响。大致可分为以下几类：

1. 变笨

儿童 OSA 会对认知或神经心理产生影响。儿童可能会出现注意力不集中、记忆力下降、学习能力减弱，出现多动症状、嗜睡、攻击性等行为异常，导致儿童学习成绩不理想、社交障碍等。

2. 变丑

儿童 OSA 会对生长发育产生影响。长期张口呼吸造成患儿牙列不齐、面部发育畸形，形成“腺样体面容”。此外，OSA 会使患儿血清中的生长标志激素（如胰岛素样生长因子 -1 等）表达下降，影响生长发育。

3. 变弱

儿童 OSA 会对心血管产生影响。长期 OSA 会使患儿心脏发生改变，并引起血压升高，显著增加儿童患心血管疾病的风险。并且 OSA 可能引发儿童全身炎症或加剧肥胖相关的炎症。

既然儿童患有 OSA 的后果这么严重，那么出现哪些症状应该及时就诊，又该如何进行治疗呢？

儿童 OSA 的主要症状包括打鼾、张口呼吸、可观察到的呼吸暂停、夜间遗尿、睡姿异常、紫绀、早晨头痛、注意力不集中或多动等。因此，家长需仔细观察儿童在睡眠时是否存在打鼾、憋气、张口呼吸、鼻塞等症状，如果存在以上症状，需及时就医。

儿童 OSA 的治疗原则

医生会通过儿童的症状和体格检查进行初步判断。临床上常用鼻咽侧位片、硬性鼻咽镜等诊断腺样体肥大。多导睡眠监测（PSG）是儿童 OSA 诊断的“金标准”，对有需要的患儿，需入院 1~2 天进行 PSG 监测。

儿童 OSA 多由扁桃体、腺样体肥大引起。反复的呼吸道感染是造成扁桃体、腺样体肥大的重要因素。过敏性鼻炎、分泌性中耳炎均与腺样体肥大相互影响，加重儿童打鼾症状。

因此，对于儿童 OSA 的治疗主要分为保守治疗和手术治疗两种。保守治疗采取侧睡、减肥、局部鼻用皮质类固醇或口服白三烯拮抗剂，均可改善轻度 OSA 患儿的打鼾、呼吸暂停等症状。

对保守治疗效果欠佳、排除手术禁忌症的 OSA 患儿，可以选择手术治疗，一般手术方式是扁桃体腺样体切除术。单纯腺样体切除术后的并发症非常罕见，几乎没有危及生命的并发症；扁桃体切除术后可能出现出血、疼痛等并发症。对重度 OSA 的患儿，单独腺样体切除术后阻塞症状和体征可能持续存在，部分儿童需要再次手术切除扁桃体。多数肥胖患儿术后明显改善症状，但部分可能 OSA 持续存在。

对有手术禁忌症、术后残余 OSA、肥胖、颅面畸形或患有 21 三体综合征的患儿，可选择持续正压通气（CPAP）治疗。

儿童 OSA 的预防

（1）保持患儿营养均衡，避免肥胖。

（2）增加患儿身体免疫力，减少上呼吸道感染次数。

（3）观察患儿睡眠及日间精神状态，做到早发现、早治疗。

（肖宽林　黄晶晶）

男人为什么这么爱打呼？打呼噜还有救吗？

数据显示，30%以上的成年人长期打鼾，也就是说，三人行必有一“呼”。男性体胖者更容易出现打呼噜现象。

男人为什么这么爱打呼?

生活中不少女人都有过被伴侣的呼噜声吵到抓狂的经历。其实打呼这个事，男女都会有，我们首先要知道呼噜声产生的原理。正常情况下，呼吸道畅通，气流经过口鼻、喉腔进入肺部是没有噪音的。夜间睡眠时，神经兴奋性下降，肌肉松弛，上气道黏膜塌陷容易形成局部狭窄甚至是堵塞，气流通过狭窄的部位时，造成软组织震动，从而产生鼾声。那么男人为什么更爱打呼？

男性的脂肪更容易囤积在躯干、脖子这些位置，增加呼吸道的压力；此外，男性的性激素——睾酮会让呼吸道更加容易塌陷，再加上吸烟、饮酒等不良习惯会增加打呼的风险。因此，男人更爱打呼这件事，其实是有科学依据的。

打呼噜还有救吗?

打呼噜绝非制造“噪音”那么简单。研究表明，打呼噜是“慢病之源”，打呼时出现的呼吸暂停，会增加高血压、糖尿病、老年痴呆、心脑血管疾病、呼吸系统疾病等慢性病的患病率。特别是对于男同胞们来说，打呼噜还有不育的风险。

不仅肿瘤区分良恶性，呼噜也分良恶性。有些呼噜属于良性呼噜，在劳累、饮酒或者睡觉姿势改变时偶然出现，一般不会对心、脑、肾等脏器造成伤害；有些呼噜属于恶性呼噜，比如呼吸暂停，不仅长期影响睡眠质量，还会造成体内缺氧、胸腔高负压，伴有心脑肾等重要器官出现不可逆性损伤，也就是医学上说的阻塞性睡眠呼吸暂停低通气综合征（OSAHS）。想要识别你的呼噜到底是良性还是恶性，来耳鼻喉科睡一觉，第二天就可以得到一个全面的呼吸睡眠检测结果。

打呼噜是因为睡得香?

打呼噜是因为睡得香，是吗？打呼噜也有可能是得了睡眠呼吸暂停综合征，也就是人在睡觉过程中发出呼噜声，同时伴随发生呼吸暂停的现象。

当患者熟睡后，响度增大超过 60 分贝以上即为鼾声；口鼻气流停止大于等于 10 秒，即判断为一次睡眠呼吸暂停；睡眠 1 小时发生 5 次以上睡眠呼吸暂停，或者睡眠 7 小时发生 30 次左右睡眠呼吸暂停，即可判断为“睡眠呼吸暂停综合征”。

（尤丹）

鼻咽癌

“回吸涕”带血可能和鼻咽癌有关?

你是否有过这样的经历，
早晨刷牙或感到鼻子难受时，
猛吸一口气，
经咽部从口腔会吐出来“黏状物”？
这种“黏状物”可不一定就是大家所认为的“痰”，
也许是“回吸涕”。
那么“回吸涕”和“痰”有什么区别呢?

咳嗽咯痰其实是我们平时常见的行为，如果因为单纯咳嗽而咯出的黏液就是痰液。这些黏液主要来自肺部或支气管。

如果是自己感到鼻子和咽喉交界的地方（鼻咽部）有痰，然后用力猛吸一口气，把鼻咽部的痰吸到口咽部再吐出来，这就是回吸涕。回吸涕并不是来自肺部或支气管，其本质是鼻腔、鼻咽部的鼻涕和黏液。

回吸涕中带血是什么原因引起的?

回吸涕中带血是耳鼻喉科疾病常见的临床症状之一，是由于各种病理因素造成鼻腔、鼻咽部黏膜出血，回吸吐出后所见的血丝，可见于鼻腔干燥、急性化脓性鼻窦炎、慢性鼻咽炎等一般性疾病，还可见于侵袭性真菌性鼻窦炎和鼻咽癌等对人体危害较为严重的疾病。

鼻咽癌与回吸涕血

鼻咽癌是耳鼻喉科常见的头颈部恶性肿瘤之一，它的临床症状主要有：回吸涕中带血、头疼、鼻塞、耳鸣、听力下降和颈部肿块，其中回吸涕中带血是较为早期的临床症状。然而，一些确诊的患者常以颈部肿块为首发症状，这些患者在最初发现回吸涕中带血时，往往会忽视或者误以为是痰中带血，花费大量时间检查呼吸系统相关疾病，如支气管炎、支气管肺炎、肺结核或者肺癌等，从而耽误了宝贵的早期治疗时间。

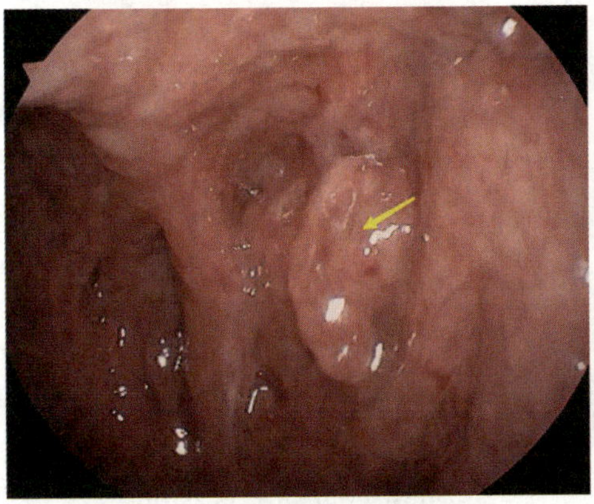

图 97　鼻咽癌的内窥镜照片

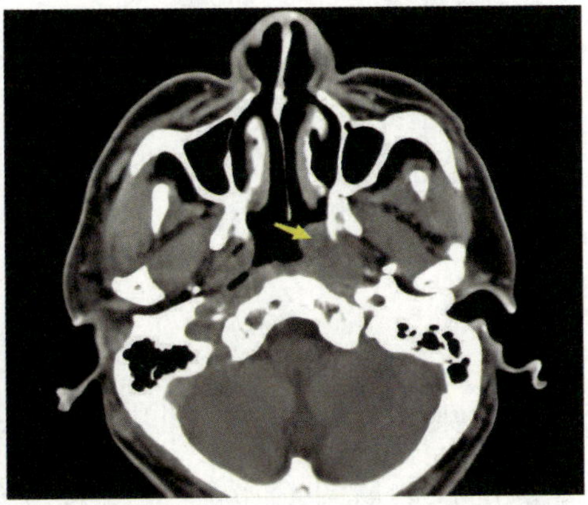

图 98　鼻咽癌的影像学表现

当然，鼻咽癌的确诊并不仅仅依靠临床症状以及影像学报告，最终确诊依赖于医院的病理科——病理医师的“火眼金睛”，仔细在显微镜下寻找癌变细胞，有十足的证据方可诊断。

临床医生通常从患者鼻咽部取小块可疑病变组织送至病理科，由病理科专业技术人员将组织经过特殊化学试剂处理后，切成 4 微米薄片附着在玻璃片上，再经染色，由病理医师在显微镜下观察。鼻咽部正常淋巴细胞小、相对丰富，而鼻咽癌细胞大、形态各异，很多呈空泡状，通常和正常的淋巴细胞混在一起；有时候癌细胞非常少且被淋巴细胞覆盖时很难发现，这时候需要病理科采用更进一步的检测方法——免疫组织化学检测方法才能将这些“狡猾”的癌细胞显示出来。

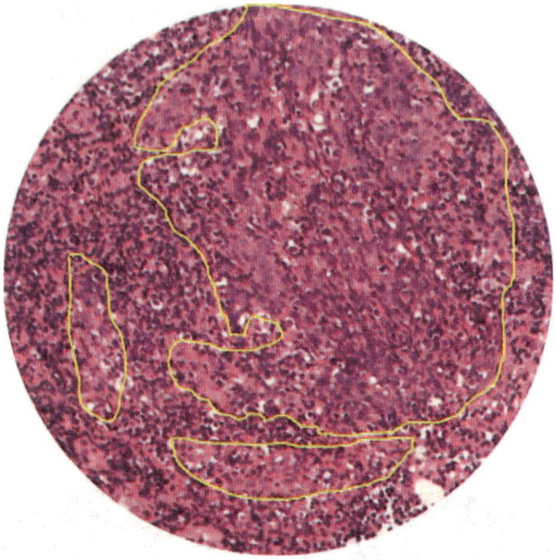

图 99　显微镜下鼻咽癌的细胞形态（HE 染色片，黄线圈出的是肿瘤细胞的大致范围）

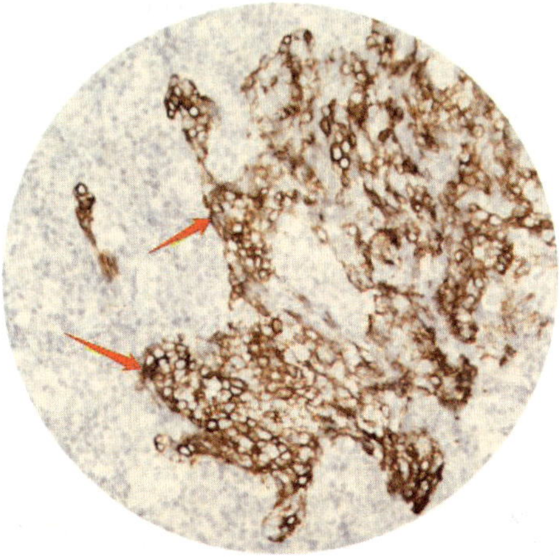

图 100　免疫组织化学方法显示癌细胞（CK 上皮标记）

特别医嘱

如果持续出现或近期多次出现回吸涕中带血应当加以警惕，应尽快前往医院耳鼻喉科做相关检查。一旦确诊鼻咽癌也无需过度焦虑，尽早进行规范化治疗，争取达到良好的疗效。

（朱嘉兴）

这种癌症治愈率为 90%，一定要早发现早治疗

许多人都谈癌色变，
其实随着医疗科技的发展，
癌症的治愈率越来越高。
有这样一种癌症，好发于中青年，
但是只要早发现早治疗，治愈率高达 90%。
那么到底是什么癌呢？

不知道大家是否做过鼻咽拭子核酸检测？

鼻咽是位于软腭、小舌头（悬雍垂）所在区域的后上方，毗邻颅底。儿童时期，鼻咽部有增生的淋巴组织，也称为“腺样体”或者“咽扁桃体”。随年龄增长，腺样体逐渐退化萎缩，中老年人群的鼻咽部通常都比较光滑（图 101）。

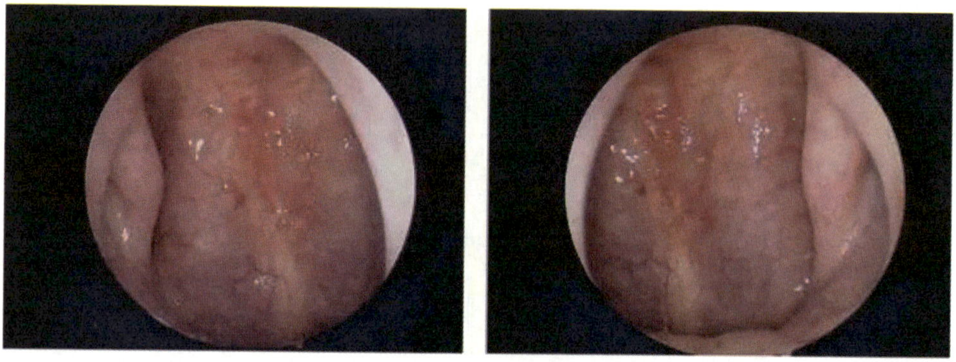

图 101　正常鼻咽部的鼻内镜下表现

部分中青年人群腺样体退化不完全，表现为鼻咽部淋巴组织增生（鼻咽部增厚），但增生是对称的。如果鼻咽部增生不对称，需要警惕癌症的可能（图 102）。

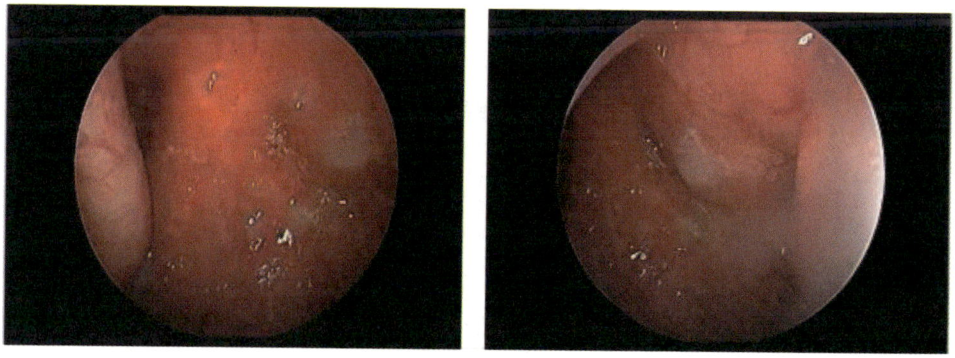

图 102　鼻咽癌的鼻内镜下表现

鼻咽部为啥会长癌?

恶性肿瘤的发病通常都与遗传和环境两方面因素相关，鼻咽癌也不例外。不同于呼吸、消化系统等部位恶性肿瘤，鼻咽癌的发病患者群偏年轻，多见于 30~50 岁的中青年。

鼻咽癌的遗传因素比较容易理解，那么环境因素包括哪些呢?

鼻咽癌的发病率具有一定的地域倾向，广东、福建、湖南等地鼻咽癌发病率最高，中国又比欧美地区更多见。这与我国鼻咽癌高发地区居民多有喜食腊味、腌制菜等习惯有关，这些食物中亚硝酸盐的含量比较高。亚硝酸盐在体内可分解为亚硝胺，而亚硝胺是一种化学致癌物。此外，鼻咽癌高发地区大米和饮水中镍的含量也比较高。动物试验已证明镍可促进亚硝胺诱发鼻咽癌。

除了遗传和环境因素，鼻咽癌还与 EB 病毒感染有关。EB 病毒感染与鼻咽癌的关系有点类似吸烟与肺癌的关系。吸烟不仅是肺癌，还是喉癌、食管癌等恶性肿瘤的危险因素。EB 病毒也与多种肿瘤相关，包括好发于儿童的 Burkitt 淋巴瘤，也包括鼻咽癌。

不是每个抽烟的人都会得肺癌，也不是每个感染了 EB 病毒的人都会得鼻咽癌。事实上，90% 以上 3~5 岁学龄前儿童都曾感染过 EB 病毒，但大多数人群感染了 EB 病毒并不致病。

EB 病毒抗体阳性不等于鼻咽癌。该指标在确诊为鼻咽癌人群的百分比要高于健康人群，对肿瘤的随访具有一定的参考价值。

鼻咽癌都有些什么症状?

鼻咽癌最常见的症状是反复出现回吸涕血（分泌物从鼻腔流入口咽部）或者涕中带血。这些症状有可能是鼻咽癌的早期症状。偶尔出现一两次涕中带血或者回吸涕血，大可不必过度紧张。如果上述症状持续时间比较久、比较频繁的话需要引起我们的重视。

此外，60% 的患者以颈部淋巴结肿大为首发症状。其他症状主要为肿瘤对周围结构阻塞或压迫所致。随着肿物的增长，可出现单侧鼻塞，并且逐渐加重。

鼻咽部还有一根管道通向中耳，称为“咽鼓管”，起着调节中耳压力的作用。如果肿物增长，还可压迫咽鼓管，出现单侧耳闷（耳朵像塞了棉花或进水）、耳鸣（耳朵嗡嗡响）或者听力下降（中耳积液会导致听力下降）。

肿瘤晚期侵犯颅神经还可出现头痛、视物重影等症状。

如何正确防治鼻咽癌?

由于病变部位比较特殊，鼻咽癌的治疗首选放射治疗，或者化疗为辅、放疗为主的综合治疗。据统计，鼻咽癌如果发现比较早、治疗及时的话，10 年生存率在 90% 以上，所以大可不必谈“癌”色变。

《薄世宁医学通识讲义》里曾提到过三条建议：

第一，戒除危险因素。比如尽量少食用腌制食品，比如戒烟、限酒、多锻炼、生活作息规律、饮食清淡（低盐、低油）等。

第二，定期体检。比如定期复查鼻内镜可以筛查早期鼻咽癌，定期复查肠镜可以筛查家族遗传性肠癌等。

第三，接纳癌症，和它共存。只要将癌细胞控制在安全数量范围，我们可以与癌症共存。

（石小玲）

No. 1656812

处方笺

口腔保健

热点问题

医师：________________

临床名医的心血之作……

常规保健

牙齿的一生

理论上来说，牙齿应该陪伴我们过完一生，然而，由于各种原因牙齿会生病，甚至被拔除，就会出现“人活着，牙没了”的现象。为了倡导人们爱护牙齿，我国将每年 9 月 20 日定为“全国爱牙日”，牙医们会举办各种倡导口腔健康的科普活动；世界卫生组织提出“8020”计划，即 80 岁的老人至少应有 20 颗功能牙，即能够正常咀嚼食物、不松动的牙。

婴儿一般在 6 个月左右萌出第一颗乳牙，到 2 岁半左右萌出 20 颗完整的乳牙。通常情况下，6~7 岁时乳牙便开始脱落，恒牙逐渐长出，直到 12~13 岁，乳牙全部脱落，恒牙替换完毕。拥有一副健康的牙齿，无论是对咀嚼、生长发育，还是对身心健康，都非常重要。因此，无论是儿童、成年人还是老人都应该保护好我们的牙齿。

为了保护好我们的牙齿，首先要了解牙齿的基本结构。牙体由外至内主要由牙釉质、牙本质和牙髓三部分组成。牙周组织主要由牙龈、牙槽骨和牙周膜组成。我们最常见的牙体疾病是龋病，最常发生在牙周的疾病是牙周炎。

龋病根据病变深度分为浅龋、中龋和深龋。浅龋限于釉质，一般无明显龋洞，无自觉症状；中龋龋坏已达到牙本质浅层，一般有龋洞，对外界刺激可有敏感症状；深龋龋坏至牙本质深层，有较深龋洞，对外界刺激反应较重，但没有自发痛。龋病如果没有得到及时治疗，可引发牙髓炎、根尖周炎甚至颌骨炎症等并发症。

牙周炎是由于牙菌斑中的细菌侵犯牙周组织而引起的慢性炎症，可导致牙周支持组织（牙龈、牙周膜、牙槽骨等）的破坏，形成牙周袋、附着丧失和牙槽骨的吸收，随着病程的进展会造成牙齿松动、移位和脱落。

目前，种植牙是公认的修复缺失牙的最理想方案。种植牙是将种植体（相当于人工牙根）植入牙槽骨中，通过种植体与牙槽骨形成牢固可靠的骨结合后修复缺失牙，可以获得与天然牙功能、结构及美观效果十分相似的修复效果，而且对两侧自然牙齿基本无损伤，被誉为“人类的第三副牙齿”。

（胡凤玲）

健康每一天——从爱护口腔开始

世界卫生组织提出的牙齿健康标准“8020”，目的是：通过延长牙齿的寿命来保证人的长寿和提高生命质量。

防治口腔疾病的有效途径——刷牙，遵循“三二三制”，即饭后三分钟内，每天刷至少两次，每次三分钟。

不同人群口腔健康保护指南

1. 普通人群

早晚刷牙，饭后漱口。每天至少要刷牙两次，晚上睡前刷牙更重要；刷牙的同时结合用舌刷清洁舌背部能明显改善口腔异味；饭后漱口可去除口腔内的食物残渣，保持口腔清洁；咀嚼无糖口香糖也可以刺激唾液分泌，降低口腔酸度，有助于口气清新，牙齿清洁。

做到一人一刷一口杯。在一个家庭里，每个人的年龄不同，身体健康状况不一样，口腔健康状况也各不相同，因而有着不同的口腔保健需求。应该根据家庭成员的不同情况，选用适合每个人需要的牙刷和牙膏。若共用牙刷或漱口杯，可能会引起疾病的相互传播。

2. 孕产妇

女性在计划怀孕时就应主动接受口腔健康检查，及时发现并处理口腔内的疾病或隐患。怀孕 1~3 个月，口腔治疗一般仅限于处理急症，要避免 X 线照射。怀孕 4~6 个月是孕期治疗口腔疾病的最佳时期，口腔治疗最好在此阶段完成，但也应注意在保护措施下使用 X 线。怀孕 7~9 个月尽可能避免口腔治疗。

3. 婴幼儿

奶瓶等婴幼儿喂养器具必须做到消毒灭菌，否则，宝宝吃奶时会将细菌带入体内，导致腹泻、呕吐，还可引起“鹅口疮”。需要注意的是，消毒后 24 小时内没有使用的奶瓶，仍需重新消毒，以免滋生细菌。婴幼儿从牙齿萌出开始，每半年应接受一次口腔健康检查和口腔卫生指导。

4. 老年人

老年是口腔黏膜疾病的高发期。老年人应该关注口腔黏膜变化，发现口腔内有 2 周以上没有愈合的溃疡，口腔黏膜有硬结、白色或红色斑块以及出现牙痛、牙龈出血等不适症状后要及时就医。如果口腔黏膜长期受到不良刺激或有烟酒不良嗜好，容易发生口腔白斑甚至口腔癌。因此，应早期预防，一旦出现疾病症状要及时就诊，做到早发现、早诊断、早治疗。

残根（因龋坏、外伤等因素造成的牙冠缺失及部分牙根缺失）、残冠（因龋坏、磨损等因素造成的牙冠大部分缺失）可成为全身感染的病灶，往往可引起全身性疾病。因此，老年人应该及时拔除没有治疗价值的残根或残冠。此外，很松动、无功能的牙齿也需要拔除。牙齿缺失或拔牙 3 个月后，要及时镶牙，保持口腔牙列的完整，恢复口腔的基本功能。

5. 残疾人

根据残疾的程度和残疾人的配合能力，选择清洁口腔的适宜用品，如电动牙刷、漱口水、冲牙器等。应尽量减少黏性与含糖食物的进食次数。在可能的条件下，最好选用局部用氟方法防龋，如每天使用含氟牙膏，或用氟水含漱，或由专业人员协助使用含氟泡沫、含氟凝胶等。

（魏丽君）

如何爱护假牙，你知道吗？

张大爷最近装了一副活动假牙，用的是钴铬合金材料。医生说，每天晚上需要把活动假牙拿出来清洗干净后浸泡在凉水里过夜，第二天早上再佩戴起来。张大爷认真遵照医嘱，一丝不苟地爱护这副活动假牙，还找了个专用的容器盛放假牙。可是张大爷意外地发现他的活动假牙经过一夜的凉水浸泡，有蓝色的物质析出，甚至还附着在了容器的内壁上。这是怎么回事呢？

目前活动假牙的主体部件离不开这几种材料：聚甲基丙烯酸甲酯（PMMA）、合金金属（比如钴铬合金、钴铬钼合金、钛合金、纯钛等）。这些材料具备强度高、质量轻、易加工等优点，可以组合起来用于定制个性化的活动假牙，满足不同人士的需求。比如有人希望假牙更耐磨一点，就可以在 PMMA 中添加各种硬质填料以提高硬度，增加耐磨性；有人希望假牙的牙托能轻薄一点，就可以考虑采用纯钛的做支架以减少异物感。而钴铬钼合金做成的牙托相对于纯钛稍重，但其弹性好、强度高，可用于复杂的活动义齿修复。钴铬合金支架相对更重，且钴铬的金属稳定性较低，但其价格相对低廉。因此，可以结合不同人群的需求、不同的缺牙状况、不同的材料特点，组合选择个性化的活动假牙解决方案。

使用活动假牙有一些注意事项。每次吃完东西后，及时取出假牙用清水冲洗干净后再戴入，以免影响口腔卫生。晚上睡觉前应将义齿洗净后浸泡于冷水中，用不带牙膏的软毛牙刷轻轻刷洗义齿，也可定期使用专用的假牙清洁片进行清洁和浸泡。这里面重点强调以下两点：

一是活动假牙不可以戴在嘴巴里过夜。有些爱美的阿姨觉得晚上拿掉假牙，嘴巴就瘪掉了，样子不好看，哪怕睡觉也要戴着假牙，这样是不对的。因为长时间佩戴活动假牙容易过度压迫牙床，导致牙床的骨头萎缩加快，活动假牙和牙床之间的缝隙变大，时间久了活动假牙就会产生不服贴易翘动的问题，这样就只能更换新的假牙了。另外，睡觉时佩戴活动假牙也有误吞假牙的风险，假牙的金属挂钩一旦刺破消化道就有生命危险了。从这些因素考虑，睡觉时必须要把活动假牙取出来，绝不能佩戴过夜。

二是活动假牙夜间应该浸泡在凉水里，除了可以使用专用的假牙清洁剂（片），不要用其他消毒药水浸泡。有些老年人图方便，直接拿起厨房里清洗瓜果碗筷的消毒液浸泡假牙，那可万万使不得。因为活动假牙里有 PMMA 和金属材料，使用化学药剂浸泡很容易导致材料溶解、金属析出等问题发生。有些爱干净的阿姨爷叔有“洁癖”，特别喜欢用开水“烫”生活用具，仿佛开水烫烫就能消毒干净了。活动假牙可千万不能用开水“烫”。活动假牙中的 PMMA 是一种高分子材料，热变形温度也就 70℃ ~80℃，开水“烫烫”，就变形了，所以取出的活动假牙只需要放在凉水里浸泡就可以了。有些“大大咧咧”的爷叔嫌每天晚上清洗假牙泡凉水太麻烦，睡前常常像放下老花镜那样，把假牙取出来往床头柜上一放。但这样长期暴露在干燥空气中，活动假牙也会因为表面过度干燥而出现材料老化问题，加速了假牙的折旧劳损。一般活动义齿的使用寿命为 3~5 年，建议戴用活动义齿后应每年到医院复查，若出现义齿不合适时需及时更换或调改。

正因为活动假牙有不少缺点并且使用起来比较麻烦，越来越多的缺牙患者开始关注种植牙了。种植牙是在没有牙根的缺牙区，植入人工牙根，等待人工牙根和颌骨组织结合好后，再在人工牙根上装牙。无论是缺一颗牙还是好多牙，甚至全口都没有牙，只要身体条件允许、局部颌骨情况尚可，都可以用种植牙的方法来装牙。

合理治疗、认真维护的种植牙完全可以媲美天然牙。1965 年瑞典人 Gosta Larssor 是世界上第一个接受种植牙的患者，种植了 10 多颗种植体，直到 2007 年他去世时，这口种植牙依然完好无损，为他服务了 42 年。目前，种植牙使用寿命最长的世界纪录保持者是瑞典人 Sven Johansson。1967 年他 42 岁时安装了种植牙，时至今日他的种植牙使用时间已经超过了 50 年。

近代种植牙的实验研发和临床使用是在欧美国家率先开展的，涌现了不少知名的种植牙品牌，获得了非常可靠的成功率。21 世纪初，我国也曾出现过一些国产种植牙品牌，也一度有过不少临床应用。虽然也不乏使用超过 10 年的成功病例，但因为总体成功率不高而渐渐退出了市场。近些年随着患者需求增加，有一些国产种植牙在吸取国外同类产品优点和经验的基础上开展了研发工作和临床试验，甚至已经在临床正式使用，也取得了不错的疗效。国产种植牙的发展，为广大患者提供了福音，满足了不同的治疗需求。

但无论是进口种植牙还是国产种植牙，要想获得满意而长久的治疗效果，离不开精准的治疗和细致的术后维护。种植牙和天然牙相比，日常维护上有相同之处也有不一样的地方。和天然牙一样，忌经常咀嚼过硬的食物，或啃咬硬物，比如啃骨头、咬蟹壳、开瓶盖，也要当心负荷过大而导致种植牙部件折裂折断。与天然牙一样，牙刷、牙膏、冲牙器、牙线、牙间刷都可以组合应用于口腔清洁。但种植牙不会发生蛀牙，所以清洁种植牙的重点在于把牙缝清理干净，避免食物嵌塞滞留，影响种植牙周围牙龈组织的健康，或影响种植牙邻近天然牙的健康。种植牙还需要定期（如每半年或一年）去医院复查和护理，必要时由专业医生进行专业清洁和维护，比如采用专门的洁牙工具清洁种植牙。

无论是活动假牙还是种植牙齿，都有各自的适宜人群。大家应该在专业医生的指导下，选择适合自己的方案，取得理想的治疗效果。

（陈佳露　王庆）

防龋“三招两式”，你 get 了吗？

什么是龋齿？

龋齿，也被称为“蛀牙”，是一种在细菌感染等多因素作用下，导致牙体硬组织进行性破坏的疾病。随着病程发展从色泽改变到实质性病损的演变过程。

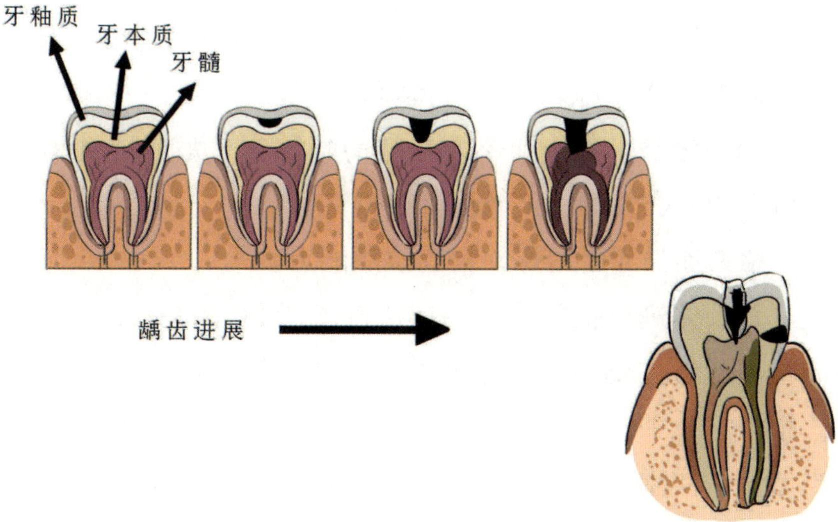

图 103　龋齿进展示意图

当牙齿排列、咬合关系不好时，食物碎屑容易滞留或嵌塞在牙齿之间的缝隙中，此时如不注意口腔卫生，口腔中的细菌就会乘虚而入，在牙齿上“安营扎寨”“生儿育女”，侵蚀牙体，形成龋齿。如果进一步侵犯牙髓，就可出现剧烈的牙疼，每遇冷、热、酸、甜则疼痛加剧，让你不再“想吃就吃”，既吃不了东西，又影响休息和工作。

蛀牙的形成过程要受到几个不同因素的影响，包括唾液的作用、口腔细菌、可发酵碳水化合物以及牙齿接触可发酵碳水化合物的时间长短。口腔细菌与可发酵碳水化合物接触的时间越短，细菌产生酸的可能性就越小；反之，则可能性越大。饮料在口腔中停留时间很短，产生酸的可能性也相对较小。一般在保持良好口腔卫生和饮食习惯的前提下，适量饮用汽水也不会直接导致蛀牙危险。但切记，是适量哦！

“三招”助你拥有健康牙齿

第一招：保持口腔清洁，控制细菌生长。

不清洁的口腔，是细菌生长的肥沃土壤，所以，做好口腔卫生是预防蛀牙的主要措施之一。坚持每日三餐后刷牙，可有效地减少和控制细菌的生长。青少年不要在睡前吃零食，尤其是甜食，以免粘在牙齿上的糖类发酵，使牙齿受蚀损坏。

第二招：加强牙齿锻炼，提高抗龋能力。

氟素是人体进行正常代谢和促进健康所必需的一种元素，它对牙齿的坚固起着主要作用，还可以抑制细菌的生长。牙齿补充氟素的方式很多，比如，含氟牙膏、含氟漱口水等就是简便而有效的途径。当然，在使用其他含氟产品时，一定要在口腔医生的专业建议下使用。

第三招：改变饮食结构，控制糖类摄入。

食物越来越精细，含糖量不断增加，如巧克力、奶糖、精制蛋糕等，这些软而黏的食物粘在牙齿表面，为致龋细菌提供了充足的“粮草”。因此，尽量限制此类食物的摄入量，多吃瓜果、蔬菜、蛋、肉类等食物，以促进牙齿的健康。

防龋“两式”要点

在生活中，施展以上“三招”的同时，还可运用并掌握以下“两式”要点：

第一式：刷牙姿势。

刷牙的正确姿势是上牙从上向下刷，下牙从下向上刷，刷上、下牙咬合面时，将牙刷置于咬合面上，稍用力沿水平方向来回刷，上、下、里、外力求全刷到。

第二式：洁齿方式。

剔除牙齿间嵌塞食物和清洁牙齿邻面菌斑的最佳方式是使用牙线。使用时，从牙线盒内拉出 30~45 厘米左右的牙线，两端缠于双手的中指上，中间留出 5 厘米用以清洁牙齿。用拇指与食指操纵牙线，先将牙线滑入牙缝内，然后让牙线紧贴牙齿邻面，将牙线滑入龈沟内，从龈缘向冠部的方向轻轻刮动 4~6 次，再用同样的方法清理另一牙的邻面。

（贾亦菲　张伟利）

该用电动牙刷还是传统牙刷?

如今，冲牙器、牙线和牙间隙刷这些护牙小物逐渐步入大众的视线，而所有口腔用品中电动牙刷的大众认知度和接受度最高。但是，人们在选购电动牙刷时又会有诸如“电动牙刷有必要吗？”“电动牙刷儿童可以用吗？”等许多疑惑。

什么是电动牙刷?

电动牙刷是 Philippe-Guy Woog 发明的一种牙刷，通过电动机芯的快速旋转或震动，使刷头产生高频震动，瞬间将牙膏分解成细微泡沫，深入清洁牙缝，与此同时，刷毛的颤动能促进口腔的血液循环，对牙龈组织有按摩效果。

电动牙刷的分类

目前市面上常见的电动牙刷，主要有以下四种运动模式：

旋转运动：该类电动牙刷由马达驱动使刷头呈单一或交替方向的左右旋转运动。

交错旋转：该类牙刷的刷头上有若干成簇的刷毛，工作时相邻各簇刷毛呈相对方向的转动，增加了清洁面积和清洁力。

声波振动：该类牙刷利用高速马达驱动，形成垂直于牙刷柄的高频摆动，但运动幅度很小，一般为5毫米左右。

复合运动：该类牙刷结合了环形旋转和高频摆动的方式。

电动牙刷与手动牙刷的区别

安全比较：在2005年和2009年发表的Cochrane Library系统性文献回顾中，也关注了电动牙刷的安全性。结果显示，使用电动牙刷与软组织损伤之间并不存在显著因果关系。电动牙刷与手动牙刷一样安全。

清洁比较：目前循证医学体系内证据等级最高的Cochrane Library数据库，在2005年发表过关于电动牙刷与手动牙刷对于维护口腔健康效果比较的系统性文献回顾。这份系统性文献回顾在2009年又重新修订再版。这2篇系统性文献回顾指出，左右转动的电动牙刷与传统手动牙刷相比，能够更有效地去除菌斑以及降低牙龈炎症。左右转动的电动牙刷比手动牙刷去除的牙菌斑多7%，减少的探诊出血量多17%。而其他设计形式的电动牙刷所能达到的效果与手动牙刷相似。在Saxer等的研究中，对40名牙周接受支持治疗患者的牙周状态进行电动刷牙和手动刷牙的对比，结果显示使用电动牙刷可以更好地改善邻间区牙周状态，结果具有显著统计学差异。

电动牙刷对治疗后口腔的影响

1. 补牙

楔状缺损：使用电动牙刷刷牙与传统手动刷牙对疗效的影响相当，不会降低其远期的修复成功率，看似功率较高的电动牙刷，只要掌握好其使用方法，也是非常安全的。

复合树脂补牙：经实验证明，声波震动型电动牙刷刷牙相对手动牙刷刷牙，其对于充填体边缘密合性并无显著影响。

根管治疗：实验结果证明，使用超声震动型电动牙刷刷牙，或使用手动刷牙，都不会对暂封材料微渗漏情况产生显著影响。因此，对于牙体牙髓及根尖周疾病治疗中的患者，可放心使用电动牙刷清洁牙齿。

正畸：对于固定矫治的正畸患者，电动牙刷在减少牙龈炎症方面并不优于手动牙刷，且使用电动牙刷更加容易造成托槽的脱落。

2. 固定修复体

烤瓷冠：在粘接的 48 小时内不能使用，长期使用电动牙刷不会影响粘接强度。

全瓷冠：在粘接的 24 小时内不能使用，长期使用电动牙刷不会影响粘接强度。

3. 总结

电动牙刷对补牙和根管治疗的效果无影响。对于固定矫正的患者，不建议使用电动牙刷；对于隐形矫正的患者，建议在专业医生指导下使用电动牙刷；对于刚粘接好假牙的患者，应在一定时间后使用，并注意电动牙刷的力度、幅度及角度。

如何后期维护电动牙刷？

使用电动牙刷不应用力过大，以免造成局部损伤。

由于儿童不能很好地操控电动牙刷，为避免电动牙刷在同一处停留时间过长，建议儿童在大人陪同下使用电动牙刷，并可培养儿童良好刷牙习惯的养成。

电动牙刷的刷头属于易耗品，长期使用易磨损和滋生细菌，使用 3 个月后需要更换刷头。

如果发现牙刷部件有松动或破损应立即停止使用，以免造成损伤。

初次使用电动牙刷的感受

许多人初次使用电动牙刷都会觉得像在牙齿上钻洞或者是在牙齿上拿小榔头不断敲击，但其实你只要把电动牙刷设置到最低档，每天刷牙 2 次，每次 2 分钟，坚持 1 星期就可以渐渐适应。

（王瑞辰　沈斯妤）

牙线的正确使用

使用牙刷刷牙只能够清洁牙齿表面的70%，而另外的30%就是牙间缝隙。许多口腔疾病就是牙间缝隙不清洁引发的。使用牙线可以有效清除残留食物、软垢。因此，牙线对口腔清洁的意义十分重大。

牙线到底是根什么线?

牙线实际上在古时就已经发明，研究人员在史前人类的遗骸上就发现过使用牙线的痕迹。1815年，美国新奥尔良的牙医Levi Spear Parmly被记载推荐人们使用丝线清洁牙齿。其后一些公司开始生产各种丝制牙线。第二次世界大战期间，人们发现尼龙更耐磨也更有弹性，作为牙线使用的时候也不容易分叉，因此用它取代了丝线。随后聚四氟乙烯等高分子材料也逐渐被用于牙线制造。20世纪后半期，牙线随着人们对口腔卫生的日益关注而广泛流行。

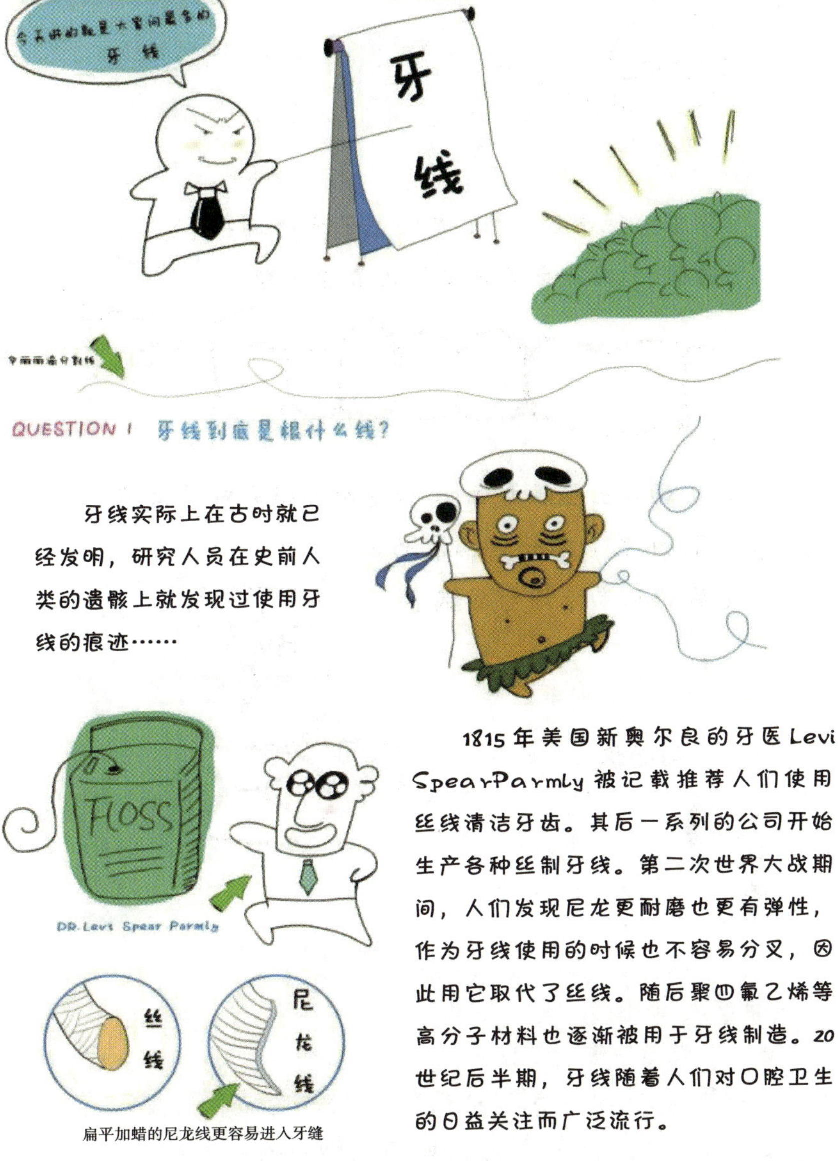

图 104　牙线的历史

为什么要使用牙线?

牙齿就像齿轮一样，不但上下牙齿咬合紧密，彼此之间也紧紧地靠在一起。牙齿相邻的面称为“邻面”，这里的菌斑牙刷是清洁不到的，就需要牙线的帮助了，否则很容易导致邻面龋。

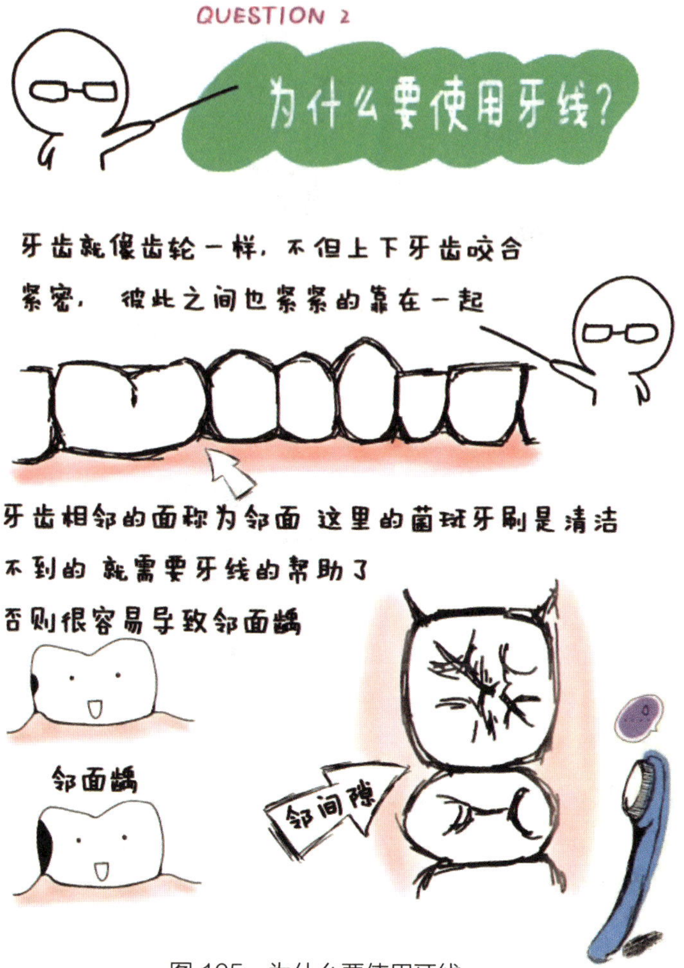

图 105　为什么要使用牙线

牙线应该怎么用？

Step1：取一段 30~45 厘米长的牙线，与 2/3 手臂一样长，牙线两端缠绕在左右手中指上，食指与拇指用来绷紧牙线。

Step 2：将牙线轻轻通过两牙的邻面接触点，紧贴牙面，用轻柔的拉锯样动作上下内外地牵拉牙线，嵌塞的食物很快随牙线移动被带出。

Step 3：将牙线紧贴牙面成“C”字形，轻柔地从牙根向牙冠方向移动，每一个牙面至少要上下剔刮 4~6 次，直到牙面清洁完毕则移至相邻的牙，按照口腔上下左右四个区域分别清洁完毕。

Step 4：用拉锯样的动作取出牙线，注意整个过程中切勿用力过大损伤牙龈；并且要注意使用一截牙线不同的节段进入不同牙缝，始终保持以清洁的牙线来去除菌斑。最后，千万别忘记漱口。

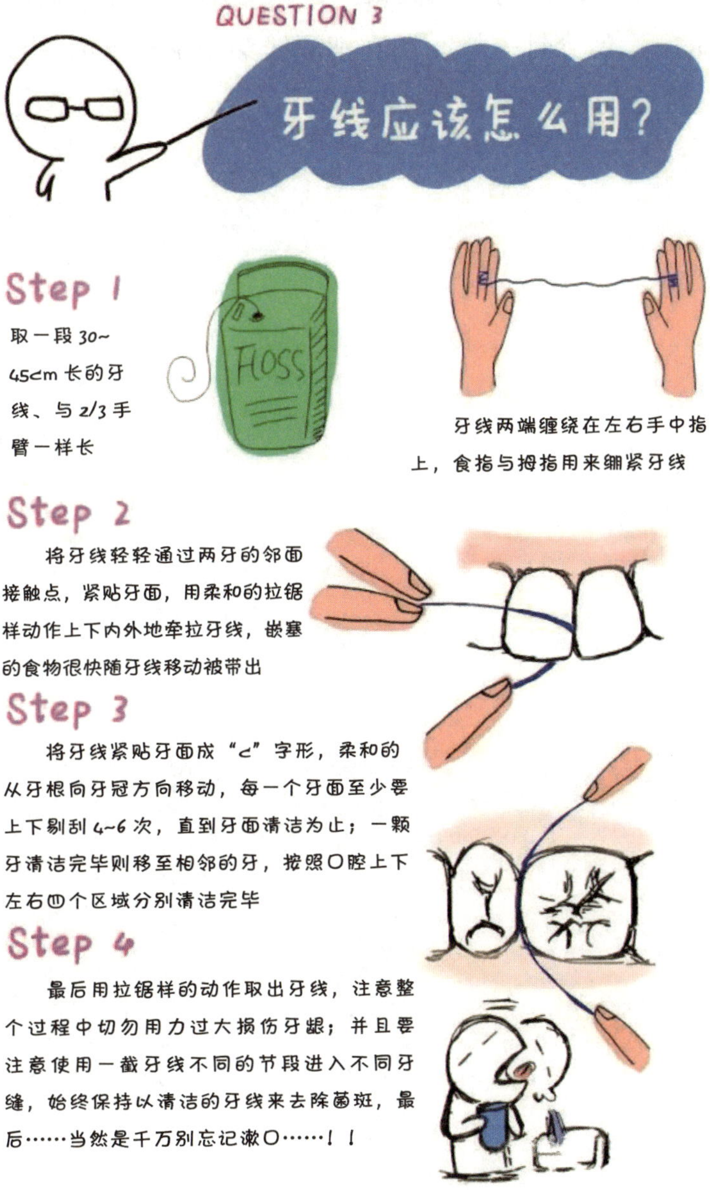

图 106　牙线应该怎么用

牙齿正畸期间如何使用牙线?

在牙齿正畸过程中，矫治装置间隙会存留大量的食物残渣，牙刷又很难进入这些间隙进行有效清理。如果食物长时间聚积就会导致蛀牙或牙龈炎，影响口腔健康。正畸专用牙线穿引器的英文名叫 floss threader，像穿针一样，用它把牙线穿到钢丝下面，或者直接穿过牙缝，然后就可以用牙线剔牙了。

（赵悦　林晓燕）

特别关爱

牙齿矫正期间，如何正确有效地刷牙？

正确刷牙可以保持口腔清洁，对保持牙齿和牙周的健康具有重要意义。在牙齿矫正期间，对刷牙的要求更高。首先，要选择合适的牙刷，建议选择专门的正畸牙刷和牙间刷。其次，每天至少应该刷3次牙，最好每次吃完东西后就刷牙，每个牙面都要刷到。戴上矫治器后，对于矫治器的周围，特别是弓丝下、牙齿排列不齐的地方和拔牙的地方、后牙的装置及牙龈缘处等这些用普通刷牙方法很难刷到的地方，要特别注意。如果口腔卫生维护不佳，可能导致牙齿脱矿和牙龈炎症，表现为牙齿出现白垩色斑块以及牙龈红肿、刷牙出血等，情况严重的还会导致牙齿不可逆的松动。此外，健康的牙体、牙周状态是保证牙齿矫正顺利进行的基础条件。如果牙周炎症过于严重，会导致矫治暂停甚至终止。

牙齿矫正期间的正确刷牙方法：选择小头、软毛的牙刷，对于钢丝下方，需要把牙刷角度倾斜至与牙齿表面呈45°角，然后分别从钢丝的上方和下方将刷毛伸至钢丝下的牙齿表面进行清洁（竖刷或小幅度颤动）；在清洁牙龈边缘时，需要将刷毛向牙龈侧倾斜至与牙齿表面呈45°角，并尽量让部分刷毛伸至牙龈与牙齿之间的浅沟内进行清洁，动作同样为小幅颤动；而与弓丝垂直的前后两个面，可以使用大小合适的牙间隙刷进行直接清洁。

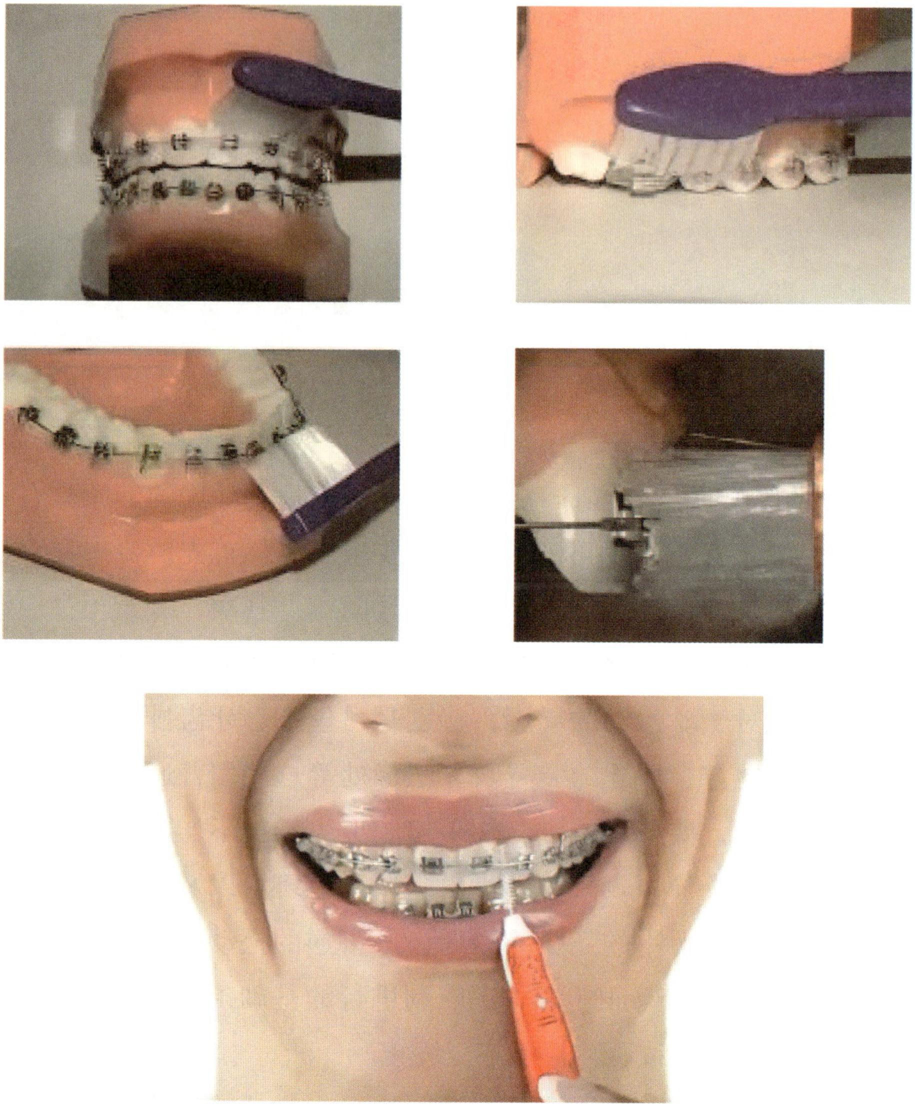

图 107　正确刷牙方法示意图

正畸牙刷与普通牙刷相比，刷头较小，刷毛较软，形状也有所不同。正畸牙刷有两种：一种牙刷中间的刷毛较短，两边的较长，从顶端看呈“U”字形。刷牙时患者可以将中间短刷毛的区域对着托槽，长刷毛的地方就落在了牙齿上，从而将牙齿刷干净。另一种牙刷恰恰相反，中间的刷毛较长，两边的刷毛较短，可以集中刷托槽一方的部位，而短刷毛的区域就可以将托槽缝隙内的食物残渣清除掉。

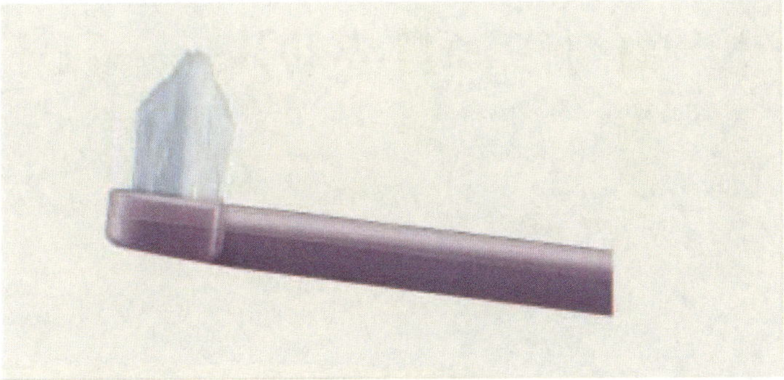

图 108　单束 P 型

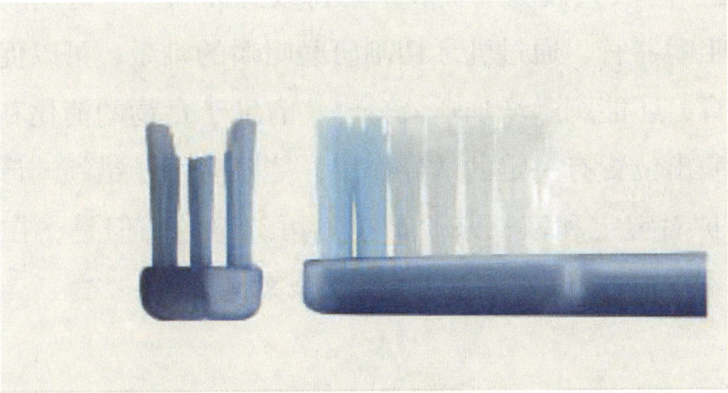

图 109　凹凸 U 型

建议佩戴固定矫治器的患者朋友，每餐后均按照上述方法进行口腔清洁。

相信做到这些，即使是在牙齿矫正期间，所有人都可以保持一口干净洁白的牙齿！

（刘文娟　曾小容）

一生“好牙”源自婴幼儿——乳牙期

从乳牙开始萌出到恒牙萌出之前这一时期，我们称之为“乳牙列阶段”，这个阶段大概从宝宝 6 个月持续到 6 周岁。这期间，乳牙是宝宝们的咀嚼器官，通过乳牙切割研磨咀嚼的刺激，可以促进颌骨和牙弓的发育，还能刺激增加唾液分泌，有助于食物的消化和吸收。乳牙对恒牙萌出位置有一定的诱导作用，能预防恒牙错颌畸形等，因此乳牙的保护对宝宝和家长来说都是不可忽略的。但是，在这一阶段也存在着不少口腔问题，我们通过几个案例了解一二。

案例一

家里的宝宝到了 7 个月大的时候还是迟迟没有长牙的迹象，看同事的宝宝 5 个月大的时候就长牙了，吴女士急了，每天都要看一看宝宝嘴巴里有没有长牙。过了不久，吴女士发现宝宝不爱吃饭，还动不动就哭闹，一看原来是下面要长牙的地方牙龈红红的。心疼宝宝长牙难受的吴女士拿起针挑破了牙龈，虽然出了很多血但还是坚持挑干净了，结果隔天宝宝高烧不退，送到医院医生检查后发现原来是宝宝嘴巴里的伤口感染了。

其实，宝宝的身体发育有着个体差异性，每个宝宝长牙的时间都是不一样的，出生后 1 年内萌出第一颗乳牙都属于正常范围内。宝宝在长牙过程中会出现低烧、哭闹、到处啃硬东西、流口水、没有食欲、不好好睡觉、咬人、烦躁不安等生理反应，这是成长的一个过程，不需要太担心，更不要听信偏方。家长们可以采取一些措施缓解宝宝的不适，例如用干净的手指，轻轻按摩宝宝牙龈，一次按摩 5 分钟左右为佳；给宝宝一些能咀嚼的物品，如咬胶，可以帮助宝宝缓解牙床的疼痛；如果流口水让宝宝脸蛋起了湿疹，要用一块软软的棉布擦干净，不能揉，在脸蛋上擦点凡士林霜来防止刺激。

还有的家长会问，为什么宝宝长了几颗牙后就不长了，是不是缺少什么微量元素，要不要多补些钙等。其实整个长牙的过程大概需要两年半的时间，牙齿萌出也是一对一对地对称长，急不得。但是宝宝成长过程中还是会有许多大大小小的口腔问题，因此也提倡家长们带宝宝进行专业的口腔检查，及时发现可能出现的问题。宝宝们的第一次口腔检查要在第一颗乳牙长出后的 6 个月内进行，最迟不超过 12 个月龄。

案例二

明明 5 岁了，几天前他就一直喊牙疼，哭闹着不肯吃饭，家人看着很是心疼。家长带明明来到医院，口腔医生经过检查告诉他们这是得了牙髓炎，需要进行根管治疗。5 岁的孩子要抽牙神经这么严重？明明一家很是不解。对此医生解释，这是蛀牙引起的。原来，从 1 年前，明明就开始有蛀牙了，可家长觉得孩子也快换牙了，而且也没有什么症状，所以就没带他到医院治疗。没想到，龋洞已经深到牙髓腔了。

在门诊经常会遇到一些不重视孩子龋齿的家长，非得等到孩子已经牙痛得“死去活来”了，才意识到问题。还有些家长认为乳牙迟早是要被替换的，不需要治疗。其实，这些想法和做法都是错误的。乳牙龋坏如果没有及时地控制和治疗，龋坏会进一步发展，引起牙髓炎、根尖周炎。除了引起剧烈的牙痛，还会影响乳牙牙根的正常吸收，阻止牙齿的正常替换，甚至直接影响恒牙的正常发育和萌出。而且蛀牙后咀嚼时会疼，慢慢地就演变成挑食、偏食，这对生长发育都是有影响的。那么，该如何做好孩子的口腔清洁呢？在孩子牙齿萌出前家长就可以用软布或棉布给小孩清洁口腔，随着牙齿萌出，改用牙刷刷牙；小孩一般 2~3 岁左右开始学刷牙，家长要始终监督、检查小孩刷牙的情况，并亲自帮助孩子刷牙，完成第二次彻底刷牙任务；如果乳牙排列紧密，牙齿邻面有接触时，建议家长可以开始为孩子使用牙线，不过使用牙线需要在牙医指导后进行。一般来说，3 岁前不主张使用牙膏，因为牙膏的泡沫可能会引起孩子反感，而且有误吞牙膏的风险。3 岁后，宝宝有了一定的控制能力，吞咽功能发育也较完善了，此时可以选用儿童专用牙膏刷牙了。不过挤牙膏时量要少，豌豆大小即可。

在诊治过程中，医生还发现明明的几个门牙牙冠崩坏了，询问后才知道明明从小就喜欢含着奶瓶睡觉，家长觉着孩子能乖乖睡觉也就不强行阻止。乳牙龋坏除了不良的口腔卫生习惯，还跟不良饮食习惯有关，例如含奶瓶入睡、牙萌出后喂夜奶、过多饮用含糖饮料等。乳牙矿化程度低于恒牙，抗酸能力弱，极易龋坏，因此家长们要做到控制孩子摄入含蔗糖多的零食和饮料；避免黏着性强的食物在口腔停留时间过长；食后应进行口腔清洁；睡前、饭前不给零食和饮料；合理使用奶瓶等，做好儿童的口腔卫生保健。

案例三

杨女士在女儿 2 岁多的时候，发现孩子牙齿有“地包天”的情况，立马上网查看，网上的评论基本是说孩子还太小，不用着急，也就没有在意了。如今女儿快 4 周岁了，翻看着女儿的照片，杨女士突然发现女儿下巴明显突出，感觉变丑了，心里很焦急，到了医院检查后诊断为乳前牙反牙颌，需要矫正治疗。杨女士对此十分不解，自己和丈夫牙都挺整齐，没有“地包天”的遗传，怎么女儿会出现这种情况呢？通过医生详细地询问杨女士才明白，原来女儿从小就喜欢咬手指头，说了几次也不改，家里人也觉得孩子还小，长大懂事了也就好了，没想到这一个小小的习惯，竟然对牙齿有这样大的影响。杨女士后悔极了。

婴幼儿本能地会有一些不良习惯动作，比如吮指、吐舌、咬唇、下颌前伸等，持续到 3 岁以后，会引起口腔肌肉的功能异常和咬合变化，甚至错颌畸形。因此，家长需要及早发现，尽可能采取合适的护理和心理疏导，使儿童尽早地放弃不良习惯。若在 3 岁后仍不能克服，应采取矫治器等帮助儿童克服不良习惯。此外，婴儿平卧抱奶瓶吸奶，下颌需向前用力吸吮也会造成反颌；乳牙邻面龋会使牙冠变小，牙齿移位，造成乳牙关系不稳，乳磨牙的早失会使儿童被迫前伸咀嚼，从而造成反颌。这些都需要家长时刻留心关注着。

另外，还有一种不良习惯会严重影响孩子的口腔以及面容发育，甚至会对智力、身体发育造成影响，这就是“口呼吸”。口呼吸的儿童典型外貌是鼻梁扁平、上唇较短、开唇露齿，有时嘴唇有外翻倾向、下唇后缩。他们不仅日常表现为经常张着嘴巴，睡觉时也是张口呼吸、鼾声不断。口呼吸的孩子，大部分时间里下颌骨下降，以使嘴巴张开，舌头也跟随下颌骨一起下降，舌体与上腭丧失接触。由于上颌外部颊肌没有与之抗衡的力量，挤压腭部变窄、高拱，从而导致上颌牙齿开始拥挤、不齐，最明显的是上前牙前突（龅牙）；后牙反颌也会发生。口呼吸与正常鼻通气相比，吸入的氧气量更少，长期血氧饱和度低会影响发育中的各个重要器官。口呼吸的孩子睡眠质量并不高，睡眠中常有打鼾现象，白天则表现为困乏、精力涣散、兴趣缺失。对于口呼吸这种不良习惯，家长应该及早发现，在口腔专业医生的指导下进行孩子面部肌肉功能的训练、不良习惯的矫正；有些口呼吸的儿童存在过敏性鼻炎、腺样体肥大等鼻腔通气不畅的问题，就需要接受耳鼻喉医生的专业治疗了。

通过这几个案例我们发现，在乳牙期还是存在着许多口腔问题的。保护乳牙、杜绝口腔不良习惯不仅可以预防儿童因乳牙龋坏带来的疼痛，保护和引导恒牙发育，维持稳定的咬合，而且对儿童的生长发育，乃至学习发音和面部美观都有重要意义。因此，定期的口腔检查以及口腔卫生保健对儿童来说是必不可少的。

（王庆　郑丹萍）

小朋友口腔保健知识问答

许多新手爸妈都会关注宝宝的口腔健康状况，但是又不知道该从何入手，什么时候开始刷牙，什么时候可以使用牙膏，什么时候能让孩子自己刷牙。下面，我们就来介绍一下从婴儿时期到学龄阶段的孩子在口腔卫生保健方面的小知识。

喂养的过程中有什么容易导致幼儿蛀牙的原因吗？

养成良好的喂养习惯对于预防龋齿非常重要。喂夜奶和让幼儿含着奶瓶入睡这些行为都会使乳牙更容易发生蛀牙，因此要避免。

此外，一个可能被大家忽视的方面是：成人的唾液内携带着大量口腔微生物，其中包括导致蛀牙的变形链球菌。变形链球菌的正常定植发生在婴儿出生后的19~31个月，婴儿过早地接触变形链球菌会导致蛀牙的风险增高。因此，一方面照料宝宝的成人要保持良好的口腔卫生，避免将致龋菌传播给宝宝；另一方面也要为宝宝做好口腔卫生措施。

什么时候开始给宝宝清洁口腔？

大部分婴儿在4~9月龄时萌出第一颗乳牙，从第一颗乳牙萌出开始，家长可以给宝宝清洁口腔了。

通过在手指上缠绕湿润纱布或使用指套牙刷来给宝宝清洁牙面和按摩牙龈组织，每日一次。这个阶段不需要使用牙膏。

选择合适的角度能够方便家长的操作，常用的方式是一只手固定婴儿，另一只手清洁牙面与按摩牙龈。

什么时候开始给宝宝刷牙?

宝宝 1 岁之后就可以通过刷牙的方式去除牙菌斑了。这个时候也不需要使用牙膏。

到宝宝 2 岁左右，学会了漱口之后，再使用牙膏，每次只需要豌豆大小的牙膏。每天刷牙 3 次。

选择合适的角度能够方便家长的操作，常用的方式是两个家长相对而坐，膝盖接触，一个家长用手与肘部固定住孩子的身体，另一个家长进行刷牙操作。

孩子什么时候可以开始自己刷牙?

在 6 岁之前，孩子无法掌握正确的刷牙方式，仍应该由家长为孩子刷牙。

选择合适的角度能够方便家长的操作，常用的方式是家长与孩子面朝同一方向，家长站在孩子身后，孩子的头向后靠在家长的胸前，家长用一只手给孩子刷牙，使用牙线也采用这个角度。

6 岁后的孩子可以自己刷牙，这时可以开始使用含氟牙膏。家长应在孩子刷完牙后为孩子检查，并帮助孩子清洁一些他们自己难以到达的区域。可以使用菌斑染色剂，在孩子自己完成口腔清洁后对菌斑进行染色，再由家长帮助清除被染色的菌斑。

孩子什么时候开始看牙医?

从宝宝第一颗乳牙萌出后就可以进行第一次牙科检查了。早期进行牙科检查有利于宝宝熟悉牙科环境，减少将来的牙科治疗恐惧症。

在宝宝成长的过程中如果发现“地包天”、牙列拥挤的情况，要及时到口腔科进行评估，必要时进行干预。

（宋亮　冯子樱）

放疗后口干舌燥、出现蛀牙，这 7 个关键措施能帮到你

放疗是头颈部恶性肿瘤重要的治疗方式之一，多数头颈部肿瘤患者经放疗后可获得较长的生存期。然而，在治疗的同时，正常组织和重要器官亦难免受到放射性损伤，尤其是颌下腺和腮腺等唾液腺，几乎所有的患者在接受头颈部放疗后都会出现不同程度的口干。常见的症状为放射性口干，常有以下表现。

（1）口腔黏膜干燥，常伴有烧灼感、口角干裂。

（2）吞咽和咀嚼困难。患者在进食的过程中，食物易黏附在牙、舌体、口腔黏膜上，需要汤水帮助吞咽。另外，嘴唇易黏附在一起，舌头易粘于上颚，影响咀嚼与吞咽动作。

（3）时常感到口渴，尤其在说话、进食、睡眠时，需要喝水或饮料来缓解。

（4）龋齿。由于唾液减少，使牙釉质容易受到腐蚀，易形成龋洞，被称为“放射性龋病”。

（5）假牙固位不良或难以固定。在佩戴假牙的区域可能有黏膜疼痛和溃疡。

（6）口腔念珠菌病。因唾液的抗菌作用丧失，可能会导致念珠

菌感染、味觉异常或减弱。

口腔的自我检查、清洁卫生、营养支持是自我护理的关键措施。

每日进食后及睡前用小头软毛牙刷及含氟牙膏刷牙，刷牙的方式采用巴氏刷牙法。每月更换一把牙刷。

每次餐后漱口，每次漱口持续 3~5 分钟。将漱口水含在口内，闭口，鼓动两颊部及唇部，使漱口水在口腔内上下左右不停地翻动，冲洗口腔内各部位，及时清除藏在牙齿之间、牙齿与口腔黏膜之间的食物残渣和牙垢。

保证充足的水分摄入，保证每日 8~12 杯水，外出时随身携带水壶，可泡煮一些润肺、生津、止渴的凉茶饮用，如金银花、菊花、西洋参、麦冬等。还可以用麦冬、西洋参煮水含漱。具体用法：麦冬 15 克、西洋参 10 克，水煎至 600 毫升，每日 1 剂，分 3 次服用，每次 150 毫升，剩余 150 毫升用于含漱，每次含漱 10~15 毫升，含漱 1 分钟 ~2 分钟后更换 1 次含漱液体，每天含漱 4~6 次。

减少假牙佩戴时间，注意对假牙进行清洁。口唇可涂水溶性护唇膏。

尽量以炖、焖、煮、蒸的烹饪方式烹调食物，使食物柔软、含水量充足。进食面包、馒头、饼干等较干食物时，可用牛奶、汤汁先浸泡，待食物软化后再食用。在进餐时，不间断饮用少许汤、水帮助吞咽。保证食物新鲜，避免因味觉减弱摄入不洁的食物引起食物中毒。

平时可以通过咀嚼无糖的口香糖刺激唾液分泌，或可自制甘草乌梅冰块，在三餐前后、睡前使用凉开水漱口后，口含甘草乌梅冰块，至少含漱 5~10 分钟缓解口干症状。

尽量避免饮用太甜或含咖啡因的饮料（如可乐），以免加重口渴。另外吸烟、喝酒也会加重口干的症状，因此应戒烟酒。

（孟晓燕）

牙周与黏膜

老掉牙？不是人老了就要掉牙，牙齿松动的病根是牙周炎

“老掉牙”俨然成为衰老过时的代名词，但其实“老”和“掉牙”并不是亲兄弟，虽然有的老人一颗牙都不剩，但也有七八十岁的老人一颗牙都没掉！亲爱的读者，你有没有想过这是为什么呢？

掉牙的“罪魁祸首”是牙周炎

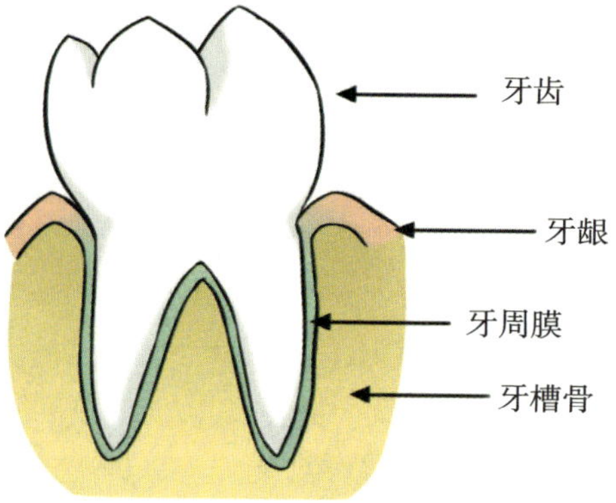

图 110　牙齿及其支持组织

牙周炎也叫“牙周病”，是牙齿周围的牙龈、牙槽骨的慢性炎症。它会使牙的支柱——牙槽骨慢慢吸收变形，导致牙齿松动，最终脱落。牙周炎的病因在于牙颈部和牙龈之间的牙菌斑和牙结石。它们是食物残渣和口腔中的细菌混合体，如果不及时清理干净，它们会刺激牙龈产生炎症反应，继而损害牙槽骨。

怎么知道自己得没得牙周炎呢?

别急！下面我们就介绍一下牙周炎的症状。

1. 牙龈出血

如果龈缘、龈乳头和附着龈肿胀，刷牙容易出血的话，那么就存在牙龈炎了。牙龈炎是牙周炎的早期阶段。

2. 牙周袋形成

牙龈与牙根之间的沟叫“龈沟”。健康的龈沟大约 2 毫米深，如果龈沟加深超过 3 毫米，形成袋状的结构，叫作“牙周袋”。牙周袋形成是牙周炎的标志。

3. 牙周袋炎症

当机体抵抗力降低、牙周袋渗液引流不畅时，可形成牙周脓肿。此时牙龈发红肿胀，表面光亮；牙齿松动度增加，伴有局部剧烈疼痛。同时，患者可有体温升高、全身不适、颌下淋巴结肿大症状。后期脓肿破溃后，轻按牙龈可见溢脓。牙周脓肿可导致牙周组织破坏加重，牙周袋变深。

4. 牙齿松动

牙槽骨损害加重时，对牙齿支持的力量不足，会出现牙齿松动、移位，最终导致脱落。

不同于龋齿损害的只是个别或数个牙齿，牙周炎对于口腔健康和人体健康的破坏却是系统性的。正因为如此，牙周炎才被医学界称为继肿瘤、心脑血管疾病之后，威胁人类健康的第三大“杀手”。

我们怎么才能有效地预防牙周炎呢?

1. 早晚正确刷牙

刷上排牙齿时，将刷毛朝上与牙齿呈 45° 角；刷下排牙时，将刷毛朝下与牙齿呈 45° 角。斜 45° 才能把牙龈和牙颈部之间的菌斑有效清除干净。刷牙时，将刷毛向牙龈处轻压，每个牙面都要刷，每次刷牙最少 2 分钟，每天至少刷牙 2 次。

2. 使用牙线和牙缝刷

掌握牙线和牙缝刷的用法，可以有效地清除牙邻面的牙菌斑。

3. 定期洗牙

即使每天很认真地刷牙，也会有部分残存菌斑钙化成牙结石。牙结石尤其是龈下结石难以自行去除，因此至少每 3 到 6 个月需要去口腔科医师那里洗 1 次牙，通过龈上清洁或者龈下刮治的方法去除菌斑和牙结石。

4. 牙周手术

当以上方法都无法帮你清除牙周袋深部的感染时，就需要施以牙周手术达到更进一步的清洁。

翻瓣清创手术是牙周病最常见的手术方式，牙周专科医师会在局部麻醉下把患者病变的牙肉翻开，刮除牙根表面的炎症组织，之后进行缝合。在某些情况下，清创后还会置入骨粉、再生膜、再生基质等材料，可以促进牙槽骨的修复，这就是牙周再生手术。

5. 拔牙

当牙周炎导致牙周组织破坏太严重，即使通过上述牙周手术都无法达到保留牙齿的目的，这时应该把整颗牙齿拔除，避免进一步破坏周围牙槽组织。

牙周炎并非是老年人专属，所有年龄的人群都是牙周炎的易感人群。孕妇、烟民、糖尿病患者和牙列不齐者尤其需要注意自己的牙周状况。

一旦确诊为牙周炎，最好和牙周专科医师一起制定治疗计划，定期治疗；平时通过刷牙、使用牙线或牙缝刷，做好牙菌斑控制，才不会年纪轻轻就开始掉牙，更不会在老年的时候哀叹“老掉牙”啦。

（顾亮）

为啥会口臭？能根治吗？

口臭是怎么来的?

口臭主要是由于口腔卫生不良、口腔内食物残留的颗粒或牙龈疾病引起，医疗感染、糖尿病、肾衰竭或肝功能衰竭以及口干、吸烟也会引起口臭。此外，压力、节食、打鼾、年龄和荷尔蒙的变化可能会影响你的呼吸，来自舌头后面的气味可能表明鼻后滴漏。这是从鼻子来的黏液分泌物，从喉咙里流下来，粘在舌头上，也会引起异味。

什么食物会导致口臭?

辛辣的食物如洋葱、大蒜，或者咖啡，都可能会在消化后 72 小时内在人的呼吸中被检测到。例如，洋葱被胃吸收，然后气味通过肺排出。研究甚至表明，即使擦在脚底上的大蒜，也可以在呼吸中被检测到。

唾液是口腔中的关键体液，有助于保持气味的控制，因为它有助于冲走食物颗粒和细菌。前面也提及了食物颗粒和细菌是口臭的主要原因。

然而，当你睡觉时，唾液腺会减慢唾液的产生，使细菌在口腔内生长。为了缓解“早晨口臭”，刷牙、吃早餐是必要的。因此，早晨口臭也与饥饿或禁食有关。那些不吃早餐的人可要小心，因为即使你刷牙，口臭也会出现。

如何根治口臭?

保持良好的口腔卫生很重要，如每天刷牙和使用牙线至少 2 次。正确的刷牙，包括刷舌头、两颊和硬腭，将消除细菌和食物颗粒。使用牙线清除可能被困在牙齿之间的细菌、斑块和食物。为了减轻异味，用牙刷或刮舌器清洁舌头，这种塑料工具会刮掉舌头上的细菌。

咀嚼无糖口香糖也有助于控制气味。如果您有假牙或可移动的器具，例如护圈或护齿器，请在将器具放回口中之前彻底清洁器具。

在使用漱口水、除臭喷雾剂或药片之前，请先向你的牙医进行咨询，因为这些产品只是暂时掩盖气味，有些产品比前者效果更好。

牙医的作用是什么呢?

定期去看牙医，因为检查有助于发现可能的身体问题。检查也有助于摆脱积聚在你牙齿上的菌斑和细菌。如果你认为自己患有口臭，牙医可以帮助确定其来源。或者，如果你的牙医认为问题是由系统性（内部）来源（如感染）引起的，他会帮助你解决问题。

（宋洁琼）

牙龈出血 2000 毫升，险些危及生命！发现牙龈出血要怎么处理？

刷牙时牙龈出血，吃东西牙龈出血，甚至有的人牙龈会自发性出血！

前不久，某院医护人员极力抢救了一名因牙龈出血过多而危及生命的新冠肺炎患者，让大家的关注点落到了这个口腔疾病上。相信很多人都有过牙龈出血的经历，它到底是由何种原因导致，危害程度又如何呢？

下面，就带大家认识一下这个既熟悉又陌生的口腔疾病。

哪些疾病会导致牙龈出血呢？

牙龈出血是牙龈疾病最常见的症状。偶尔的牙龈出血可能由于刷牙过于用力或佩戴不合适的假牙造成。频繁的牙龈出血则表明更严重的情况，包括牙周病（牙龈炎、牙周炎）、白血病（血癌）、维生素缺乏、凝血功能下降……其中，最常见的原因还是牙周病导致的牙龈出血。

牙周病中牙龈出血的“罪魁祸首”是谁？

引起牙周病发生的“罪魁祸首”是牙齿上堆积的牙菌斑和牙结石。这些由大量细菌组成的病原刺激物导致牙龈发红、肿胀和出血。长此以往，它们不但破坏牙龈组织，甚至导致牙齿周围的牙槽骨吸收，进展为牙周炎，最终导致牙齿松动脱落。

如何处理牙龈出血？

（1）少量的牙龈出血，可通过正确使用牙线和刷牙，维护好口腔卫生而逐渐好转。

（2）在免疫系统较弱或者由于其他健康问题导致更长时间牙龈出血时，用干净湿润的纱布轻轻按压患处，直到牙龈出血停止。

（3）利用冰袋或冰块冷敷，帮助缓解牙龈肿胀的同时，也可促进小血管收缩而产生凝血作用。每次冷敷 10 分钟，休息 10 分钟，查看出血情况。如果无法控制出血，考虑去医院就诊。

（4）用漱口水可以预防和治疗牙龈出血。因为漱口水中含有除菌成分，减轻炎症的同时可缓解牙龈出血。

（5）使用温盐水漱口。根据美国牙医协会（ADA）的说法，在大约 30 毫升的温水中加入半匙食盐进行含漱，有助于清洁口腔，缓解牙龈出血。

（6）姜黄具有天然的抗菌和抗炎作用。家里若有姜黄酱，可将其涂抹在牙龈出血处，从而改善牙龈出血。

（7）避免吸烟。一旦出现牙龈出血，吸烟会使牙龈出血症状更难治愈。

如何预防和治疗牙龈出血？

（1）保持良好的口腔卫生习惯非常重要。掌握正确的刷牙方法，如巴氏刷牙法。

（2）牙龈炎的治疗包括“洗牙”（牙周洁治），去除牙垢、牙菌斑和牙结石。必要时去除任何突出的充填物和修整牙冠边缘。

（3）如果已经发展到了牙周炎，除了上述的牙周洁治外，还需要“深度清洁”（根面平整和龈下刮治），必要时建议通过手术清洁牙根表面。

以上介绍了牙龈出血的病因、预防和治疗方法，希望对你有所帮助。让我们一起爱护口腔，拥有健康的牙龈，那么即使吃了火锅和麻辣烫，它也不会肿了哦!

（解涵）

关于洗牙的那些事

如果有以下情况发生，那就说明你该洗牙啦！

1. 牙根、牙背有“脏石头”

对着镜子看，如果发现牙根、牙缝、牙背有一层黄色、棕色或者黑色的东西，一般就是牙结石。刚形成的牙结石多呈黄色，时间久了便形成黑色的坚硬石块。

2. 有持续性的口臭

牙结石是引起口臭的一个重要原因。口腔、牙缝中的食物残渣经过细菌分解后，会产生难闻的臭味。

3. 牙龈出血

牙龈出血是牙周病的早期症状，表现为在吮吸、刷牙、咀嚼较硬食物时唾液中带有血丝，或在牙龈受到轻微刺激时出血。

4. 牙龈萎缩

牙结石的沉积，会造成牙龈和下方牙槽骨的退缩。牙齿和牙龈之间的“小三角”会越来越明显。

5. 牙齿松动、咀嚼无力

牙结石存在的时间越长，就越容易伤害牙周。重度牙周炎可能让牙齿出现松动、移位等症状，导致无法咀嚼食物，甚至造成牙齿脱落。

什么是洗牙?

洗牙，专业术语叫“龈上洁治术”，是指用洁治器械去除牙龈上牙石、菌斑和色渍，并磨光牙面，以延迟菌斑和牙石再沉积。牙菌斑和牙结石是牙周病最主要的局部刺激因素，洁治术是去除龈上菌斑和牙石最有效的方法。

为什么要洗牙?

我们日常进食会形成口腔软垢或残渣，即使经过每天漱口，仍无法完全去除口腔的软垢。软垢或者菌斑长期积累可形成牙结石。牙结石可对牙龈造成刺激如牙龈炎，牙龈炎进一步发展可损伤牙周组织形成牙周炎，牙周炎进一步加重可引起牙齿松动或脱落。因此建议定期洗牙，正常成人一般需半年或一年洗一次牙。

1. 洗牙会不会很痛?

根据个体情况不同，有的患者可能会一定程度上感觉到不适、酸软感，但一般不会伴随有剧烈、不可忍受的疼痛。目前洗牙的主流方式是超声洁治，也就是用机器去除掉牙面的牙结石、牙菌斑等。在超声洁治的过程中，部分人会有酸痛感，尤其是存在牙龈退缩情况的老人，洗牙后可通过脱敏牙膏等方式缓解。

2. 我刷牙很仔细也要洗牙吗?

刷牙是为了清除食物残渣和牙菌斑，即使刷牙再认真，也总会有一些很难清除到的缝隙。

牙菌斑和唾液中的矿物盐逐渐沉淀，日久天长会形成牙结石，就很难通过刷牙的方式去除了。

洗牙相当于给口腔大扫除！建议每半年或者一年洗牙一次。

3. 洗牙会不会使牙齿松动?

当然不会。洗牙不仅不会使牙齿松动，还会对牙齿及牙周起到保护作用。如果不洗牙就会导致牙龈出血、红肿，再进一步发展成为牙龈炎，再由牙龈炎发展成为牙周炎，然后牙龈萎缩，导致牙齿一颗一颗地松动，甚至是脱落。

4. 洗牙会不会导致牙缝变大?

当然不会。正规的洗牙不会把牙齿洗伤或导致牙缝变大。但如果牙齿表面有很多牙结石，当牙结石被洗掉后，可能会出现牙缝。如果是轻度早期的牙龈炎，即使有牙缝也会恢复。但如果已形成牙周炎，去除牙结石后牙缝可能长期存在，这就需要使用牙线、冲牙器等工具，协助我们去除牙缝中残留的食物残渣、软垢等。

5. 洗牙会不会把牙洗薄?

不会的。洗牙就是利用超声波震荡或者是喷砂原理，有效地去除外源性色素沉着和牙结石，不会使牙齿变薄。

哪些人不适合洗牙呢?

以下情况不适合洗牙，需谨慎考虑。

（1）置有心脏起搏器的患者。

（2）血液病患者，包括急性白血病、再生障碍性贫血、凝血机制异常患者。

（3）血糖控制不好的糖尿病患者。

（4）高血压患者。

（5）急性牙周脓肿患者。

（6）部分传染病患者，如急性肝炎患者、肺结核活动期患者、艾滋病患者、梅毒患者等。

（7）处于生理期的女性。

洗牙后的注意事项有哪些?

（1）洗牙后不要用力吮吸，或用舌头舔拭、手指触摸牙龈，一周内不要用牙线、牙签，以防止出现意外出血不止的现象。

（2）洗牙后三天内不要进食过于辛辣、酸冷的食物，部分人可能会出现牙齿对冷、热、酸、甜等敏感酸痛的现象，这种症状都是暂时的，通常一周左右就会消失。

（3）洗牙后的牙齿常常会看起来比较长，牙缝也会比较大。这主要是因为积累已久的牙结石、牙菌斑已经清除干净，恢复牙齿原本的面貌。

（4）洗牙不会伤害牙齿。洗牙是通过超声波的震荡把牙结石从牙齿表面分离开，不是打磨牙齿。

（5）洗牙后最主要是做好自身口腔卫生的维护，应该用正确的刷牙方法，使用牙线、牙间隙刷等清洁牙齿，控制牙菌斑的再形成。

（6）洗牙并非一劳永逸，牙结石、牙菌斑还会重新形成，刷牙是没法清除干净的，建议成年人每半年或一年洗牙一次，保持口腔健康。

（宋瑜　王雅娟）

浅谈牙齿漂白

临床患者常常有这样的疑问，洗牙和漂白是不是一回事？先说说洗牙。牙齿和周围的组织之间很容易藏污纳垢，时间长了就慢慢变成了牙结石，洗牙的目的是通过超声震荡清理掉牙齿和牙周组织之间的这些牙结石，是对牙周组织的一种维护方法，并不能使牙齿变白，只是起到清洁口腔的作用，常规推荐一年进行一次。而牙齿漂白实质上是一种过氧化反应，通过使用过氧化物与牙齿上色素分子进行反应产生美白效果。因此，洗牙和漂白从方法、目的和原理上都是完全不一样的两种治疗。

经常有患者觉得自己的牙齿太黄了，想要漂白，那么是不是每个人都需要漂白呢？

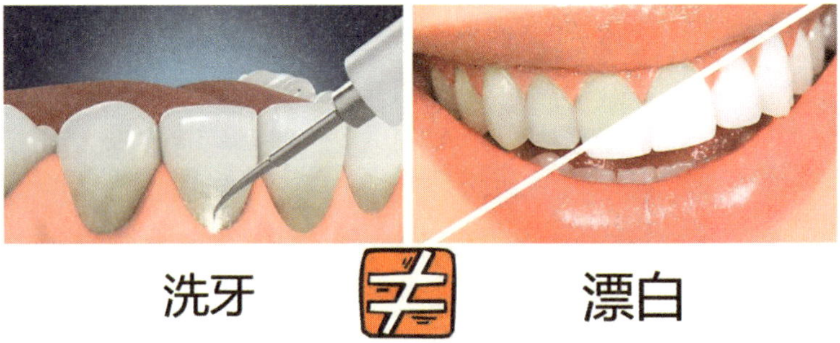

图 111　洗牙和牙齿漂白的区别

现在的明星都是一口大白牙，以至于大家的审美也开始追求大白牙。各个领域的美学研究大都以和谐为美，牙齿颜色最好和肤色搭配比较好，极致地追求好莱坞白是没有必要的。临床上会根据患者的口腔健康、肤色、年龄甚至是性格等因素进行综合分析，决定这个患者需不需要治疗。理论上，各类牙齿着色，包括长期的食物着色，增龄性的牙齿暗黄，轻微的氟斑牙、四环素牙以及根管治疗后变色的死髓牙，都能通过漂白治疗获得一定的美白效果。

过氧化氢/过氧化脲

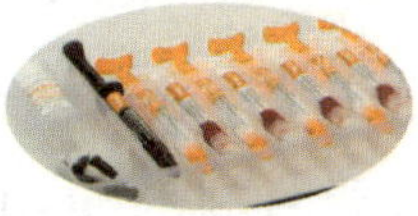

诊室漂白	家庭漂白
10%~40%	3%~15%

图 112　两种漂白对比

那么，牙齿漂白的主要方法有哪些呢？平时有很多患者会拿着“百度”来问医生：用醋漱口，花生磨成粉当牙膏，真的可以美白牙齿吗？大家可以仔细想想，这些都是具有酸性和摩擦作用的物质，在牙齿上使用一段时间后可能会出现一些凹坑，牙齿开始酸痛，还是请大家不要“百度”看病，容易“赔了夫人又折兵”。临床上常用的漂白剂主要成分是过氧化氢或者过氧化脲，根据不同漂白方式，漂白剂的浓度也不一样，医生会根据每个患者不同的着色情况制定不同的漂白方案。漂白治疗的效果评价主观性比较强，每个人心里对美的评价都有自己的一把尺，所以需要医患之间密切地沟通。一般经过漂白治疗后，都能获得比较满意的漂白效果。

当然，更多患者更关心的是，漂白治疗会不会对牙齿产生伤害。有人就进行了实验，通过显微电镜观察漂白前后的牙齿表面组织结构，并没有发现实质性的破坏和改变，正规流程下的漂白治疗对牙齿是没有实质性损害的。

每一种治疗都可能有并发症，牙齿漂白最常见的并发症就是牙

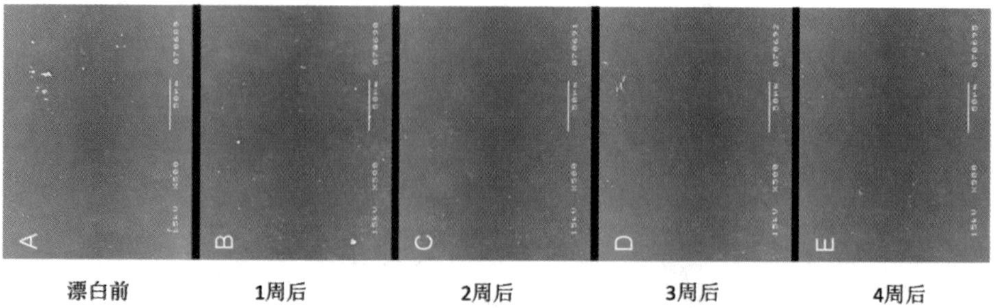

图 113　牙齿漂白前后变化示意图

齿敏感，这是一种暂时的牙髓反应，症状基本上会在 24 小时后消失。为了避免漂白后出现敏感症状，医生一般会在漂白前给患者使用脱敏剂，在漂白中严格控制漂白剂的使用浓度及时间，并在漂白后提醒患者使用脱敏牙膏。最重要的一点是，提醒患者有任何问题时请找医生，不要自己“百度”解决。

根据美国牙医协会的指南，漂白效果取决于很多因素，包括色素的类型、患者年龄、漂白剂的浓度以及使用频率和时间。但一般来说，不管是诊室漂白还是家庭漂白都具有较好的美白效果，低浓度的漂白剂更是对口腔及全身健康没有显著的远期风险。希望大家在健康的同时能拥有靓丽的笑容，丹唇玉齿，自信大方！

（蒋能舞）

什么是根管治疗?

相信对于大部分人来说，根管治疗是一个较为陌生的词，而不少人对于根管治疗是这么看的："什么是根管治疗？""我只是牙痛，怎么就严重到需要根管治疗了呢？""看个牙要来回跑好几次，又麻烦又受罪！""补颗牙居然要这么贵！"

其实我们说的根管治疗就是大家常说的"抽神经"或"杀神经"。表面上看起来坚硬的牙齿，实际上是"空心"的。牙齿内部的空心结构叫"髓腔"，里面装着牙神经和血管，维持着牙齿的营养和感觉功能。蛀牙、牙外伤、隐裂等因素都容易导致根管内部感染。

什么时候需要根管治疗?

以下情况需要根管治疗：

（1）不可复性牙髓炎；

（2）牙髓坏死；

（3）牙内吸收；

（4）根尖周炎；

（5）牙根已发育完成的移植牙、再植牙；

（6）某些非龋性牙体硬组织疾病。简单来说，当你有变色牙或自发痛、夜间痛、冷热痛，或牙齿下有一个小脓包（窦道），这种情况就可能要根管治疗。

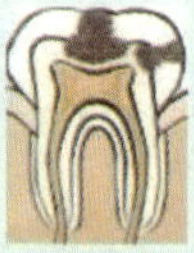	深龋	遇冷热甜时一过性痛	补牙或试补
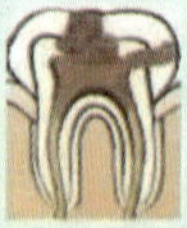	牙髓炎	夜间痛、自发痛 遇冷热时持续痛	根管治疗
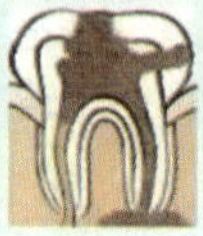	根尖周炎	咬合痛 根尖肿痛	根管治疗

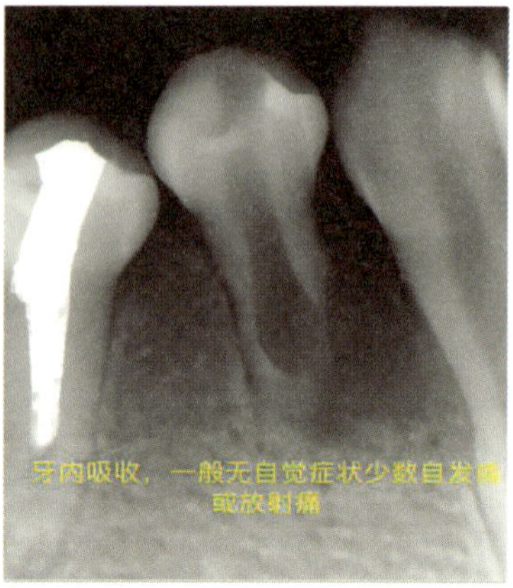

图 114　根管治疗的适应症

根管治疗疼吗?

根管治疗虽然是抽牙神经，但一般在局部麻醉下进行治疗（牙髓坏死时无需局部麻醉）。治疗后放入牙齿内部的药物可能会导致轻微肿胀或出现轻微疼痛，这是正常现象，之后会慢慢消失，也可以通过服用止痛药物来控制。如出现不能缓解的疼痛或肿胀应及时复诊，让医生再做处理。

为什么治疗次数这么多呢?

这与根管治疗的步骤有关，根管治疗的步骤较为繁琐。

首先，要进行根管治疗术的术前评估、髓腔预备和工作长度的测定。

其次才是根管预备的阶段，需要强调的是，由于根管系统是很复杂的，任何器械和任何方法的预备都不能到达整个根管系统，所以机械预备和化学预备的结合非常重要。根管消毒在根管治疗术中也是非常重要的一步，随后进行根管封药。

最后在根管充填阶段要把握充填时机，一般是在无自觉症状，无明显叩疼，根管内无异味、无渗出即可充填，并且治疗过程中会多次拍片来辅助治疗，提高治疗成功率。

治疗过程中需要注意哪些事项?

（1）治疗过程中避免牙齿咬较硬较黏的东西，防止临时封的材料脱落，也可减少牙齿折裂的风险。

（2）按时复诊，在治疗中途可能会轻微疼痛；如果疼痛难忍，要及时找医生处理。

（3）保持口腔卫生，整个治疗周期和平时一样，应正常刷牙。

治疗完要做修复吗?

要！根管治疗之后的牙齿会渐渐变脆、变色，如果受到较大的咬合力，会容易折裂，所以牙医都会建议患者做一个修复体（牙冠或嵌体）来保护牙齿。

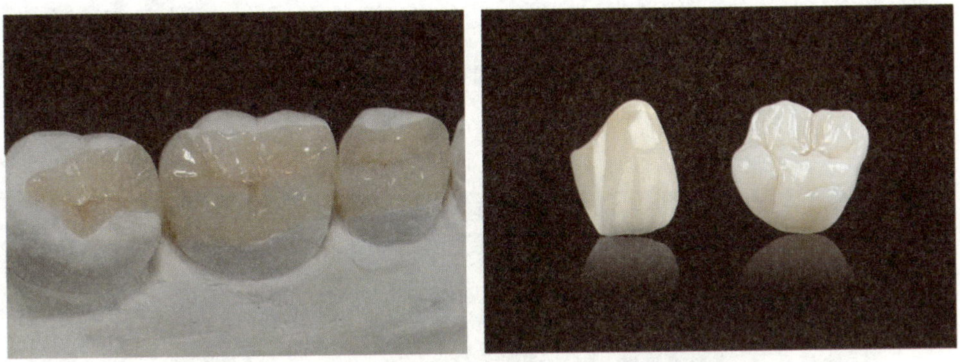

图 115　牙齿修复体牙冠（右）、嵌体（左）

（崔勇　沈斯妤）

根管治疗后为什么要戴牙冠?

什么是根管治疗?

根管治疗，俗称“抽神经”，也称“牙髓治疗”，是治疗牙髓疾病和根尖周疾病的有效方法。它是通过去除根管中的炎性组织和坏死物质并进行适当的消毒，充填根管以消除根管内容物对根尖周围组织的不利刺激，防止根尖周病变的发生或促进根尖周病变愈合。此操作可保护牙齿，因此可与拔牙互补。根管治疗很麻烦，通常需要 2~4 次就诊才能完成。

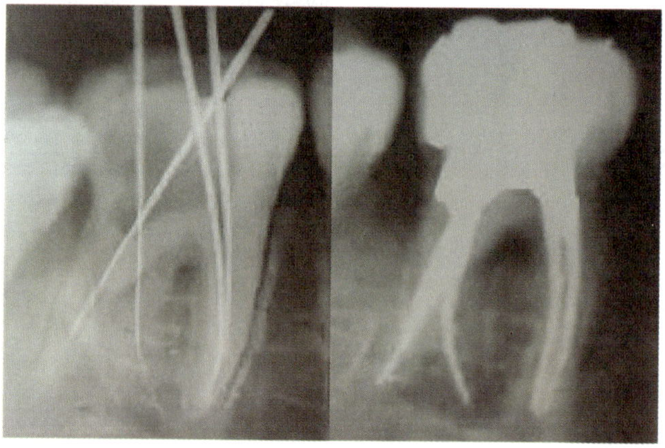

图 116　根管治疗示意图

当牙髓受到过大的伤害、超越了自己的修复极限，它就会发炎，也就是我们说的牙髓炎，一些较严重的状况甚至可以导致牙髓坏死。

做牙冠的原因

（1）根管治疗是以药物以及器械的操作来将根管内的残渣以及细菌尽可能地清除消毒干净。然而，这样的消毒过程如果要认真地进行，就必须去除掉不少被细菌感染的牙齿组织，并进行修整牙体组织。因此，大部分的牙齿一旦进行根管治疗，则可能因不太足够支持咀嚼的力量而发生断裂，单纯用材料已经没法恢复功能，即使能恢复，长期效果也不好。

（2）经过根管治疗后的牙齿失去了来自牙髓的营养供应，就像失去树根的树木一样，慢慢枯萎并变得很脆弱，造成牙齿的脆性增加，易折裂。

（3）需要进行根管治疗的牙齿一般已是龋齿（蛀牙）、缺损很大，这时虽然根管治疗完成，但是其所剩的牙体组织是很脆弱的，非常容易折断、裂开，失去正常的功能，单纯用材料已经没法恢复功能。

做完根管治疗后，一般医生都会提醒：“根管治疗结束后，建议你做个牙套保护一下！”

不做牙冠又会如何呢?

然而，有些患者这时内心的想法是这样的：“治疗完成了，我牙都不疼了，洞也补好了，还做啥牙套，自己好好的牙还得被磨小，怪可惜的。”于是抱着侥幸心理，让牙齿在没有“防护衣”的情况下：咬着小坚果，嗑着小瓜子……终于有一天，“咔”！把牙咬裂了！

有人可能会说，根管治疗后，我尽可能吃东西小心点，不让牙齿咬裂不行吗？当然可以。不过，在吃东西的时候你就会一直想着：

不能用这一侧吃，不能用这颗牙齿吃……正常咀嚼、饮食就会受到干扰，这样的话该如何好好享受美食呢？

根管治疗是针对牙髓炎或牙髓坏死、根尖病变不能保留活髓的折裂牙进行治疗的有效方法。根管治疗后及时戴冠，这种建议是从有利于患者的角度提出的！从医学专业角度来说，戴冠修复也是根管治疗的必要步骤！因此，做了根管治疗的朋友们，一定要遵医嘱，及时戴上牙冠，这才是对自己口腔健康负责哦！

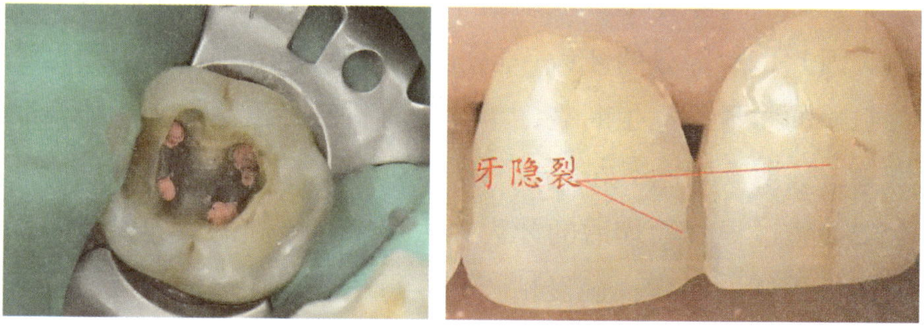

图 117　牙隐裂（右）　根管治疗（左）

牙冠的材料有哪些?

1. 金属烤瓷类

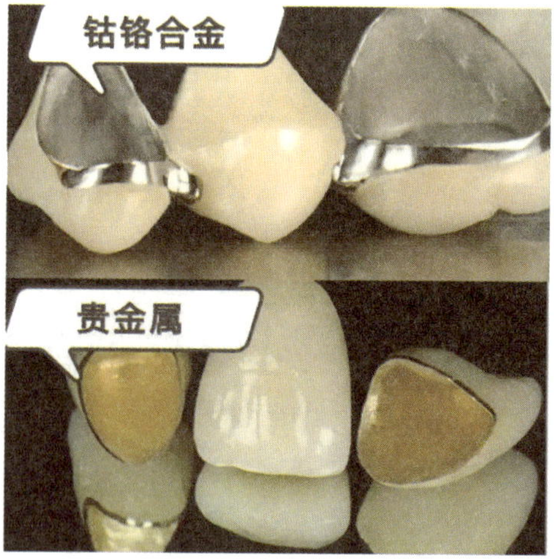

图 118　金属烤瓷类牙冠

金属烤瓷类牙冠主要成分是钴、铬，其价格介于非贵金属和贵金属之间。钴铬烤瓷耐腐蚀，不易出现崩瓷，可以避免牙龈出血及黑色牙龈现象的出现且经济、实用，适合大多数牙齿的修复，尤其适合后牙固定桥等固定修复。贵金属类依据金的含量分为中金（56.7%）、高金（86.7%）两种，它们是最理想的修复材料之一，强度更高，无刺激，而且金与瓷的结合很牢固，与组织的相容性更好。

2. 明星同款——全瓷冠

全瓷冠的色泽无论在灯光下还是自然光中都能保持自然色，因此成为目前影视明星和公众人物牙齿美容的宠儿。全瓷冠的通透性和色泽好，美观效果极佳，生物相容性好，对人体无害。

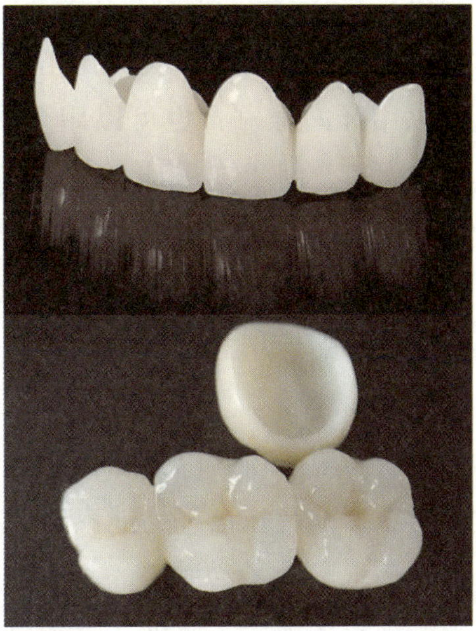
图 119　全瓷冠

全瓷冠根据材料分为氧化铝和二氧化锆两类，两者除了强度、制作工艺不同外，都有非常好的生物相容性，耐久性较好，可以在口腔内永久保存。由于没有金属基底，全瓷冠质量较轻，佩戴更舒服，也更有利于保护牙髓健康；对光线的反射和散射更接近于天然牙，因此有更好的美观效果。

3. 最后，让我们一起来学习一下

（1）掌握正确的刷牙方法。养成正确的刷牙习惯，是为了有效去除牙菌斑，并维护牙齿和牙龈的健康。虽然大家经常刷牙，但只有少数人能将牙齿彻底刷干净。只有彻底清除牙菌斑，才能保持口腔卫生和健康。

牙刷的选择：直柄为宜，刷毛呈平面，牙刷头不要过宽，刷毛不宜过长，以能灵活到达口腔各个角落为宜。一般以软毛刷为佳，最好刷毛顶端为磨毛型。每 1~3 个月应更换一把新牙刷，提倡一天最少刷牙 2 次，即晨起和临睡前各刷 1 次，每次刷牙 3 分钟，也可以每顿饭后3分钟刷牙。提倡坚持竖刷法，即把牙刷毛的侧面贴于牙齿的颊面或舌面，手腕转动牙刷，顺着牙缝上下刷，上颌牙齿往下刷，下颌牙齿往上刷，咬合面来回刷，里里外外每个牙面都要刷干净。

（2）学会使用牙线。在相邻牙的间隙处，牙刷刷毛不易进入，可以用牙间隙刷，也可以用牙线来清除牙齿邻接面的牙菌斑和软垢，而不要用牙签，因为牙签易使牙缝隙增大。

使用牙线的方法：取一段长约30~45厘米的牙线，分别用两手的中指各缠住牙线的一端，一手放在牙的内侧（口腔内），一手放在口腔外，然后用二食指将牙线抵入牙缝隙中，紧贴着牙的邻接面，来回推动牙线，这样就能去除牙菌斑和沉积于此的软垢了。

饭后应漱口，以去除食物残留在口腔内的碎屑，可以用漱口剂或清水，前者味道好，能爽口并有一定的抑菌效果。而由医生开的含漱药水是为了治病用的，如甲硝唑漱口水，能有效降低患者口腔中的厌氧菌数量。此外，每天早晚上下牙空口咬合数十次，下颌牙齿快速反复咬向上颌牙齿，发出轻脆撞击声即可，叩齿利于牙周组织健康。

（3）定期检查口腔。常言道：“小洞不补，大洞吃苦。”我们应每半年定期到专科医生那里做系统、全面的口腔检查，以及时去除牙齿和牙周组织的健康隐患。

（刘艺　周艳萍）

口腔疾病误区排行榜，你中了几招？

牙齿只要没有什么异常的感觉，就表示牙齿很健康，不用定期去医院进行相关检查

每年应进行 1~2 次常规牙科检查。通过常规牙科检查，可以发现可能存在的牙齿隐匿龋坏、牙龈及牙周等问题，并做到早治疗。如果出现牙齿遇冷热刺激时敏感疼痛、刷牙出血等状况，牙齿牙龈的问题可能已经比较严重，甚至需要进行去除牙神经、牙周系统治疗等相对复杂的治疗了。一般的牙齿常规检查包括：检查是否有龋齿需要修复；牙周是否有炎症，是否有牙石；牙列有无缺损，是否需要矫正畸形；口腔黏膜是否有病变。

牙齿出现了小洞，但是既不疼痛也不影响美观，所以可以等到疼痛出现了再去补

牙齿出现小洞一定要及时治疗，治疗时痛苦小，成功率高，使用牙色补牙材料也能获得良好的美学效果，而且修复初发小龋洞的费用较少。如果任由这个牙洞继续腐败下去，等小龋洞长大，严重到影响牙神经，引起疼痛的程度，此时治疗疗程长，治疗后还需要

牙冠保护，费用会增加很多，而且长期效果也会相对降低。

牙龈出血每个人都会有，有的甚至天天都会有，很正常，不需要大惊小怪去专门检查和治疗

健康的牙龈在刷牙、进食时是不出血的。如果出现这种问题，就说明你的牙龈发生了炎症。每个人在其一生中的某个时间段都可以发生不同程度和范围的牙龈炎，表现为牙龈红肿、充血，刷牙时牙龈易出血。这是因为牙齿周围堆积了大量的菌斑软垢和牙石。菌斑由大量的微生物组成，这些微生物的代谢产物刺激牙龈产生炎症。而健康牙龈表现为粉红色，质地坚韧，即使刷牙时用了较大的力量也不会引起出血。因此很有必要通过定期洗牙去除菌斑、牙石，保持牙龈的健康状态。如果早期的牙龈炎不及时治疗，常会引发牙周炎，此时单纯洁治已经不能解决全部问题，需要用特殊器械来清除附着在牙根表面的牙结石，即龈下刮治。若任其蔓延，危害牙齿的同时也会侵害到全身。

一颗两颗牙齿出现松动或者脱落，只要不影响基本使用，就不用急着修补

牙齿虽然是身体最硬的器官，但有时一个巧劲，比如摔倒、冲撞都可能使牙齿折裂、松动或者脱落。另外，慢性牙龈炎、牙周炎使牙龈的营养供应不上，牙齿自动脱落在所难免。此时你应该及时治疗，如果缺牙时间过长，可能导致相邻的牙齿倾斜或对颌的牙齿伸长。而缺牙过多，造成的咀嚼效率下降也会降低生活质量。一般在牙齿拔除（脱落）后三个月左右可以考虑修复治疗。种植牙、固定桥、活动义齿都是可以选择的修复方法。种植义齿因其不影响相邻牙齿、长期效果好而更受专业牙医推崇。

我的牙齿很白很健康，而且坚持每天刷牙，所以不需要去洗牙

牙齿很白很健康并不意味着“牙周组织的健康”。牙周洁治俗称“洗牙”，主要是去除牙面及牙齿周围的牙石、菌斑、软垢及色素。牙石、菌斑、软垢及色素的堆积会引起牙周组织的炎症，最常见的表现是牙龈红肿、刷牙出血，有的还有口腔异味。洗牙就是要给牙齿创造一个清洁的环境。一般建议牙周健康且口腔卫生习惯良好的个人，可每年进行一次专业的牙齿洁治。

（韩智慧　张伟利）

口腔外科

智齿，拔还是不拔?

智齿，实际上就是人类的第三磨牙，从门牙开始往一侧数，第8颗牙就是。既然被称为“第三磨牙”，它自然和第一、第二磨牙一样，主要承担着研磨食物的作用。既然和别的磨牙没有功能上的区别，为什么智齿会被单独拎出来呢?原因在于，智齿相比于其他的牙齿，萌发的时间比较晚。智齿，多在20岁左右才会开始萌发。这个时候，人的生理、心理状态都已经趋向成熟，是成年人啦。智齿就被看作是“智慧到来”的象征，成为人们口中的“智慧齿”，但它和智商并没有任何联系。可是智齿是个“话痨”，动不动就发言（炎），疼得人辗转反侧。

不过，如果你的智齿出现了以下这些情况，那还是尽早拔掉比较好。

早早长齐了的28颗牙齿牢牢占据着自己的领地，已经把整个口腔占得满满当当，最晚出生的智齿就没有了位置。为了能抢占到一席之地，智齿不择手段地斜着长、歪着长、横着长，甚至倒着长，成为“阻生智齿”。相关统计表明，智齿阻生的发生率，在欧美地区为7.6%~30%，在我国约为50%。如此之高的智齿阻生发生率，也难怪身边的小伙伴们时常被智齿折磨得吃不下睡不着了。即便智齿没有阻生，由于其生长的角度比较特别，也很容易造成其他的疾病，如龋齿、牙周炎、牙髓炎、过度萌发影响咬合等。

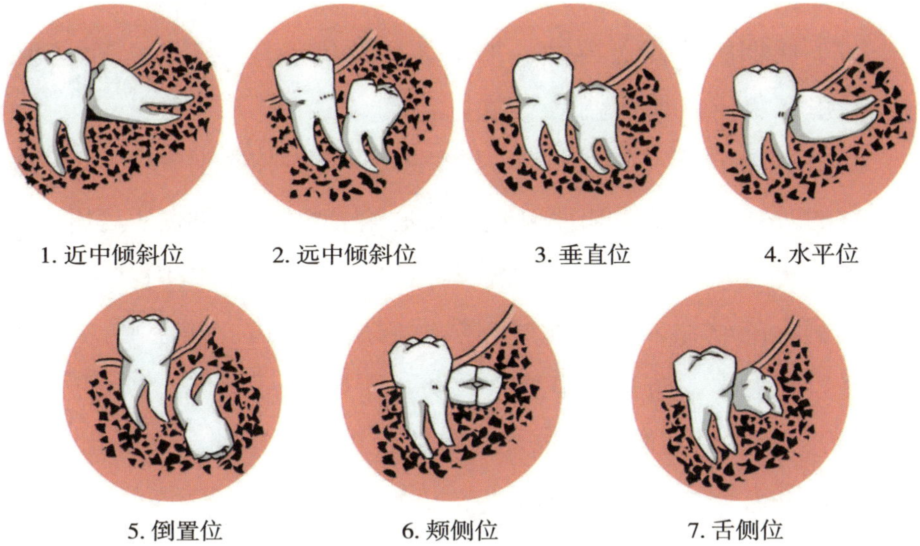

图 120　智齿在口腔中不同位置示意图

如果勇敢的你拔掉了智齿，拔完牙请牢记下述几点：

（1）拔牙后，应该即刻咬紧拔牙窝上面的消毒棉卷，记住，是咬紧，不可以含着，含着会把血吸进去。

（2）半个小时后张嘴低头，让消毒棉卷自己掉出来，这个时候要注意，不是吐，是张嘴低头掉，因为吐的过程中，口腔压力增高，可能会引起拔牙窝出血。

（3）2 个小时后，可以喝水了，喝凉水温水都可以，不能喝热水，热水会加速血液流动，导致拔牙窝出血。

（4）可以冰敷，有助于缓解拔牙后面部肿胀。把冰袋用毛巾包着，放到拔牙处的脸颊，不要长时间敷，别把脸颊冻坏了。

（5）刚拔完牙，血凝块没有凝固好，吐口水在口腔里有负压形成，容易把没成型的血凝块吐出来。

（6）在拔牙后的几天里，不可以嘬拔牙窝，这个时候，拔牙窝里血凝块还比较软，一嘬就会破坏血凝块成型，血凝块会促进创口愈合，今后形成牙槽骨，让拔牙窝里重新长好骨头，所以保护血凝块非常重要。

（7）抽烟的等几天再抽，抽烟会导致创口愈合变慢，而且吸烟时口腔里有负压，那不就是又嘬上了嘛。

（8）尽量在上午拔牙，早上吃多点，中午就别吃了，晚上能吃，吃的时候，用没拔牙那侧吃，小心别把食物硌到拔牙窝里。

（9）24 小时内不能刷牙、漱口，24 小时以后可以用软毛牙刷轻拂拔牙窝上的软垢，两下就好，然后刷别的牙齿。注意啊，一定要保持好口腔卫生，防止创口感染，防止干槽症。

（10）嘴巴里有血丝，也是正常的，可以直接咽。如果止不住地出血，赶紧去拔牙的地方止血。

（包立　刘梦旖）

如何优雅地拔智齿?

最近，“不要一次性拔掉四颗智齿”的话题频频登上热搜，成为全民吐槽的又一次狂欢。

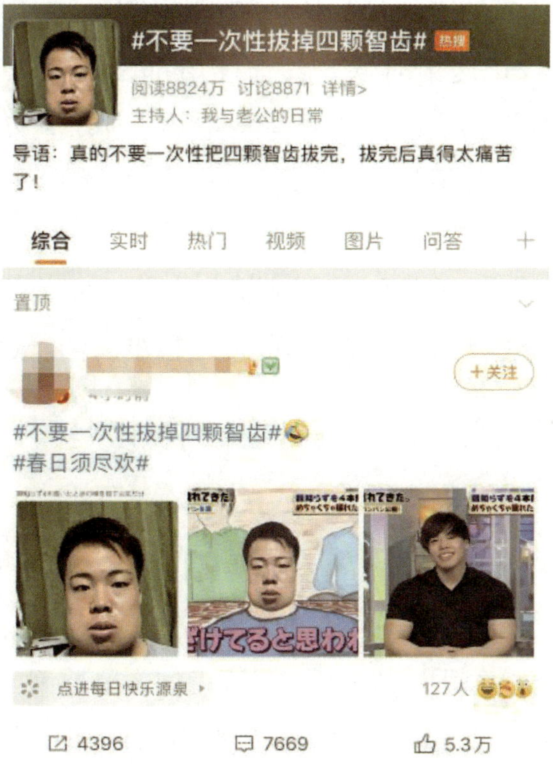

图 121　热点话题示意图

那么，如何才能优雅地拔掉智齿？智齿拔除前后又有哪些需要注意的问题呢？

什么是智齿?

智齿也叫阻生齿，是人类的第三磨牙，长在整个牙列的最后。一般来说，大多数人都会上下左右各长1颗智齿，也有少数人1颗都不长，或者长5颗智齿。

判定智齿的最准确方法，需要口腔科医生检查以及进行X光片检查。如果自查的话，可以从门牙开始往后数，数到的第8颗牙，一般就是智齿。

为什么长智齿的时候会疼?

成年以后，我们下颌骨的体积不会再增加。智齿是接近成年的时候才开始生长，这个时候，其他牙齿都已经占据了下颌骨的空间，智齿没有足够的空间可以正常地生长，那怎么办呢？只能往前倒（顶到前面的第二磨牙），或者往外倒（顶到脸颊），或者往里倒（歪向舌头这一侧）。

智齿这么一倒，就给细菌创造了一个几乎完美的卫生死角，吃东西容易塞进去（自己还感觉不到），还很难清洁。这样就很容易引发智齿发炎。

智齿有什么危害?

（1）发炎。这是最常见的，也是最让人头痛的，很多人常常因为智齿发炎，半边脸肿胀发烫，严重者甚至引起全身性感染。发炎成为很多人痛下“杀手”、决定拔掉智齿的主要原因。

（2）顶坏旁边的牙齿。最常见的是智齿把前面的第二磨牙顶坏，引起疼痛。一旦出现这种情况，第二磨牙就需要补牙或者根管治疗，整个治疗疗程很长。

（3）引起颞下颌关节不适。有的智齿能够完全长出来，但是会影响上下牙齿的咬合，引起关节不适。

智齿该不该拔掉?

并不是所有的智齿都需要拔掉，但是如果出现上述几种危害，就需要拔除。我们来简要复习一遍：

一是发炎引起疼痛的；

二是危害到旁边牙齿的；

三是引起颞下颌关节不舒服的。

拔智齿痛不痛?

这是大家最关心的问题，也是很多人不愿拔智齿的原因。事实上，现在拔智齿没有想象中那么疼。

一般门诊会在局部麻醉下拔智齿，所以你可以清楚地感受到医生拔智齿的整个过程，包括打麻药、划开牙龈、磨开牙齿、缝线等步骤。

由于麻药效果比较好，麻醉后拔智齿的过程一般没有明显的疼痛。只是打麻醉的时候会有少许针刺疼痛。拔完智齿麻醉消退后也会有少许疼痛感，一般服用止痛药即可。拔除智齿后 3~5 天脸部会有肿胀，肿胀程度跟智齿阻生的程度相关。

当然，您也可以选择全麻下拔智齿，睡一觉醒来，智齿就拔完了。不过麻醉消退后的少许疼痛依然存在。

拔智齿前应该做什么准备?

不需要提前做什么准备，只要智齿周围没有肿胀溢脓、女性不在生理期，就可以拔。

拔完智齿以后应该注意什么?

吃冷的、软的东西（奖励自己一个冰淇淋是极好的）；24 小时不能刷牙漱口；遵医嘱按时吃药。

24 小时后需要好好做口腔清洁，拔牙创口的位置需要轻轻地仔细清洁，清洁到位了可以帮助伤口恢复。

连续拔智齿需要间隔多久?

一般建议一次拔除 1 个或者一侧的智齿（左边上下或者右边上下智齿），最快间隔 1 周后可以拔另外一侧的智齿。当然，间隔时间再长一些也是可以的。

（黄晓峰）

张嘴时颞下颌关节不舒服怎么办?

生活中吃饭、说话、打哈欠时，许多人会出现颞下颌关节区弹响、酸胀疼痛、张口受限等情况，最常见的原因是颞下颌关节紊乱病，比如咀嚼肌功能紊乱、颞下颌关节无菌性炎症、关节盘移位等，有时会引起关节区的疼痛，比如张口痛、压痛等。

颞下颌关节紊乱综合征多见于青壮年，女性略多于男性；会出现关节区异响、疼痛，下颌活动障碍等症状；病因不明确，与多种因素有关，主要有情绪紧张焦虑、咬合不良、不良习惯、关节负荷过重、自身免疫、解剖因素等。

目前颞下颌关节病的治疗原则，需要按照由保守到有创，再到开放性手术，不能过于激进。其他疾病亦会导致患者出现颞下颌关节疼痛，比如颞下颌关节区域的化脓炎症、颞下颌关节区域的肿瘤等。因此，颞下颌关节如果出现长期疼痛，不能仅当作关节紊乱进行治疗，还需要有明确的影像学诊断，并结合临床，才能采取有效、有针对性的治疗措施。在遇到颞下颌关节不适的情况时，应及时到口腔科或颞下颌关节科就诊。医生需要通过详细的病史记录、关节区检查、咬合检查、影像学检查如 X 线平片、锥形束 CT、磁共振成像、关节造影等，才能依据患者情况制定治疗方案。

如果明确是颞下颌关节紊乱病出现的疼痛，患者可以进行局部理疗、热敷或者外抹扶他林止痛药，同时也可以口服非甾体抗炎药，比如美洛昔康。但是止痛药不能长期使用，并且1天也不能用量太大。如果患者经过保守治疗无效，可能还需要进行手术治疗，比如进行关节盘锚固术复位；如果颞下颌关节吸收严重，甚至需要进行关节的置换术。

日常推荐的保守治疗方法与自我调理：

（1）心理治疗：放松心情，转移注意力，增强体育锻炼，进行心理咨询。

（2）改正不良习惯：咬硬物（啃骨头、核桃、螃蟹钳子等）、咬嘴唇、咬手指、咬笔等，以及张口过大（打哈欠控制张口度）、紧咬牙。

（3）局部理疗：热敷、按摩、针灸、推拿、“微波＋激光＋超声”消炎镇痛治疗。

（4）药物治疗（医师指导下）：非甾体抗炎药——减轻疼痛症状；骨骼肌松弛剂——放松紧张肌肉；激素局部注射——强烈抗炎镇痛。

（潘颖丹）

口腔修复与矫正

种植牙是“一劳永逸”的吗？

种植牙以其感觉舒适、对邻牙无损伤、坚固耐用等优点，已成为目前牙列缺失的首选修复方式。在门诊经常会有患者询问：“种植牙这么贵，能用一辈子吗？”作为一项成熟的技术，种植牙 5 年存活率可达 95% 以上，10 年可达 90% 以上，目前已知一颗最早的现代种植牙已为患者完美地服务了 50 多年。作为最接近于自然牙的修复方式，其使用寿命与患者的使用方式及维护有很大关系。很多人以为种植牙就是“铜牙铁齿”，一旦装好就一劳永逸、随便使用，那就大错特错了，正确的使用和保养是维护种植牙健康持久的关键。

（1）合理咀嚼，防止受力过大。种植牙与周围骨组织的结合是一个生理适应的过程，初戴 1 年之内咀嚼需从软到硬逐渐过渡、渐进负重，在以后的使用中也切忌咬过硬食物。种植牙比自然牙耐磨，长期使用后会高于周围的自然牙，咀嚼时先接

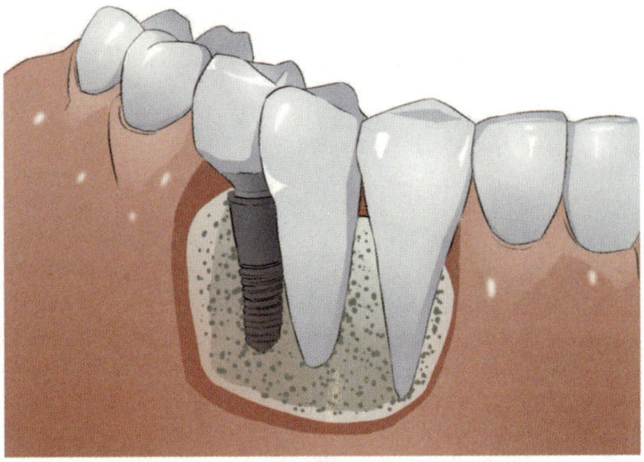

图 122　种植牙与自然牙示意图

触导致咬合创伤，所以要定期检查调整。

（2）做好种植牙的清洁工作，防止种植体周围炎。保持良好的口腔卫生对于任何人都需要，但对种植牙的患者来说却是更加需要。种植牙的单根结构导致其颈部与邻牙间隙较大，易出现食物嵌塞，除了使用软毛刷认真刷牙外，种植区应使用牙间刷、牙线或冲牙器等专用工具保持种植体周围的清洁。

（3）定期复诊。类似于天然牙，种植牙周围也会有菌斑和牙石的堆积，初戴后第 3、6、12 个月应定期复查，以后每年复查一次，每半年到一年洁牙一次。如出现种植牙松动、牙龈红肿疼痛、刷牙出血等异常情况应及时就诊。

（4）戒烟或控烟。吸烟是导致种植失败的重要因素，种植牙后应尽量控烟，最好戒烟。

或许正应了那句“你若不离不弃，我必生死相依”，不论是种植牙还是自然牙，“你若精心维护，我必专心效力”。愿每个人都能学会正确的牙齿养护方式，从而拥有健康的牙齿以及由此带来的幸福生活。

（姜茜）

活动假牙、固定桥、种植牙，应该怎么选?

牙齿拔掉后，主要有3种修复缺牙的方式，分别是活动假牙、固定桥和种植牙。下面就跟大家聊一聊这3种方法，以后需要的时候，可以更好地做出选择。

种植牙

打个简单的比喻，我们的牙齿就像是一棵树，牙槽骨就好比是泥土。树要种在泥土里才会稳定。牙齿拔掉了，就像是树木被连根拔起了，树没了，根也没了，只剩下了泥土。如果我们想在这个树木被拔掉的空隙再种一棵树，是不是在那里放下一颗种子，让它自己生根发芽再长出来，是最好的呢？当然是最好的啦！

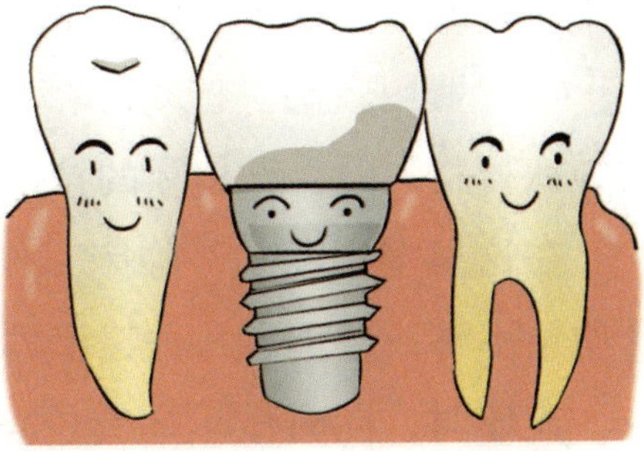

图 123　种植牙与相邻两颗自然牙示意图

然而，这只是一个美好的愿景，全世界的口腔医学专家都想攻克这个问题，目前为止还做不到。

既然我们没法让牙齿自己再长出来，那么我们人为地再造一个呗。

再造一个牙齿，就像再造一栋房子，我们先得打地基，地基打好了再往上建房子。这个地基就是我们的种植体，地基上的房子就是我们的全瓷牙，“种植体 + 全瓷牙”就等于我们的种植牙（当然，还有一个非常重要的部件是基台，我们可以理解为把地基和房子连接在一起的一个部件）。

优点

（1）舒适。因为无需磨损缺牙间隙旁边的牙齿，整个修复的全瓷牙较小，舒适度高。

（2）咀嚼效率高。种植体和牙槽骨的结合非常牢固，完全可以承受上方全瓷牙传递下来的咀嚼压力。

缺点

（1）对牙槽骨的质量要求比较高。如果牙槽骨宽度、高度或者密度不足，则不能做种植牙。

（2）对全身健康状况有要求。全身健康状况较差，服用双磷酸盐药物、抗凝药物等都不能做种植牙（所以想做种植牙之前要告诉医生自己的详细全身病史、手术史等）。

（3）费用较高。植入牙槽骨的种植体使用的是生物相容性较好的纯钛材料，而且种植牙的技术要求较高。

在这里多说两句，临床工作中遇到过很多人想做种植牙但牙槽骨质量不够，这里有几种建议的方法。

拔牙时，同时做拔牙窝位点保存。牙齿拔掉以后，相应位置的牙槽骨会被吸收，而我们通常要隔一段时间才可以做种植牙，有的人是 3 至 6 个月，有的人甚至会拖得更久，所以不同人的牙槽骨就会被不同程度地吸收。缺牙时间越长，牙槽骨被吸收得越多，等到想要种牙的时候才发现：牙槽骨质量不够，种不了。那么，怎么办呢？临床现在有“拔牙窝位点保存技术”，简单来说，就是拔完牙之后，立刻在拔牙窝的位置放置一块骨胶原材料，这块骨胶原材料可以大大地减少牙槽骨的吸收，为以后做种植牙打下更好的基础（当然，拔完牙后 3 至 6 个月复诊种牙是最好的；做了位点保存也不是万能的哦，我们建议尽早种牙）。

有的朋友说，自己的牙齿已经缺失很多年，现在做种植牙牙槽骨条件不够，怎么办呢？这个问题也有解决的办法，就是牙槽骨植骨术。简单来讲，就是在牙槽骨不够的地方，放置一些人工骨粉，然后盖上一层膜，让它慢慢长成宽度、高度及密度都足够的牙槽骨，再进行种牙（当然，也有一些情况是种植牙的过程当中发现牙槽骨质量不够，同时进行植骨的）。

固定桥

桥，顾名思义，就是要有两个桥墩，中间再架一座桥。当牙齿缺掉以后，固定桥就是借助旁边的两个（甚至更多）牙齿作为桥墩，然后在这些桥墩上面架一座牙齿的桥梁，来恢复咀嚼功能。相比于全瓷牙，烤瓷牙比较便宜，固定桥一般使用烤瓷牙，因而“固定桥”又被称为“烤瓷桥”。

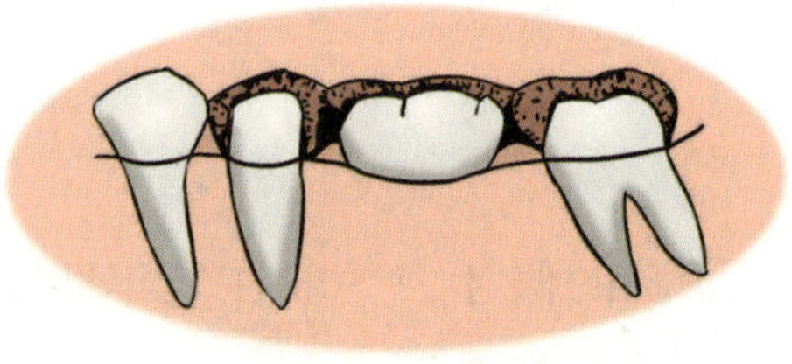

（1）双端固定桥

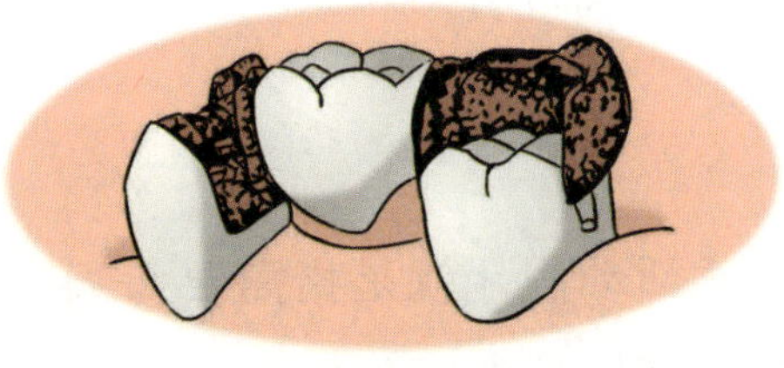

（2）半固定桥

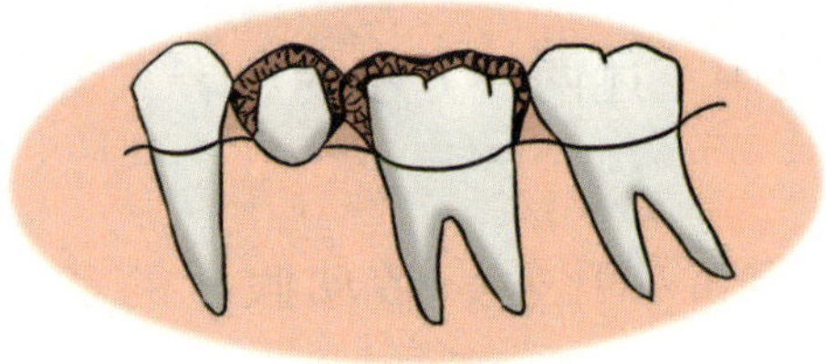

（3）单端固定桥

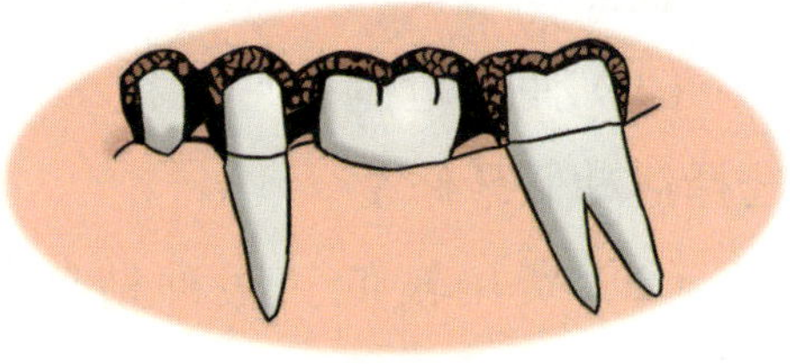

（4）复合固定桥

图 124　固定桥技术示意图

在种植牙技术没有成熟之前，固定桥技术是一个非常好的修复缺牙的方法，但是随着种植牙技术的发展，现在固定桥技术用得越来越少了。

优点

（1）没有创口。所有操作都是在牙齿上完成，不涉及口腔黏膜的创伤性操作。对于一些无法耐受创伤性手术的患者来说，是个不错的选择。

（2）咀嚼效率较高。因为固定桥把几个牙齿连成了一个整体，抵抗外力的能力增强。

（3）方便打理。固定桥是固定在牙齿上面的，自己平时好好刷牙，定期到牙医那里复查就可以了，无需特别的打理。

缺点

（1）需要磨损缺牙间隙两侧的牙齿。很多时候我们缺牙间隙两侧的牙齿都是好好的，为了修复这一个缺牙，不得不磨损两个好的牙齿。

（2）费用不低。一般来说，固定桥的费用比种植牙低，但比活动假牙要高出一大截。

活动假牙

活动假牙就是指需要每天拿下来清洗的假牙，一般在老年朋友当中使用较多。

优点

（1）使用范围较广。很多不能使用上述两种方法的患者，可以选择活动假牙修复。

（2）费用较低。跟种植牙和固定桥相比较，活动假牙的费用较低。

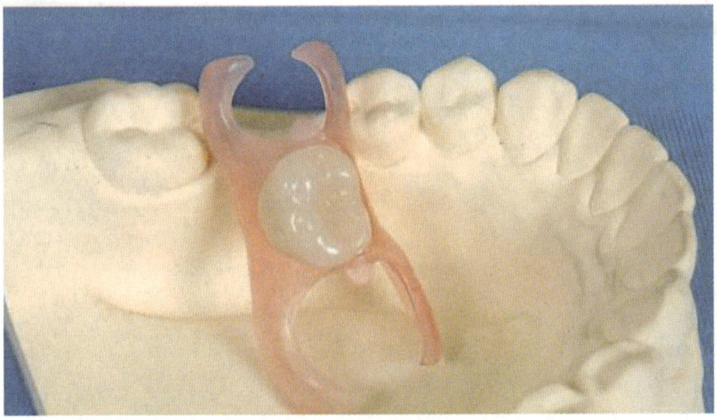

图 125　活动假牙

缺点

（1）咀嚼效率低。活动假牙只能咬一些软的东西，咬硬东西会引起其他牙齿和口腔黏膜的疼痛。

（2）舒适度差。一般来说，活动假牙体积较大，和口腔内的牙齿、黏膜的接触面积也大，说话、进食的时候都会有一些不适感。

（3）清洁困难。活动假牙需要每天拿下来清洗，比较麻烦。

（4）需要定期更换。活动假牙使用一段时间后（一般是 5 年），会和牙齿、黏膜不贴合，表现出来就是假牙戴不稳、咬东西疼痛等，这种情况下需要更换新的假牙。

（5）癫痫患者禁用。癫痫患者发作时，活动假牙有误吞风险。

那么，很多朋友会关心这样一个问题：如果自己缺牙（特别是比较多老年朋友有缺牙），该怎么选择呢？

建议拔牙后做位点保存，保留自己的牙槽骨。牙槽骨条件允许时，建议做种植牙。如果全身状况等原因不允许做种植牙，可以选择活动假牙。如果正好缺牙，两侧的牙齿都需要做牙冠修复，而缺牙间隙的牙槽骨条件又不适合做种植牙，可以考虑做固定桥修复。

当然，每个人口腔内的情况都是不一样的，具体还是需要经过医生检查后才知道哪种修复方式适合你。

（黄晓峰）

青少年牙齿矫正的五大误区

牙齿全换完后才能矫正？
矫正会让牙齿松动？
矫正拔牙影响健康？
矫正疼痛影响学习？
选择牙套越贵越好？
……

这些都是家长带孩子来正畸门诊就医时常常提到的问题。那么，究竟怎样才是科学、有效的正畸治疗呢？下面，我们就来给各位宝爸宝妈们答疑解惑。

误区一：牙齿矫正一定要等到恒牙换完后

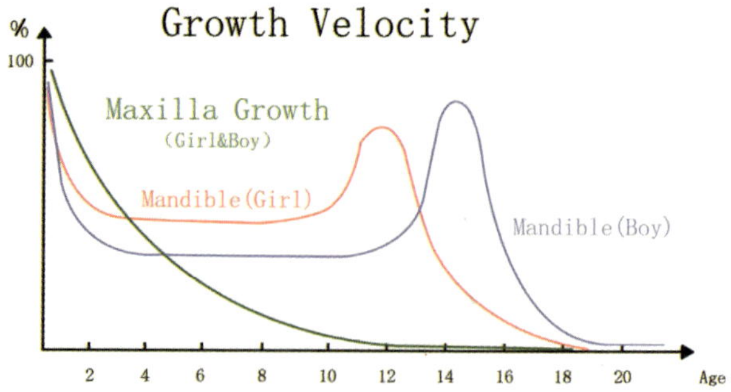

图 126　Growth Velocity 曲线图

正解：青少年时期是做矫正的最佳时期，但不是唯一时期。

我们常说矫正的黄金时期，女孩是10~14岁，男孩是12~16岁，但不是说只有这个年龄段才可以进行正畸干预。根据错颌畸形产生的早晚和严重程度，有时候正畸干预的年龄是需要提前的。有些错颌畸形在乳牙期或替牙期就需要干预，像乳牙期反颌，小孩咬手指或者吐舌头等不良习惯导致的前牙开颌等。

误区二：矫正会让正常牙齿松动

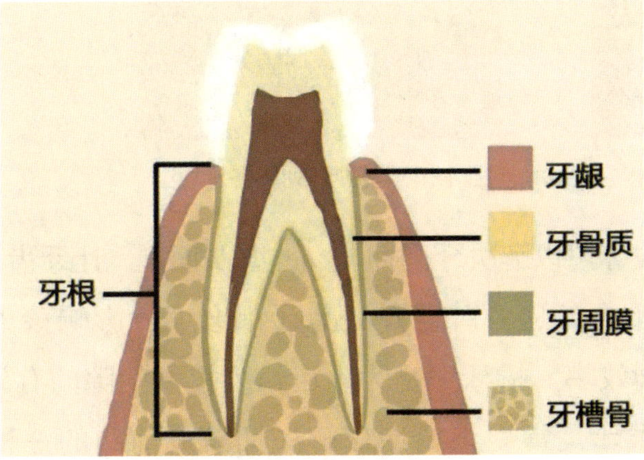

图 127　牙齿构造示意图

正解：牙槽骨是可以改建的，矫正本身不会导致牙齿松动脱落。

我们的牙齿就像树一样，“扎根”在牙槽骨这片“土壤”里。“土壤”没有流失，即牙槽骨没有被吸收，那么我们的牙齿就不会松动脱落。

但人类的牙齿是可以移动的，这也是正畸治疗能够实现的一个重要的生物学基础，即牙槽骨是人体代谢最活跃的骨组织，一生都在变化。当牙齿在适当的正畸力量引导下，牙槽骨受挤压的区域就会出现骨吸收，牙槽骨受牵张的区域就会出现骨沉积，骨吸收和沉积同时进行，使得牙齿能够朝着力的方向移动。当施力停止时，骨吸收和骨沉积就跟着停止，牙齿停留在新的位置上。适宜的正畸力（一般是30克~200克）是不会导致牙齿松动脱落的。

误区三：拔牙矫正会影响孩子健康

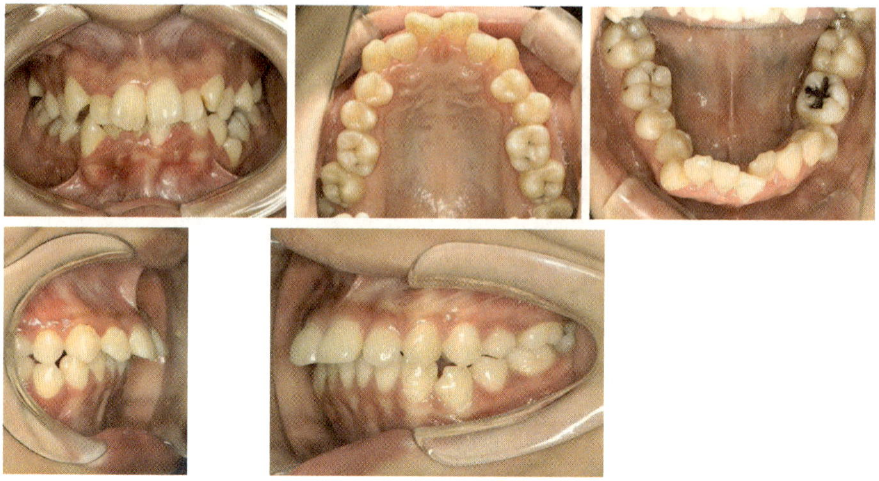

图 128　各种牙列不齐示意图

正解：拔牙可以解决牙列拥挤、改善凸面型，让牙齿更好地受力。

一口乱牙或者是一口整齐的龅牙都会大大影响孩子的颜值、口腔卫生和咀嚼效率。拔牙，是为牙齿排列提供间隙的有效手段之一。

拔除前磨牙是常规正畸治疗解决拥挤或前凸的一种方法，牙齿拔除后提供的 7~8 毫米空间用来排齐拥挤的前牙区或者给前凸的牙齿内收提供空间，有助于改善患者的面型，对提升颜值，尤其是改善侧貌大有帮助。矫正结束后拔牙缝隙关闭，牙齿排列整齐，侧貌改善，患者的咬合功能也大大提高，实际上也促进了患者口腔健康及身体的健康发育。

误区四：矫正太疼了，影响孩子学习

正解：矫正的疼痛是儿童、青少年、成人均能接受的程度，不必过度担心。

矫正的疼痛包括：拔牙痛；刚上牙套时疼痛，每次刚复诊完疼痛；分牙痛；牙套磨嘴痛；各种附件安装痛。这些疼痛感大多都在人体可以承受的程度，一般1周左右就消失，不影响孩子的生活和学习。

误区五：选择贵的牙套一定没错

正解：要根据自身的情况选择合适的牙套。

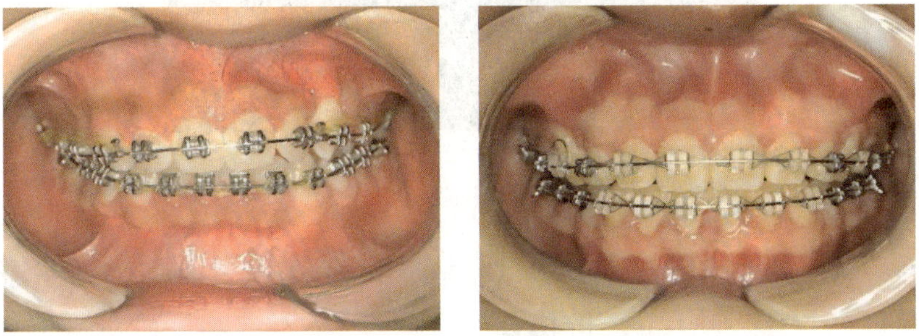

图 129 固定矫治器结扎托槽

市场上各种矫治器都有其优点和缺点，并不是越贵就越好。在选择矫治器之前，应当对各种矫治器的优缺点要有所了解。

固定矫治器中的结扎托槽，优点是：对牙齿控制力较强，价格较便宜。缺点是：摩擦力较大，矫治时间长；美观性较差；口腔卫生不好维持；容易磨嘴巴。

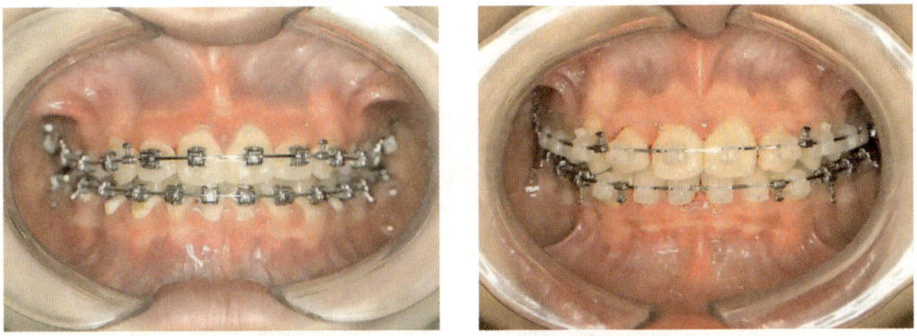

图 130 金属自锁矫治器（左） 陶瓷自锁矫治器（右）

固定矫治器中的自锁托槽，优点是：金属自锁摩擦力小，矫治时间可缩短；较结扎托槽不容易磨嘴巴；陶瓷自锁美观性较好；金属自锁价格中等。缺点是：金属自锁美观性较差；陶瓷自锁底板厚，口腔异物感较强；易染色；陶瓷自锁价格稍高。

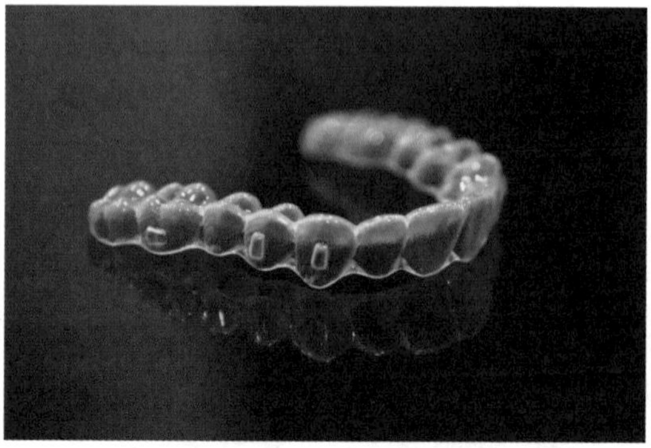

图 131　隐形托

全透明隐形托槽，优点：隐形、美观、口腔舒适度高；缺点：对患者自律性要求极高；价格高。

舌侧隐形托槽，优点：完全的隐形；缺点：贵、初期影响发音、磨舌头。

在玲琅满目的矫治器面前，患者可以根据错颌畸形的类型、牙齿移动的速度、矫正的难度、年龄、医生的技术水平来选择适合自己的牙套。最关键还是要找专业、负责任的正畸医师，不要被市场上的价格导向牵着鼻子走。

（黄芳）

矫正错颌畸形，听听口腔正畸医生怎么说？

很多人谈起外貌，只想到脸型是否美丽、眼睛鼻子是否漂亮等，却常常忽视了一口整齐美观的牙齿。其实，牙齿在整个容貌中（特别是面下 1/3 部分）占据了不可忽视的地位。错颌畸形不仅影响颜面美观，而且对口腔健康及心理健康有着极大影响。

错颌畸形有哪些危害?

影响口腔健康。牙齿拥挤导致菌斑牙石堆积，易出现牙龈出血、口臭、龋齿。有些错颌畸形甚至引起颞下颌关节疼痛。

影响容貌美观。如“地包天”“龅牙”等，都对面型产生不同程度影响。

影响口腔功能。如开颌患者无法正常发音、后牙锁颌影响咀嚼、下颌后缩影响呼吸等。

影响心理健康。严重错颌畸形患者易有自卑情绪。据调查，86%的错颌畸形儿童有不同程度的自卑感，89% 的人不敢在公共场合大声笑。

什么时候是错颌畸形最佳矫正时期?

对于大部分人而言，乳牙替换结束，恒牙萌出初期（约 11~13 岁）是正畸治疗的最佳时期。但有些牙列不齐矫正应早期进行干预，以免影响面型的发育，如乳牙期的反颌、替牙期的恒前牙反颌、替牙期的个别牙齿锁颌、替牙晚期的下颌后缩等。

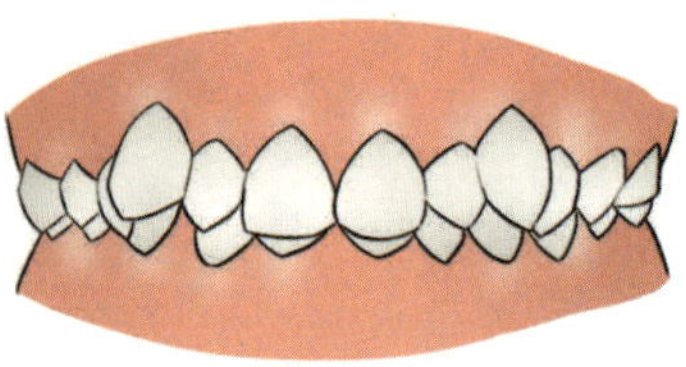

1. 牙列拥挤，比如虎牙。

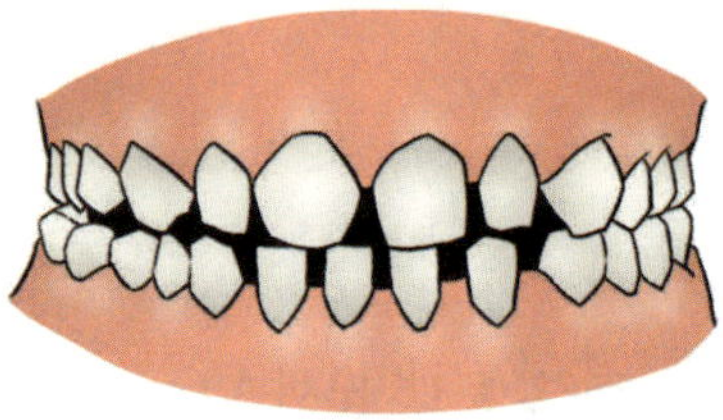

2. 牙齿稀疏，有缝隙。

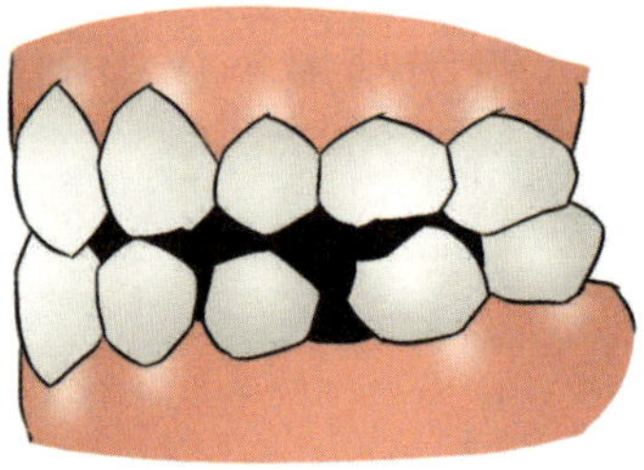

3. 牙齿歪斜，会导致邻牙也歪斜。

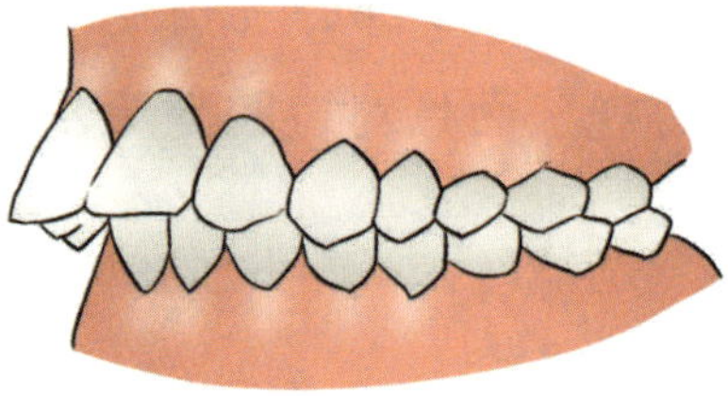

4. 龅牙，牙齿前突。

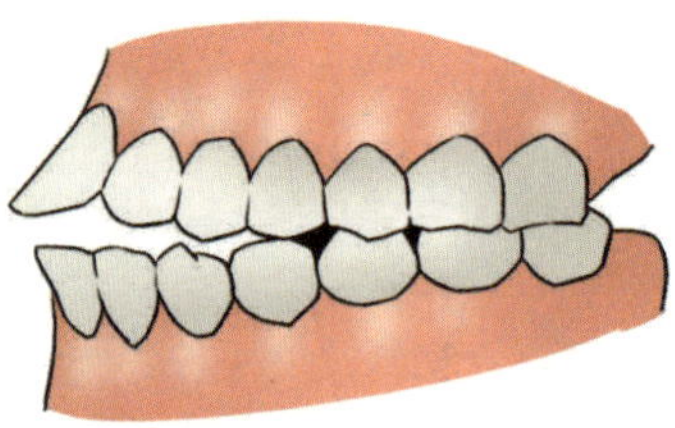

5. 上下门牙无法咬合，嘴巴不能闭紧。

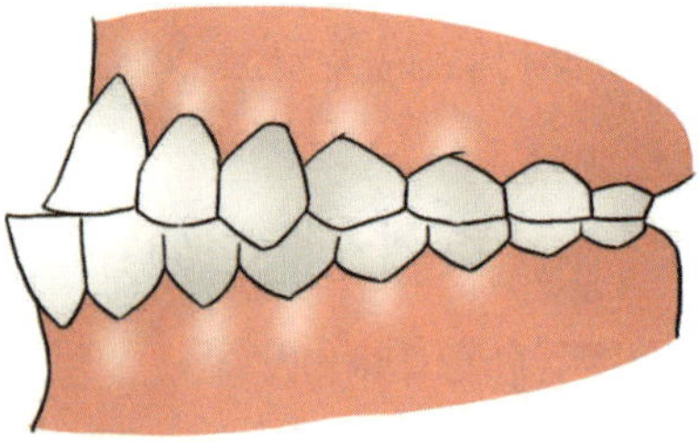

6. 地包天，下门牙咬在上门牙前面。

图 132　牙列不齐的示意图（1）

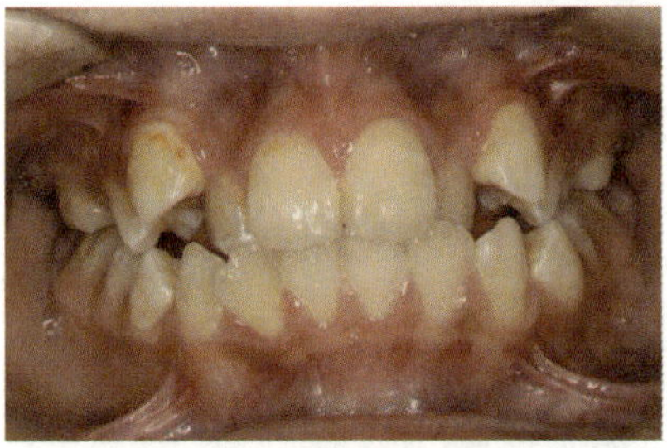

牙列拥挤

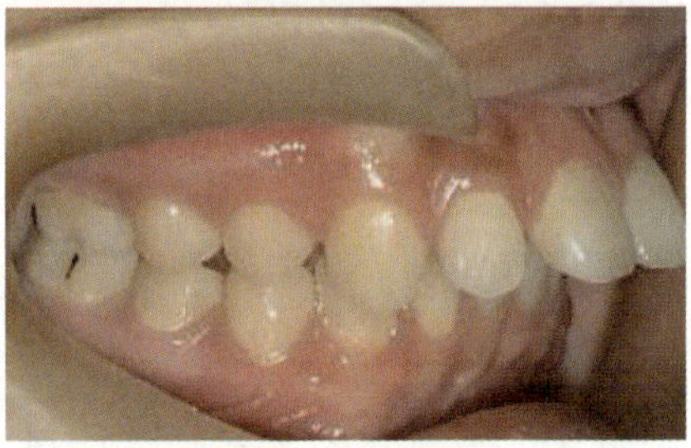

深覆盖（前牙突出）

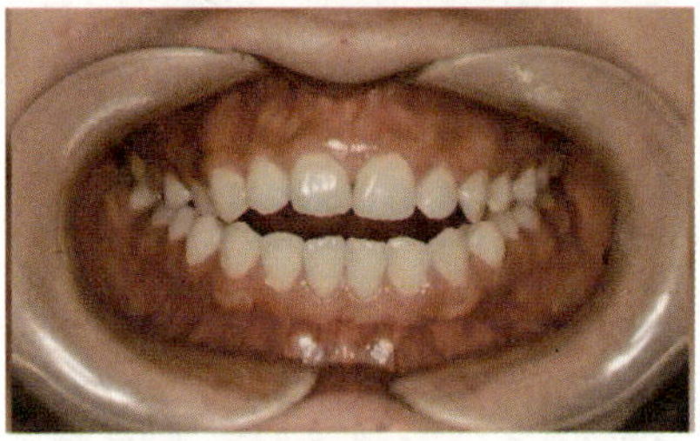

开颌

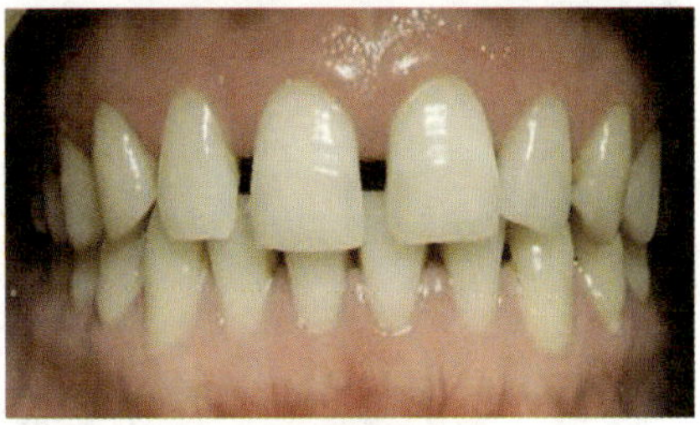

牙列间隙

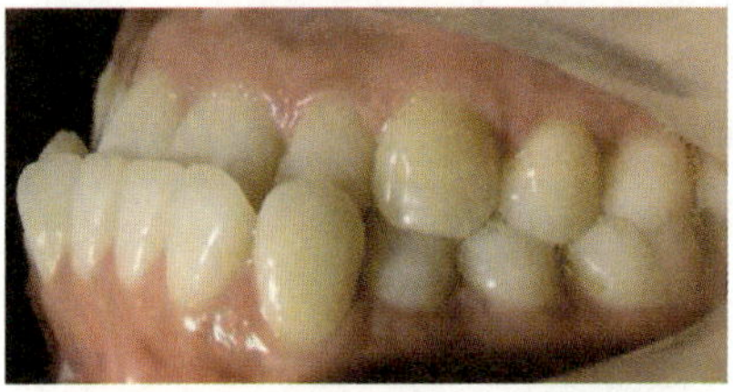

反颌

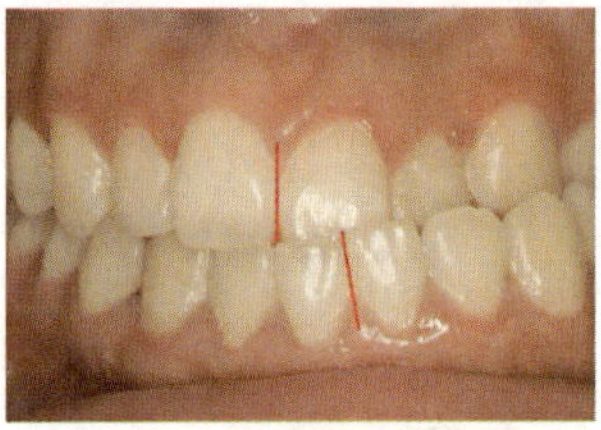

偏颌

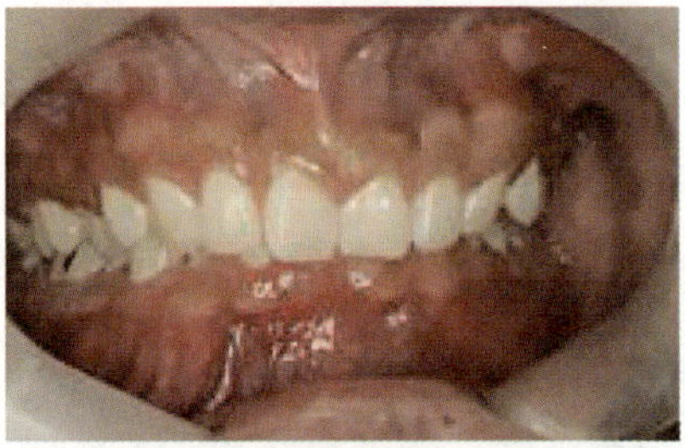

深覆颌（前牙咬合深）

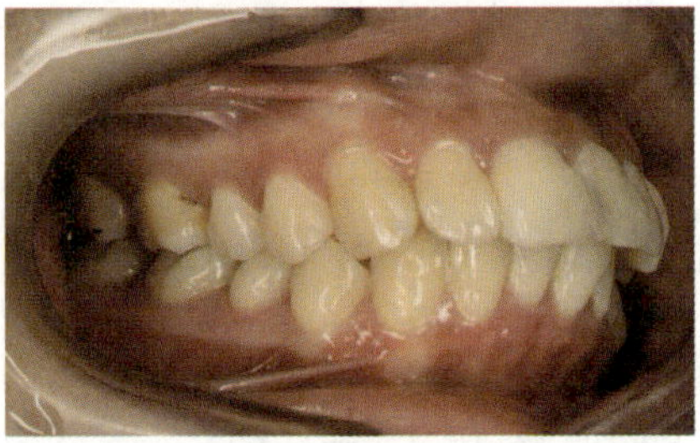

双颌前突

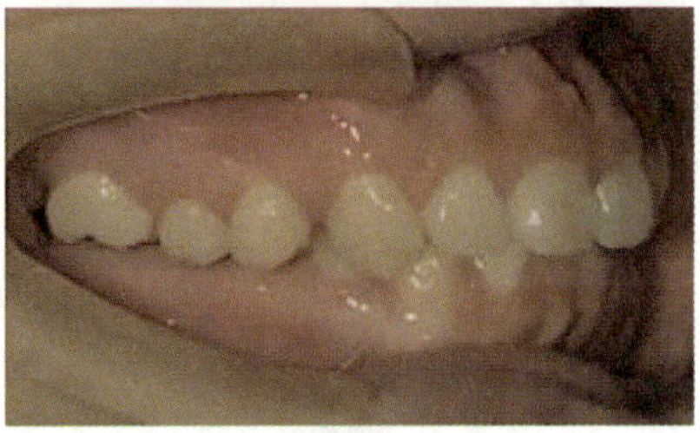

锁颌

图 133　牙列不齐的示意图（2）

（王满英　顾蓓蓓）

牙齿缺失的五大危害

如今，虽然越来越多的人开始重视自己的牙齿健康，但还是有些人认为缺一两颗牙没关系，或者认为老了迟早是要掉牙的，等所有牙都掉光了再镶牙也不迟。这些观念都是错误的，缺牙不补危害很大。下面是五大常见的影响：

牙齿缺失的五大危害

1. 面容苍老

牙齿对维持面部的外观有很重要的作用，尤其是前牙对面部美观的影响非常大。前牙缺失会让人看起来缺少年轻活力，使人更显衰老。另外，当多数或全部牙齿缺失以后，面颊部失去支持而向内凹陷，嘴唇也会不再丰满，面部皱褶增多，鼻唇沟加深，口角下

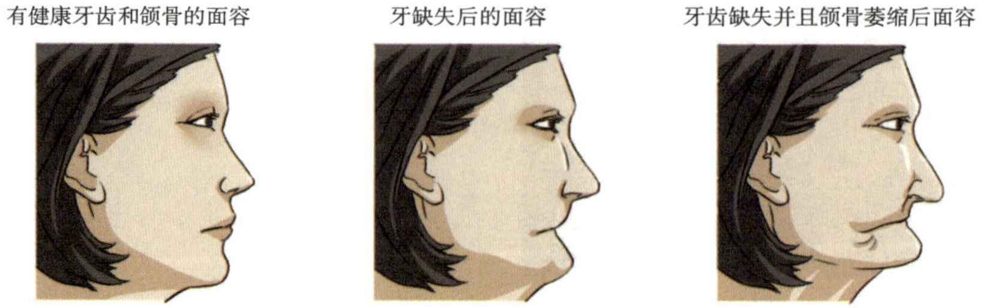

图 134　牙齿缺失的危害

陷，面容会呈现明显的衰老。

2. 胃肠受累

牙齿缺失以后，首先是咀嚼功能随之降低或丧失，唾液分泌减少，胃肠蠕动减慢，影响人体对营养成分的吸收，导致胃肠功能紊乱及其他疾病。另外，如果全部牙缺失，嘴唇就难以做到有力闭合，吞咽食物也会变得费力。

3. 余牙遭殃

缺牙空隙两侧的牙，由于失去支撑，也会向空隙处倾斜，发生牙齿排列紊乱，必然形成较大的缝隙、移位、扭转，造成食物嵌塞等，继而引发龋病、牙周病，进一步加重对剩余牙齿的损害。当余留牙齿数量较少时，由于它们承担了过大的咬合力量，将会造成牙槽骨快速丧失，出现牙齿松动甚至脱落。缺牙时间越长、数目越多，对余留牙齿的影响将会越大。

4. 发音不清

牙齿缺失，特别是前牙缺失，会造成发音不清，俗称“说话漏风”。发音不清会对患者的交际活动产生较大影响，甚至会影响到患者的心理健康。

5. 颞颌关节损伤

牙齿缺失以后，因缺牙侧的咀嚼功能降低，患者可能会形成偏侧咀嚼习惯，肌肉出现张力不平衡；除此之外会因为余留牙的倾斜、伸长等形成咬合干扰，长此以往就会出现咬合紊乱。这些都会影响到颞下颌关节的稳定，造成关节的损害等。

假牙的种类

牙齿缺失以后，应该积极到医院检查修复。假牙主要有以下几种：

1. 活动义齿

活动义齿是装在口腔内患者自己能拿出来的假牙，制作时基本不用磨削相邻的真牙，且成本低、价格便宜。但是戴上活动假牙后，患者会有不同程度的异物感。它使用寿命短，一般建议 3~5 年更换，需每天摘取下来用清水清洗，使用起来较麻烦，患者咬合功能的恢复较差。

2. 固定义齿

固定义齿是装在口腔内患者不能自己拿出来的假牙，使用时感觉较舒适，咬合功能恢复较好，日常生活中可以和自然牙一样护理，使用方便，但要对缺牙区相邻的真牙进行较多的磨削，有时需要做牙髓治疗。缺牙过多、余牙过少的情况下不能进行固定义齿修复。

3. 种植义齿

种植义齿是在缺失牙的颌骨内种上生物相容性最好的纯钛“牙根”，再在金属牙根上装上假牙，结合了活动义齿不磨削真牙和固定义齿舒适美观的优点，使用寿命长，维护得好可以使用几十年甚至终身。但价格较贵，患有系统性疾病如高血压、心脏病、糖尿病以及肾病和血液病等的患者，没有进行有效的控制，是不能做种植牙的，需要将相关指标控制到合理范围后再做种植。

（韩智慧　顾蓓蓓）

牙齿矫正的那些事

什么是牙齿矫正?

牙齿矫正是将不整齐的牙齿排列整齐，调整咬合关系，协调、改善软组织侧貌。单看这个概念，似乎其对应的疾病叫“牙列不齐”。其实，牙齿矫正治疗的疾病叫“错颌畸形”，牙列不齐只是其中的一种临床表现，其他还包括颌骨形态大小位置的异常，牙弓间、颌骨间关系的不调以及面部畸形等。

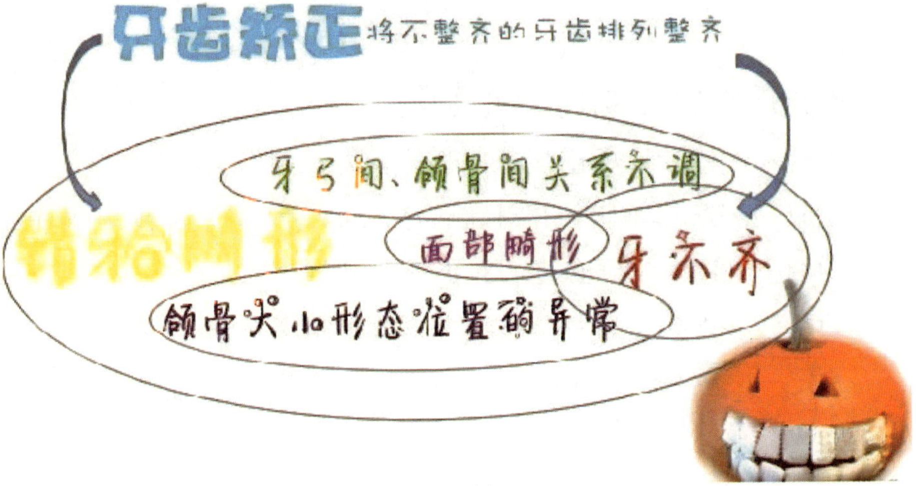

图 135　牙齿矫正

表现

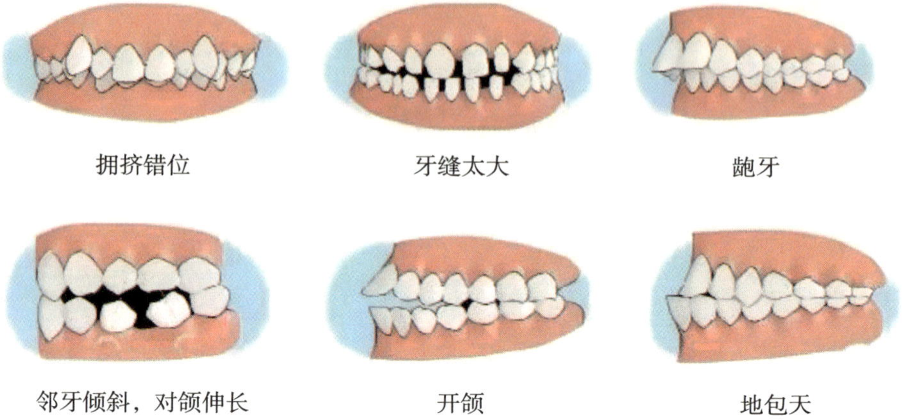

表现

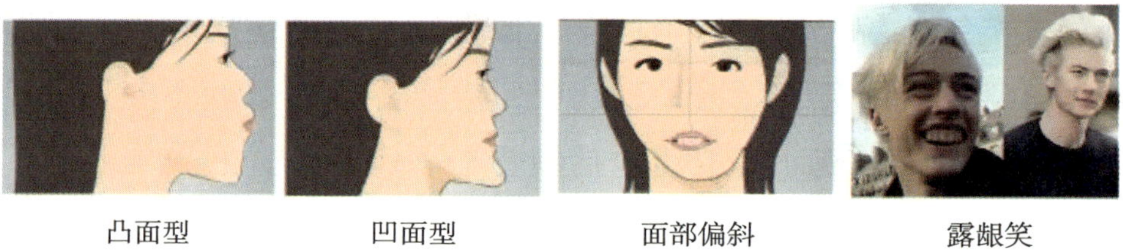

图 136　错颌畸形临床表现

因此，矫治的目标就有如下四点：

美观——将牙齿矫正整齐，改善侧貌，拥有美丽的笑容。

健康——通过矫正使得牙齿便于清洁，保持牙齿及牙龈等牙周组织的健康；同时增强自信心，保持心理健康。

功能——主要是通过调整咬合，改善咀嚼功能。

稳定——就是要将正畸治疗的成果保持住，避免复发。

牙齿矫正的治疗方法如下。

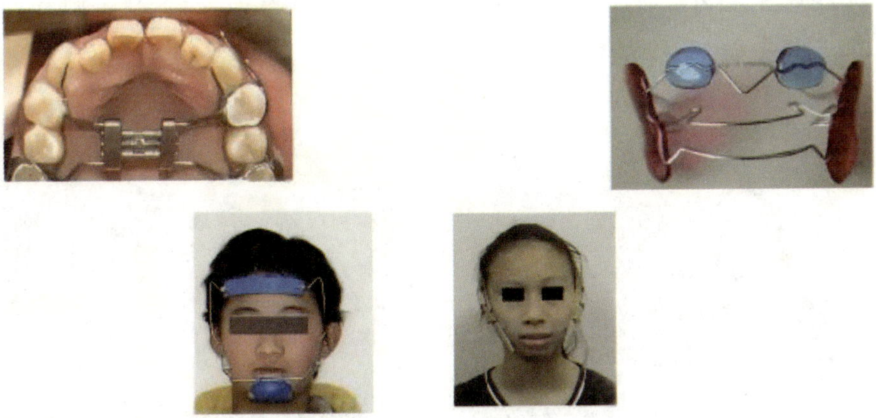

图 137　早期矫治

早期矫正是指在乳牙替换完成前的乳牙期或替牙期对牙齿的错颌畸形进行矫正。成功的早期矫正，可以使后续治疗变得简单而且效果更好，有些疗程缩短，有些本来需要拔牙矫正的病例也可以避免拔牙。有些早期矫正做好了，甚至可以避免进行后期二次矫正。

唇侧矫正是将托槽、钢丝等矫治器部件粘在牙齿唇侧和颊侧牙面的矫治技术。其适应症最广，技术最成熟，是绝大多数患者选择的治疗方法。

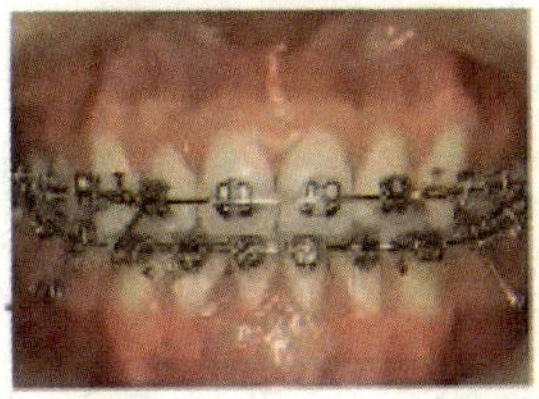

金属托槽

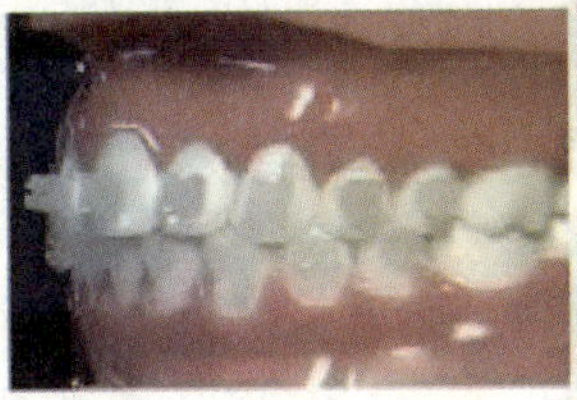

陶瓷托槽

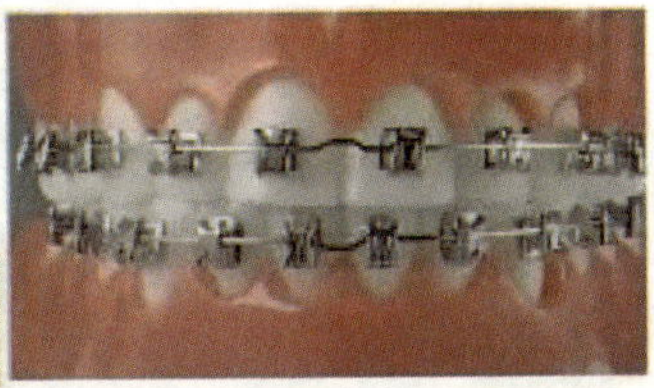

自锁托槽

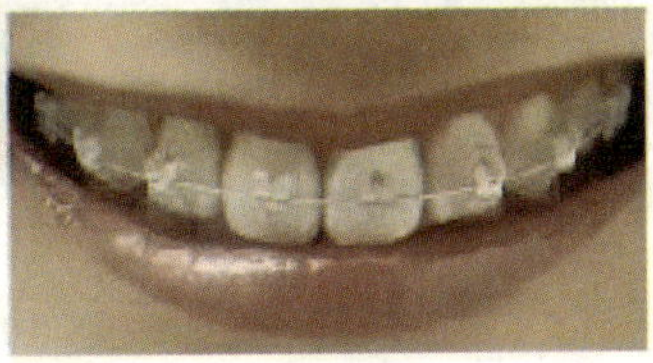

陶瓷自锁

图 138　唇侧矫治

舌侧隐形矫正则是将矫治器全部安装于牙齿的舌侧面进行治疗，外观上看不到任何正畸治疗装置，美观性好。不过舌侧矫治舒适度远低于唇侧，费用也较昂贵。

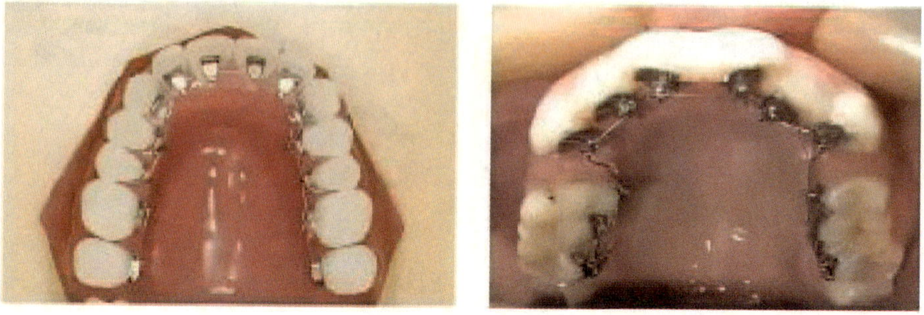

图 139　舌侧矫治

隐形无托槽矫正是一种不影响美观、透明材料制作的、患者可自己摘戴的矫正器。患者通过按时佩戴、定期更换来达到矫治目标，但费用也较昂贵。

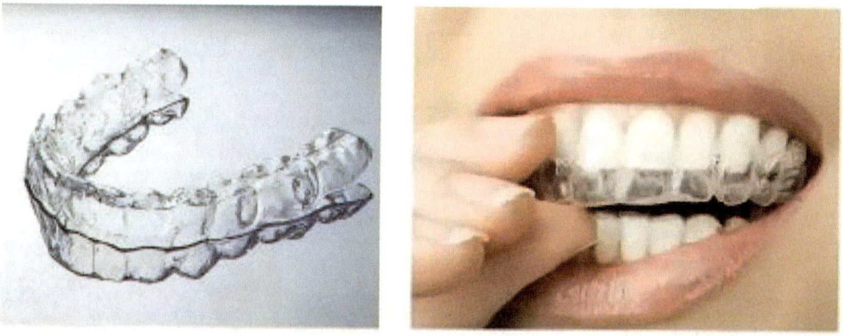

图 140　无托槽隐形矫治

这种治疗过程通常分三步：先戴牙套矫正牙齿，再做手术纠正颌骨，手术以后再戴一段时间牙套调整咬合。主要针对骨性畸形明显或对自身美观要求较高者。

理想的牙齿矫正 = 正畸医生 + 矫治器 + 患者的配合。在这里，矫治器是工具，正畸医生是核心，患者配合是必要条件，缺一不可。

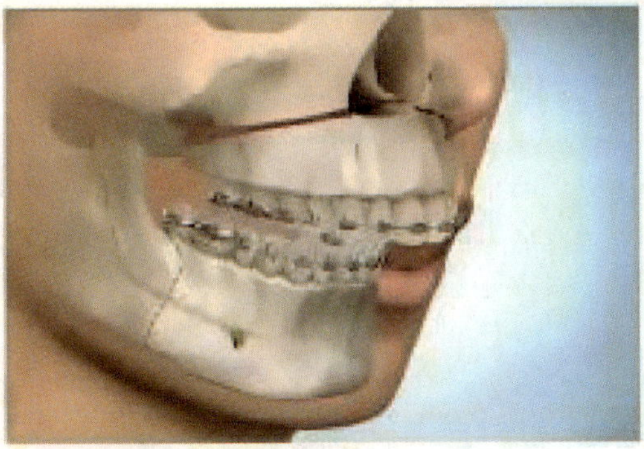

术前正畸——正颌手术——术后正畸

图 141　正畸正颌联合治疗

最后，愿每一个人都能拥有健康自信的笑容！

（刘文娟　曾小容）